beck'sche reihe

bsr

Irgendwann stellt sich für jeden von uns die Frage, ob und in welchem Umfang er willens und in der Lage ist, seine alten Eltern zu unterstützen. Viele Erwachsene helfen ihren Eltern über einen langen Zeitraum und bewegen sich dabei fast immer in dem Zwiespalt, Vater und Mutter unterstützen, gleichzeitig aber auch die eigene Lebensplanung verwirklichen zu wollen. Zudem werden in dieser Zeit alte familiäre Verhaltensweisen und Konfliktmuster reaktiviert, die das Verhältnis zu den Eltern beschweren. Die langjährige Sorge um sie, die praktische Durchführung von Hilfe und Pflege wie nicht zuletzt auch damit verbundene finanzielle Probleme bewirken zusätzlich eine enorme psychische Belastung der Helfenden.

Dieses ebenso einfühlsame wie sachkundige Buch erläutert die komplexe Psychologie zwischen Erwachsenen und ihren hilfebedürftigen Eltern, beschreibt die sich daraus ergebenden Sorgen, Probleme und Konflikte und zeigt, wie man am besten mit ihnen umgehen kann. Es informiert zudem über die wichtigsten gesetzlichen Rahmenbedingungen sowie über die verschiedenen Möglichkeiten professioneller Hilfe und wird durch ein ausführliches Adressenverzeichnis abgerundet.

Dr. *Marianne Künzel-Schön,* Psychologin und Professorin an der Fachhochschule Wiesbaden, arbeitet hauptsächlich auf dem Gebiet der Gerontopsychologie.

Marianne Künzel-Schön

Wenn alte Eltern Hilfe brauchen

Psychologie und Praxis

Verlag C. H. Beck

Originalausgabe

Gesamtherstellung: Druckerei C. H. Beck, Nördlingen
Umschlagentwurf: + malsy, Bremen
Umschlagabbildung: © Ronnie Kaufman/CORBIS
Printed in Germany
ISBN 3 406 51073 6

www.beck.de

Inhalt

Vorwort

Dieses Buch ist eigentlich eine Koproduktion. Durch den Austausch mit meinen Studentinnen und Studenten und ihren Praxisanleitern konnte ich an ihren breiten Erfahrungen mit älteren Menschen und deren Angehörigen teilhaben. Ich möchte mich bei ihnen für die vertrauensvolle Zusammenarbeit über viele Jahre bedanken.

An diesem Buch mitgewirkt haben

- ältere Eltern und erwachsene Kinder, die mir in vielen Gesprächen ihre Erfahrungen schilderten;
- die Mitarbeiterinnen der «Beratungsstelle für selbstständiges Leben im Alter» Gabriele Regensburger, Barbara Finke-Blum und Bettina Steudner-Pfaff. Ich durfte bei ihnen hospitieren, sie haben mich in Fragen der Sozialen Arbeit mit älteren Menschen beraten, ich konnte bei ihnen viel lernen;
- mein Kollege Prof. Dr. Rainer Kessler, der meine sozialrechtlichen Ausführungen gesichtet und mich in diesen Fragen beraten hat, und
- mein Mann Bernhard Schön, der mich bei der Übersetzung von wissenschaftlicher in Alltagssprache unterstützt hat.

Ihnen allen danke ich auf diesem Wege herzlich.

Wenn ich in diesem Buch von Männern und Frauen gemeinsam schreibe, verwende ich – um der besseren Lesbarkeit willen – manchmal die männliche, manchmal die weibliche Form. Ich möchte damit niemanden diskriminieren und hoffe, dass sich alle angesprochen fühlen.

Wiesbaden, im Oktober 2003 *Marianne Künzel-Schön*

1. Eine lebenslange Beziehung

Meine Freundin Karin regt sich auf: Ihre 84-jährige Mutter, die alleine lebt, hat ihr telefonisch gestanden, dass sie seit mehreren Tagen an offenen Beinen leidet. Da sie auch zuckerkrank ist, heilen die offenen Stellen schlecht. Karin versteht nicht, warum die Mutter ihr das nicht vorher gesagt hat. Sie wäre gleich mit ihr zum Arzt gegangen. Nun hat sich der Zustand verschlechtert, es wird länger dauern, bis die Haut sich – hoffentlich – wieder schließt. Auf Karins Vorhaltungen verteidigt sich die Mutter: Sie habe doch die Tochter nur nicht aufregen wollen. Vielleicht wären ja die Beine von selbst wieder geheilt. Man könne doch nicht wegen jeder Kleinigkeit zum Arzt gehen.

Solche und ähnliche Situationen sind vielen bekannt. Heute verbringen nämlich Erwachsene und ihre Eltern eine längere Lebenszeit miteinander, da mehr Menschen älter werden: Waren 1971 knapp 20 % der Bevölkerung über 60 Jahre, so waren es im Jahre 2000 bereits 23 %, 2020 rechnet man mit 28,5 % (BMFSFJ, 2002). Diese positive Entwicklung wird von vielen Familien begrüßt. Zwar wohnen die Generationen, wenn die Kinder erwachsen sind, meistens in getrennten Haushalten. Die Kinder gründen selbst Familien, haben ihre eigenen Interessen, ihre Bekannten- und Freundeskreise. Dennoch haben die meisten Erwachsenen häufig Kontakt zu ihren Eltern, sie rufen sich an, sie besuchen und helfen sich.

Mit zunehmendem Alter bekommen manche Eltern Schwierigkeiten, ihren Haushalt in Ordnung zu halten oder sich selbst zu versorgen. Wie bei Karin fühlen sich dann viele Erwachsene verantwortlich für ihre Eltern. Auch diese Sorge zeigt, dass die Beziehung nicht endet, wenn die Kinder erwachsen werden. Eltern und Kinder können sich nicht scheiden lassen. Selbst im hohen Alter sind Menschen von den Erfahrungen beeinflusst, die sie mit ihren Eltern machten, selbst wenn die Kontakte abbrechen, endet damit nicht die Elternschaft.

Meist jedoch rücken die Generationen dann wieder enger zusammen. Dies hat zwei Seiten: zum einen die der praktischen Unterstützung, zum anderen die der emotionalen Beziehung. Durch die größere Nähe werden oft alte Verhaltensweisen und Gefühle aktiviert, die sich mit den neuen Anforderungen und Aktivitäten vermischen. Die Familien der erwachsenen Kinder sind ebenfalls betroffen; sind mehrere Geschwister beteiligt, bekommen oft auch noch diese Beziehungen eine altvertraut-aktuelle Dynamik.

Neue Aufgaben ergeben sich für die Beteiligten, ihre Möglichkeiten und Grenzen müssen neu ausgelotet werden, Sorgen und Konflikte treten auf, aber auch Momente voller Dankbarkeit und Zuneigung. Je nachdem, wie die Beziehung zu den Eltern früher war, wird meistens auch die Unterstützung der Eltern als Selbstverständlichkeit, als Verpflichtung, als von Zuneigung getragenes Handeln oder als Bedrohung erlebt. Oft spielen auch mehrere Gefühle und Motive gleichzeitig eine Rolle: Die Tochter möchte den Vater unterstützen, aber sich auch um ihre eigenen halbwüchsigen Kinder kümmern; der Sohn will den Vater versorgen, kann dies jedoch mit seinen Arbeitszeiten nicht vereinbaren; die Mutter will ihre Kinder nicht belasten, merkt aber, dass sie immer mehr vergisst und ihren Haushalt nicht mehr auf die Reihe bekommt; die Schwiegertochter hat nach einer Familienpause noch einmal studiert und muss sich jetzt zwischen einer neuen Stelle und der Pflege der demenzkranken Mutter ihres Mannes entscheiden; die Tochter leidet unter Schuldgefühlen, weil die Mutter in ein Pflegeheim gezogen ist.

Belastungen entstehen. Oft bereiten die emotionalen Verstrickungen mindestens genauso viele Probleme wie die praktischen Anforderungen. Warum gerät man trotz bester Vorsätze mit der Mutter so schnell in Streit? Warum leidet man so sehr unter Schuldgefühlen, obwohl man weiß, dass man nicht anders handeln kann? Warum pflegt man den Vater, obwohl man innerlich so sehr auf Distanz zu ihm geht? Warum fühle ich mich so unter Druck, dass ich nachts nicht mehr schlafen kann? Stehe ich mit diesen Problemen alleine da?

Aber nicht nur Erklärungen sind wichtig, sondern auch Hinweise auf Handlungsmöglichkeiten und Lösungen für praktische Probleme: Wie kann man mit Konflikten zwischen den Generationen umgehen? Wer könnte den Vater, der alleine lebt, im Haushalt unterstützen? Die Mutter hat Angst, alleine zu bleiben, weil sie befürchtet, einen Herzanfall zu bekommen, gibt es eine Lösung?

Was leistet die Pflegeversicherung? Kommt sie für uns in Frage? Wie kann ich meine demenzkranke Mutter eher verstehen und mit ihr besser umgehen? Welche Anforderungen kommen auf mich zu, wenn der Vater pflegebedürftig wird? Welche Unterstützungen können wir dann bekommen? Von wem? Welche finanziellen Entlastungen sind möglich? Von diesen Fragen und Problemen handelt das vorliegende Buch.

2. Nähe und Distanz

Renate Göbel ist 58 Jahre alt. Sie ist verheiratet und berufstätig, ihre beiden Kinder sind aus dem Haus. Ihre Mutter, Paula Dänzer, ist 90 Jahre alt und lebt in ihrer eigenen Wohnung. Sie ist geistig rege und an Vielem interessiert. Bis zum vergangenen Jahr war sie kaum krank und sehr mobil, sie reiste gerne. Nach einem Bandscheibenvorfall ist sie jedoch beim Gehen ziemlich beeinträchtigt. Sie benutzt jetzt einen Gehwagen, mit dem sie gut zurecht kommt. Sie hat eine Putzhilfe, ansonsten versorgt sie sich selbst. Seit ihrer Erkrankung ist der Mutter und ihrer Tochter deutlich geworden, dass die alte Dame möglicherweise in Zukunft die eine oder andere Unterstützung brauchen könnte. Sie überlegen gemeinsam, wie sie Vorsorge treffen können, und haben bereits eine Vollmacht für die Tochter bei der Bank eingerichtet, damit diese finanzielle Angelegenheiten der Mutter regeln kann, falls Frau Dänzer – wie dies im vergangenen Jahr der Fall war – selbst nicht mehr in der Lage ist, zur Bank zu gehen. Frau Göbel legt großen Wert darauf, dass sie mit dem Geld ihrer Mutter nur dann zu tun hat, wenn diese das ausdrücklich wünscht. Kurze Strecken geht Frau Dänzer selbst, sie will jetzt auch versuchen, wieder Bus zu fahren. Wenn sie einen weiteren Weg hat, wie zum Orthopäden, wird sie von ihrer Tochter gefahren oder nimmt sich ein Taxi. Beide Frauen achten darauf, dass die Mutter alles das macht, was sie selbst noch tun kann – auch wenn es ein bisschen langsamer geht. Für Frau Dänzer ist ihre Selbständigkeit wichtig, sie ist stolz darauf.

Frau Dänzer und Frau Göbel handeln umsichtig. Sie machen sich Gedanken über die Zukunft, besprechen, was zu tun ist, versuchen, Problemen soweit wie möglich vorzubeugen. Dass sie dies gemeinsam angehen können, hängt mit ihren jeweiligen Persönlichkeiten zusammen, ihren Erfahrungen, ihren Lebensbedingungen, aber auch mit ihrer Beziehung.

Da die Beziehungen zwischen Erwachsenen und ihren Eltern eine der Grundlagen dafür sind, wie diese miteinander umgehen, auch dann, wenn die Eltern mehr Unterstützung brauchen, möchte ich im Folgenden genauer auf sie eingehen. Ich gebe dabei in der Regel an, wie sich die Mehrheit älterer Menschen und ihrer Angehörigen verhält bzw. wie sie ihre Beziehungen charakterisieren. Wenn das Verhältnis im konkreten Einzelfall anders aussieht, dann ist dies zunächst einmal nicht schlecht oder falsch, sondern einfach nur anders als der Durchschnitt.

Wie also sehen die Beziehungen zwischen Eltern und ihren erwachsenen Kindern aus?

Getrennte Haushalte

Von einer Beziehung spricht man, wenn Menschen über eine gewisse Zeit absichtsvoll Gedanken, Handlungen, Gefühle, Berührungen austauschen. Frühere Erfahrungen aus einer Beziehung beeinflussen, wie diese heute aussieht, und die gegenwärtige Beziehung wird die Zukunft mitgestalten (Auhagen und v. Salisch, 1993). Man geht also davon aus, dass die frühere Beziehung zwischen Eltern und ihren Kindern ihr Verhältnis auch beeinflusst, wenn die Kinder erwachsen sind. Nicht immer ist eine solche Beziehung klar zu erkennen. Wilma Retaiski z. B. ist 74 Jahre alt, ihr Mann ist schon lange tot. Sie lebt alleine und hat seit Jahren keinen Kontakt mehr zu ihrem Sohn, der vermutlich irgendwo in Deutschland wohnt. Er hatte früher ziemlich viele Probleme, außerdem verstand sich Frau Retaiski nicht mit der Schwiegertochter. Sie weiß jedoch, dass er seit mehreren Jahren geschieden ist. Manchmal denkt sie an ihn, manchmal schimpft sie über ihn, weil er nichts von sich hören lässt, sie selbst versucht aber auch nicht herauszufinden, wo er lebt und mit ihm Kontakt aufzunehmen. Haben sie eine Beziehung miteinander? Auf jeden Fall hat dieser Sohn eine Bedeutung für seine Mutter. Vermutlich denkt auch er gelegentlich an sie. Sie tauschen ihre Meinungen und Gefühle aber schon seit langem nicht mehr aus. Dies ist sehr selten in Deutschland: Nur ca. 1–2 % der erwachsenen Eltern-Kind-Generationen haben nie Kontakt miteinander, nur 1–3 % seltener als einmal im Jahr (Szydlik, 2000).

Allerdings ist die andere Alternative auch nicht so häufig, wie mancher denken mag: Nur relativ wenige ältere Menschen wohnen mit ihren Kindern zusammen. In einem Haushalt mit mehreren Generationen leben insgesamt ca. 14 % der über 60-Jährigen. Die größte Gruppe (12 %) bilden dabei Haushalte, die aus zwei Generationen bestehen, in der Regel ältere Eltern und ein erwachsenes Kind. In einem Haushalt mit drei Generationen, also Vater, Mutter, Kinder und Großeltern, leben nur ca. 2 % der über 60-Jährigen (BMFSFJ, 2001). Besitzt die Familie ein Haus, leben die Generationen zwar oft in getrennten Wohnungen, aber unter einem Dach (BMFSFJ, 2001). Viele ältere Menschen führen also ihren eigenen Haushalt, getrennt von dem der Kinder. Je älter die Eltern sind, umso häufiger leben sie alleine. Dies trifft vor allem auf ältere Frauen zu: Bei den über 80-jährigen Frauen leben etwa drei Viertel alleine in ihrem eigenen Haushalt, bei den Männern sind dies 31 % (BMFSFJ, 2002). Dies liegt unter anderem daran, dass die Lebenserwartung von Frauen höher ist als die von Männern und dass in unserer Kultur und vor allem in der älteren Generation die Männer oft älter als ihre Frauen sind. Diese Zahlen spiegeln sich auch in den Erfahrungen von Erwachsenen der mittleren Generation: Viele haben eine Mutter oder Schwiegermutter, die alleine in ihrem eigenen Haushalt lebt. Wenn alte Eltern jedoch bei ihrer Lebensführung Unterstützung brauchen, steigt ihr Wunsch, zu den Kindern zu ziehen. Auch die Bereitschaft der Kinder, die Eltern in ihrem Haushalt aufzunehmen, nimmt zu. Über 80-Jährige wohnen daher etwas häufiger mit ihren Kindern und deren Familien in einem gemeinsamen Haushalt (BMFSFJ, 2001).

Während man in den 60er und 70er Jahren des 20. Jahrhunderts argwöhnte, dass die alten Eltern von ihren Kindern abgeschoben würden und gegen ihren Willen alleine oder im Heim ihr Dasein fristen müssten, weiß man heute, dass ältere Menschen gerne Kontakt mit ihren Kindern haben, aber auch gerne selbständig in ihrem Haushalt leben. Bereits 1965 vermuteten daher die Gerontologen Leopold Rosenmayr und Eva Köckeis, dass gerade durch die getrennten Haushalte viele Konflikte umgangen würden, und sprachen von «Intimität auf Abstand», durch die diese Beziehung oft gekennzeichnet sei. Sie meinten damit, dass die Beziehung besser sei, weil die Generationen in getrennten Haushalten leben.

Häufige Kontakte

Viele Erwachsene haben also noch einen allein lebenden Elternteil, oft die Mutter, der sie zugetan sind, mit der sie sich regelmäßig austauschen und die sie unterstützen, wenn sie Hilfe braucht. Denn trotz der getrennten Haushalte sind in der Regel die Familienbande eng. Häufig wohnen Mitglieder der Generationen einer Familie nahe beieinander. Sind mehrere Kinder da, lebt mindestens eines der Kinder – meist mit der eigenen Familie – bei über 60 % der Eltern am gleichen Ort, bei weiteren fast 30 % an einem anderen Ort, der höchstens zwei Stunden entfernt ist. Dies schafft gute Voraussetzungen für häufige Kontakte. So sprechen oder sehen ca. 38 % der Eltern eines ihrer Kinder täglich, ca. 85 % mindestens einmal wöchentlich (Szydlik, 2000). Die Bedeutung dieser Kontakte bleibt für viele Menschen das ganze Leben lang erhalten, so dass Generationen zwar in getrennten Haushalten leben, aber die Familie über mehrere Generationen, auch nach Scheidung und Wiederverheiratung oder bei Zusammenleben mit neuen Partnern, mit eigenen und Stiefkindern erhalten bleibt. Man spricht daher heute von der «multilokalen Mehrgenerationenfamilie» und meint damit, dass Familien aus mehreren Generationen bestehen, die an verschiedenen Orten wohnen, sich aber als Familie verstehen und auch so leben (Bertram, 2000).

Emotionale Nähe

Dennoch gestaltet sich die Beziehung nicht immer gleich. Junge Erwachsene entwickeln sich von ihrer Herkunftsfamilie fort. Von ihnen wird erwartet, dass sie irgendwann auf eigenen Füßen stehen, ihren Lebensunterhalt selbst verdienen, einen eigenen Haushalt führen oder zumindest in einem anderen als dem elterlichen Haushalt leben – alleine, mit dem Freund oder der Freundin zusammen oder in einer Wohngemeinschaft. Und es wird erwartet, dass sie eine Partnerin bzw. einen Partner finden, mit der oder dem sie eine neue, dauerhafte Bindung eingehen. Viele junge Erwachsene tun dies auch. In den letzten Jahren hat allerdings die Zahl junger Erwachsener, vor allem junger Männer, die noch zu Hause wohnen, etwas zugenommen. Oft ist der Auszug aus dem Elternhaus auch nicht endgültig: Der Sohn zieht mit seiner Freundin zusammen.

Geht die Beziehung in die Brüche, wohnt er wieder für eine gewisse Zeit bei den Eltern, bis bei ihm von neuem der Wunsch aufkommt, nicht länger im elterlichen Haushalt leben zu wollen (Härtl, 1996). Auch wenn Eltern zunächst trauern, wenn ihre Kinder ausziehen, steigt doch bei vielen dann die Lebenszufriedenheit, und die Debatte um «Hotel Mama» und «Boomerang Kids» zeigt, dass es durchaus kritisch gesehen wird, wenn junge erwachsene Kinder den Absprung von zu Hause nicht schaffen oder ablehnen (Szydlik, 2000). Ziehen Kinder aus, wirkt sich dies meist nicht wesentlich auf die Beziehung zwischen ihnen und den Eltern aus. Erst wenn die Kinder eine feste Partnerschaft eingehen und z. B. heiraten, scheinen sie ihre Prioritäten neu zu verteilen. Ihre Beziehung zu den Eltern kann dann etwas distanzierter werden, während sich umgekehrt die der Eltern zu ihnen meist nicht wesentlich verändert (Stosberg, 1995). Zugleich kann jedoch auch mehr Nähe oder Verständnis dadurch entstehen, dass Eltern und Kinder – insbesondere wenn Enkelkinder da sind – nun in einer ähnlicheren familiären Situation leben (Suitor und Pillemer, 1991). Eltern stehen ihren Kindern dann oft weiterhin sehr nahe, für die Kinder hat sich die Nähe zu den Eltern etwas gelockert. So charakterisierten in einer Befragung von Mitgliedern verschiedener Generationen, die in getrennten Haushalten lebten, über 92 % der Eltern die Beziehung zu ihren Kindern als eng, davon 60 % sogar als sehr eng. Von den Kindern gaben 76 % an, die Beziehung zu ihren Eltern sei eng, davon betrachteten 36 % die Beziehung als sehr eng (Szydlik, 2000). Auch diese Zahlen zeigen, dass sich viele Angehörige verschiedener Generationen als zu einer Familie gehörig und miteinander verbunden fühlen, selbst wenn sie nicht zusammen leben. Auffallend ist die unterschiedliche Sichtweise der beiden Generationen: Im Durchschnitt fühlen sich mehr Eltern ihren Kindern eng verbunden und ihre Zuneigung zu ihnen ist größer als umgekehrt, auch wenn dies im Einzelfall anders sein mag. Dieser emotionale Abstand bleibt in der Regel über die folgenden Jahre erhalten (Giarrusso, Stallings und Bengtson, 1995). Eine ganze Reihe von Eltern erleben sogar ihre Beziehung zu ihren erwachsenen Kindern als wichtiger als die zum Partner oder zur Partnerin (Bertram, 1995). Dies bedeutet nicht, dass Erwachsene ihre Eltern nicht lieben. Wahrscheinlich gibt es aber für sie neben den Eltern noch andere, nämlich ihre eigenen Partner oder Partnerinnen, ihre Kinder und Freunde, für die sie

Zuneigung empfinden. Bei erwachsenen Kindern, die keine feste Partnerschaft eingehen, ist diese Distanzierung seltener zu beobachten (Bertram, 1995).

Ab dieser Zeit, in der die erwachsenen Kinder ihre eigenen freundschaftlichen oder partnerschaftlichen Beziehungen eingehen, ändern sich auch die gemeinsamen Aktivitäten mit den Eltern: Mahlzeiten werden nur noch selten zusammen eingenommen, die Freizeit verbringt man meist mit anderen. Aber man redet regelmäßig miteinander, unterstützt sich gegenseitig bei Bedarf und nimmt Anteil am Leben des anderen (Bertram, 1995). Dabei scheinen die erwachsenen Kinder sich eher an Normen und Ritualen zu orientieren: Sie rufen in bestimmten Abständen an oder besuchen die Eltern an Festen und Feiertagen wie Geburtstagen und Weihnachten. Eltern rufen eher spontan an (Stosberg, 1995). Dies entspricht allerdings nicht immer den Bedürfnissen des jeweils anderen: Manche Eltern möchten gerne häufiger von ihren Kindern besucht oder angerufen werden, sie hätten gerne mehr Kontakt, er soll aber freiwillig von den Kindern ausgehen. Sie sehen dabei nicht, dass es ihr Kontaktbedürfnis ist und nicht unbedingt das der Kinder. Sie müssten also eigentlich selbst Kontakt aufnehmen. Dies birgt zwei Risiken: Sie zeigen dadurch, dass sie mehr Interesse am Kontakt zu den Kindern haben als umgekehrt, dass die Beziehung für sie als Elternteil wichtiger ist als für das Kind, was für manche Eltern eine kränkende Einsicht sein kann. Und: Das Telefongespräch, der Besuch kommt ungelegen. Es soll ja durchaus Erwachsene geben, die ob der häufigen Anrufe ihrer Mutter genervt sind, auch wenn sie sie lieben.

Natürlich haben viele ältere Menschen auch Freunde und Bekannte, mit denen sie sich gerne austauschen und die sie mehr oder weniger regelmäßig treffen. Freunde und Freundinnen tragen sehr zum Wohlbefinden älterer Menschen bei, sie vermitteln Gefühle von Gemeinschaft und Zugehörigkeit (Rook, 1989). Hochaltrige tendieren allerdings dazu, diese Kontakte aufzugeben, sie werden ihnen zunehmend weniger wichtig (Carstensen, 1991). Viele Menschen meinen, dass im hohen Lebensalter der Kontakt zu Freunden und Bekannten abnähme, weil diese selbst alt und krank oder verstorben seien. Dies mag zwar teilweise zutreffen, tatsächlich konzentrieren sich hochaltrige Menschen aber auf die für sie wesentlichen Bezugspersonen, häufig die nahen Angehörigen. Sie geben

Kontakte zu Freunden und Bekannten auf, auch wenn diese noch gut erreichbar wären und sich über einen Anruf oder Besuch freuen würden. Dies kann die Angehörigen durchaus unter Druck setzen. Wenn sie bereits für Unterstützung und Pflege zuständig sind, werden sie nun auch zu den zentralen Gesprächspartnern ihrer Mutter oder ihres Vaters. Die Eltern sind für sie selbst aber oft nicht die einzigen wichtigen Menschen, mit denen sie sich treffen. Sie haben ihren eigenen Partner, ihre Partnerin, ihre Kinder, ihre Freunde und können sich durch die zusätzliche Anforderung überfordert fühlen.

Viele Eltern und Kinder im Erwachsenenalter sind sich also räumlich und gefühlsmäßig nah. Viele Erwachsene sehen ihre Eltern oft, die Generationen reden miteinander, sie unterstützen sich gegenseitig. Im Laufe der Zeit kann die Beziehung zwar durch die Geburt von Enkeln, durch Trennung und Scheidung der Kinder (oder der Eltern), durch neue Partnerschaften, durch Umzüge, durch finanzielle Veränderungen, durch Krankheiten oder die Pflegebedürftigkeit der Eltern beeinflusst werden, insgesamt bleibt sie jedoch für Eltern und Kinder meist ein Leben lang wichtig. Wie aber kommt es, dass zwischen einem Teil der Generationen eine große Nähe besteht, andere sich zwar gefühlsmäßig nah sind, aber großen Wert auf ihre Selbständigkeit und Unabhängigkeit legen, zwischen wieder anderen Konflikte bestehen? Manchmal scheinen sich ja ein Elternteil und eine Tochter oder ein Sohn gerade deshalb nicht zu verstehen, weil sie sich so ähnlich sind. Bei manchen gibt es «Funkstille», sie reden kaum oder nicht mehr miteinander wie bei Frau Retaiski und ihrem Sohn. Wie also entstehen Nähe und Distanz zwischen den Generationen?

3. Bindungen und Bindungsstile

Nähe und Distanz in Beziehungen hängen davon ab, wie viel man voneinander weiß, ob man ähnliche Einstellungen hat, ob man sich körperlich angezogen fühlt, ob man ähnliche Erfahrungen gemacht hat. Eine weitere Ursache möchte ich hier vorstellen:

Wie nah und intensiv das Verhältnis zu den Eltern ist, zeigt sich oft bereits in der Kindheit. Schon früh entwickeln Kinder und ihre zentrale Bezugsperson – meist die Mutter – bestimmte Handlungsmuster. Dies sind relativ stabile «Arbeitsmodelle», die wir – ohne dass wir es wissen – auch im weiteren Leben im Umgang mit unseren Eltern, aber auch mit anderen wichtigen Personen (etwa dem Partner oder der Partnerin) beibehalten. Sie können die Eltern-Kind-Beziehung selbst dann noch beeinflussen, wenn wir schon älter sind und unsere Eltern hochbetagt. Man nennt diese wechselseitigen Handlungsmuster «Bindungen». Bindungen wurden zunächst zwischen Müttern und ihren kleinen Kindern erforscht. Man versteht darunter das Bedürfnis eines kleinen Kindes, in der Nähe der Mutter zu sein. Die Aufrechterhaltung dieser Nähe wird als Sicherheit und Trost empfunden. Wird die Bindung bedroht oder unterbrochen, erlebt das Kind Angst. Wird die Bindung wiederhergestellt, freut es sich. Das kleine Kind äußert unter anderem auf diese Weise seine Liebe zu seiner Mutter (Bowlby, 1979; Cicirelli, 1991).

Entwicklung von Bindungen

Kinder zeigen ihre Bindung zur Mutter also durch eine Reihe charakteristischer Verhaltensweisen. Auch die Mütter gestalten durch ihr Handeln die Bindung zu ihrem Kind. Dieses Bindungsverhalten wurde zunächst von John Bowlby und seiner Mitarbeiterin Mary S. Ainsworth beobachtet (Bowlby, 1979). Sie stellten dabei verschiedene Handlungsmuster zwischen Müttern und Kindern fest und unterscheiden im Wesentlichen drei Gruppen von Bindungsstilen.

So betrachten manche kleinen Kinder ihre Mutter offenbar als feste Basis, deren Nähe sie mit Berührungen und Blickkontakten suchen, von der sie sich aber auch oft lösen, um die Umgebung zu erkunden. Zwischendurch kehren sie immer wieder zur Mutter zurück, «docken an», suchen ihre Anwesenheit und Bestätigung und ziehen dann von neuem los. Verlässt die Mutter das Kind für kurze Zeit, begrüßt es sie herzlich bei der Wiederkehr und lässt sich leicht beruhigen. Die Mütter dieser Kinder reagieren sensibel auf deren Bedürfnisse, sie unterstützen die Kinder, erwarten Selbständigkeit, überfordern sie aber nicht. Sie bilden eine sichere Basis für ihr Kind, man nennt dies daher eine «sichere Bindung».

Eine andere Gruppe von Müttern handelt nicht so zuverlässig. Manchmal sind sie freundlich, auch warmherzig, dann wieder weisen sie ihre Kinder ab. In der Regel reagieren sie unsensibel auf deren Bedürfnisse, so dass die Kinder nicht erkennen können, warum ihre Mutter sich so verhält. Diese Mütter werden dadurch unkalkulierbar. Das zeigt sich auch im Verhalten der Kinder. Mehr als andere sind sie mit ihrer Mutter beschäftigt. Zwar spielen sie auch alleine, suchen aber oft den Kontakt zu ihr, manchmal sogar sehr fordernd. Sie sind dabei aber wenig entspannt und zufrieden, gelegentlich sogar aggressiv, manchmal wehren sie sich auch dagegen, von ihr angefasst oder auf den Arm genommen zu werden. In neuen, fremden Situation neigen sie dazu, die Mutter zu ignorieren und ihre Nähe zu meiden. Hat die Mutter für kurze Zeit den Raum verlassen weinen sie, suchen diese und sind sehr gestresst. Kommt die Mutter dann wieder, lassen sie sich kaum trösten und beruhigen. Insgesamt verhalten sie sich ambivalent, so als suchten sie die Nähe der Mutter, wehren sie jedoch gleich wieder ab (Krause und Haferkamp,1994; Main, 2001). Der Bindungsstil dieser Kinder wird als «unsicher-ambivalent» bezeichnet.

Wieder andere Kinder verhalten sich, auch wenn die Mutter anwesend ist, aktiv, interessiert, wollen von ihr jedoch nicht gerne auf den Arm genommen werden. Auffallend ist, dass sie die Mutter ignorieren oder sogar den Kontakt mit ihr ablehnen und sich lieber intensiv mit leblosen Gegenständen beschäftigen. So wehren sie sich dagegen, auf dem Schoß der Mutter zu sitzen und wollen stattdessen dringend auf den Boden, wenn ein Spielzeug dort liegt. Als Ursache für dieses Verhalten wird angenommen, dass die Kinder gelernt haben, bei Stress keinen Trost von der Mutter erwarten zu können. Sie lenken sich dann selbst von dieser enttäuschenden Situation ab, indem sie sich auf eine Sache konzentrieren (Bartholomew, 1990). Lassen die Mütter ihre Kinder in einer neuen, für sie unbekannten Situation alleine und kommen dann wieder, suchen diese einerseits ihre Nähe, um sich gleich darauf wieder abzuwenden, oder sie vermeiden ganz ihre Nähe. Die Mütter dieser Kinder lehnen selbst körperlichen Kontakt ab, kritisieren ihre Kinder häufig oder verhalten sich ihnen gegenüber feindselig und rigide und zeigen ihre Gefühle kaum. Sie reagieren eher unsensibel auf deren Bedürfnisse, missverstehen sie leicht, handeln oft verspätet oder gar nicht. Diesen Bindungsstil bezeichnet man als «vermeidend».

Diese und zahlreiche andere Untersuchungen führten zu dem Schluss, dass wir im Wesentlichen zu einem der drei Bindungsstile:

sicher gebunden, unsicher-ambivalent oder vermeidend neigen. Jeder dieser Bindungsstile entsteht aus dem (nicht bewussten) Versuch eines Kindes unter den gegebenen Bedingungen, mit den eigenen Fähigkeiten, aber auch den Fähigkeiten, Möglichkeiten und dem Verhalten der wichtigsten Bezugsperson eine optimale Form von Sicherheit für die eigene Entwicklung zu finden.

Da kleine Kinder nicht nur von ihrer Mutter beeinflusst werden, sondern auch von ihren Vätern und anderen wichtigen Bezugspersonen, sind diese Bindungsstile hier als Denkmodelle zu betrachten, die in der beschriebenen «reinen» Form selten zu finden sind, wohl aber dazu dienen können, bestimmte Handlungstendenzen bei Kindern und Erwachsenen zu erkennen, vor allen Dingen in Stresssituationen (Bartholomew, 1990; Crose, 1994; Main, 2001). Dabei dürfte der sichere Bindungsstil die besten Voraussetzungen dafür liefern, dass ein Kind sich einerseits geborgen fühlt, andererseits aber auch Mut und Selbstsicherheit entwickeln kann, um die Umwelt zu entdecken und zu erobern. Kinder, die unsicher-ambivalent oder vermeidend gebunden sind, haben es vermutlich schwerer, ihren Weg durchs Leben zu finden und brauchen mehr Kraft, um ihr inneres Gleichgewicht aufrecht zu erhalten und Lebenszufriedenheit zu finden. Dennoch sollte man mit Schuldzuweisungen gegenüber der Mutter oder der wichtigen Bezugsperson, die an diesem Bindungsstil mitgewirkt hat, vorsichtig sein. Auch diese Mütter handeln in der Regel nicht vorsätzlich schädigend, sondern so, wie sie es am besten können. Auch sie hatten wichtige Bezugspersonen, die ihnen ihren Bindungsstil vermittelt haben.

Bindungsstile im Erwachsenenalter

Bestimmen diese in der Kindheit erworbenen Bindungsstile das weitere Leben? Nicht unbedingt: Bindungsstile können sich auch wandeln. Man schätzt, dass ca. 30–40 % der Menschen im Laufe ihres Lebens ihren Bindungsstil ändern. Dies liegt nicht allein an äußeren Umständen, sondern auch daran, dass bei diesen die jeweilige Bindung nicht sehr stabil und deutlich ausgeprägt ist (Davila, Burge und Hammen, 1997). Bei vielen Personen bleibt der Bindungsstil jedoch mehr oder weniger während des ganzen Lebens bestehen. Wir erleben und handeln oft auch als Erwachsene gegenüber anderen wichtigen Personen auf der Grundlage unseres früh erworbenen Bindungsstils. So spielen Bindungsstile z. B. bei Paarbeziehungen eine wichtige Rolle (Bierhoff und Grau, 1999), aber auch in der Beziehung zwischen Erwachsenen und ihren Eltern. Natürlich äußern Erwachsene ihre Bindungen nicht in derselben Form wie kleine Kinder, also z. B. dadurch, dass sie bei jedem Problem die Mutter anrufen und von ihr getröstet werden wollen.

In welchen Handlungsmustern zeigen sich also bei Erwachsenen die verschiedenen Bindungsstile, woran kann man sie erkennen?

Sicher gebundene Erwachsene berichten aus ihrer Kindheit, ihre Eltern seien warmherzig und nicht abweisend gewesen. Als Erwachsene erleben sie den Kontakt zu anderen als angenehm, haben auch viel mit anderen, vor allen Dingen ihrer Familie, zu tun. Sie empfinden andere als zuverlässig und befürchten nicht, ungeliebt zu sein oder verlassen zu werden. Selbstvertrauen, ein gutes Selbstwertgefühl sowie eine hohe Selbstzufriedenheit lassen sich bei ihnen feststellen. Ihre Gefühle brauchen sie nicht zu verbergen, sondern können sie angemessen ausdrücken. Sie erinnern sich auch an vergangene unangenehme Erfahrungen und können sie in ihren Lebenslauf integrieren. Sie unterstützen gerne andere und erhalten von diesen auch Hilfe (Krause und Haferkamp, 1996; Wensauer, 1999). Insgesamt haben sie ein positives Bild von sich selbst und anderen (Bartholomew, 1990; Griffin und Bartholomew, 1994). Sicher gebundene Menschen schätzen die Beziehung zu ihren Kindern und zu ihren Eltern. Bei Frau Göbel und Frau Dänzer (s. S. 11) vermute ich eine sichere Bindung. Sie haben gerne miteinander zu tun, respektieren aber auch das Eigenleben und die Bedürfnisse der jeweils anderen und haben Interesse an deren Wohlergehen. Die Anforderungen durch die Gehbehinderung der Mutter stellen sie vor neue Aufgaben. Gegenseitige Erwartungen und Möglichkeiten müssen dann erst abgeklärt werden, so dass es auch zu kleineren Überschreitungen der Grenzen der Mutter durch die Tochter und umgekehrt und damit gelegentlich zu Konflikten kommt. Sie merken dies aber relativ schnell und bemühen sich gemeinsam um Lösungen.

Dass eine sichere Bindung nicht unbedingt mit großer räumlicher Nähe zusammenhängt, zeigt das Beispiel von Hilda Rosendahl. Die 78-Jährige lebt alleine und hat eine Tochter, die in den USA verheiratet ist und ihrerseits Kinder hat. Tochter und Mutter haben ein herzliches Verhältnis. Sie telefonieren jeden Samstag miteinander, die Tochter kommt einmal im Jahr für 14 Tage zu Besuch. Dann kümmert sie sich um ihre Mutter und deren Angelegenheiten. Frau Rosendahl nimmt großen Anteil am Leben ihrer Tochter und deren Familie. Natürlich kommt es auch zu Missverständnissen oder Meinungsverschiedenheiten, was jedoch von beiden als «normal» betrachtet wird und das Verhältnis nicht ernsthaft beeinträchtigt. Der größte Wunsch von Frau Rosendahl ist, die Tochter und deren Familie einmal in den USA besuchen zu können.

Man sollte allerdings den sicheren Bindungsstil nicht idealisieren. Auch Beziehungen auf dieser Basis müssen sich im Alltag bewähren, auch hier gibt es Meinungsverschiedenheiten und Unsicherheiten. Auch sicher gebundene Eltern können nachts wach liegen und sich Sorgen machen, weil es in der Partnerschaft eines ihrer Kinder kriselt. Die Kinder können sich Sorgen machen, weil die Mutter immer vergesslicher wird und sogar vergisst, dass sie sich Zettel geschrieben hat, auf denen steht, was sie nicht vergessen sollte. Aber insgesamt vertrauen sich sicher gebundene Eltern und Kinder wechselseitig und können deshalb von einer verlässlichen Beziehung ausgehen.

In der Erinnerung *unsicher-ambivalenter* Erwachsener waren die Eltern früher inkonsistent und kühl (Krause und Haferkamp, 1996). Auch als Erwachsene empfinden sie sich als wenig liebenswert, halten sich für wertlos und sehen eher eigene Fehler und negative Seiten. Sie nehmen andere Menschen viel positiver wahr als sich selbst, befürchten aber, dass diese ihnen schaden könnten. Sie können sich selbst schlecht behaupten und meinen, dass sie das, was passiert, kaum kontrollieren können. Sie wünschen sich enge Beziehungen mit großen gegenseitigen Verpflichtungen und wechselseitigem Engagement, haben aber in ihren wirklichen Beziehungen Angst. Zu ihrer Herkunftsfamilie und ihrem Partner bzw. ihrer Partnerin stehen sie oft in engen, aber konflikthaften Beziehungen. Sie können sich von anderen schlecht abgrenzen, fühlen sich abhängig und wünschen sich dringend, anerkannt zu werden. Gegenüber ein und derselben Person bestehen widersprüchliche Gefühle: Wärme, Zärtlichkeit und Freude können mit Enttäuschung und Ablehnung einhergehen (Bartholomew, 1999; Gomille, 2001; Krause und Haferkamp, 1996; Lüscher und Pillemer, 1998).

Wie beim sicheren Bindungsstil habe ich auch bei diesem die wesentlichen Merkmale komprimiert zusammengestellt, um ihn genauer herauszuarbeiten. Ich möchte noch einmal betonen, dass es sich hier um vereinfachte Denkmodelle handelt, und außerdem darauf hinweisen, dass Menschen im Alltagsleben nicht nur aus ihrem Bindungsstil bestehen. Bindungsverhalten vermischt sich mit vielerlei anderem Tun: beruflicher Arbeit, Haushaltsführung, Freizeitgestaltung. Die Bindung, die man zu einem wichtigen und/oder geliebten Menschen hat, ist nicht das einzige Thema im Leben. Außerdem können Bindungsstile mehr oder weniger ausgeprägt sein. Menschen mit unsicher-ambivalentem Bindungsstil erleben also auch glückliche, kreative, entspannte Zeiten. Im Hinblick auf ihre zentrale Bindungsperson fühlen sie sich aber abhängiger und schwächer und nicht so gut in der Lage, aufgrund ihrer eigenen Persönlichkeit jemanden für sich zu gewinnen und aus dieser Beziehung Sicherheit und Vertrauen zu schöpfen. So übernehmen gelegentlich Töchter die Pflege ihrer Mutter oder ihres Vaters, obwohl – oder vielleicht gerade weil – sie von diesem Elternteil in der Kindheit abgelehnt wurden. Sie hoffen, dadurch die Zuneigung und Anerkennung zu erhalten, die ihnen bislang von diesem Elternteil verwehrt wurde.

Maren Bracker und ihre Kolleginnen befragten pflegende Frauen und stellten für diese Gruppe der pflegenden Töchter fest: «Die Tochter erlebte in der Kindheit (und teilweise auch später), unerwünschtes oder stets ‹böses› Kind zu sein; das Eltern-Kind-Verhältnis ist durch mangelnde Zuwendung belastet und wird negativ erlebt. Dennoch reagiert die Tochter auf die erfahrene Ablehnung mit Verhaltensweisen wie, ‹ein liebes Kind sein›, sich den Wünschen und dem Willen der Eltern nicht widersetzen, um endlich die ersehnte Anerkennung zu bekommen» … «Auch die Pflege ist hier ein Versuch, anerkannt zu werden.» (Bracker u.a. 1988, S. 132–133). Ähnlich liegt der Fall bei Birgit Pohl. Als älteste Tochter wurde sie schon früh von ihrer Mutter zu Arbeiten im Haus und in der Landwirtschaft herangezogen, während ihre beiden jüngeren Geschwister spielen durften. Später entschieden die Eltern, dass Birgit als Mädchen kein Abitur bräuchte, obwohl sie gerne weiter die Schule besucht hätte. Frau Pohl machte eine Lehre, heiratete, bekam Kinder. Die Ehe wurde später geschieden. In dieser Zeit hatten sich Mutter und Tochter etwas auseinander gelebt. Als der Vater dann schwer krank wurde und starb, versuchte Birgit Pohl zunächst die Mutter tatkräftig zu unterstützen. Bei der Testamentsvollstreckung stellte sich heraus, dass der Bruder den Hof erbte, während sie und ihre Schwester einen Pflichtteil bekamen. Die Mutter zog dann in eine eigene kleinere Wohnung. Einige Zeit später erkrankte sie und baute auch geistig ab. Birgit Pohl unterstütze sie immer mehr, musste aber auch feststellen, dass die Mutter zunehmend fordernder wurde. Sie fühlte sich jedoch weiter dazu verpflichtet, ihr zu helfen, hatte zu ihr allerdings auch ein gespanntes Verhältnis. Schließlich schlug die Mutter vor, dass Frau Pohl doch ihre Wohnung aufgeben und zu ihr ziehen sollte, da sie unverheiratet sei. Frau Pohl, die zu dieser Zeit mit einem Partner zusammenlebte (was die Mutter wusste), schlug die Bitte aus. Ihre anderen Geschwister kümmerten sich allerdings weit weniger um die Mutter und machten sich keine Gedanken darüber, was werden sollte, wenn diese nicht mehr in ihrem Haushalt leben könnte. An diese wandte sich die Mutter auch nie, um sie um Unterstützung zu bitten. Frau Pohl war nun täglich bei der Mutter, da sie sich weigerte, von fremden Menschen, also hauswirtschaftlichen Hilfen und Pflegediensten, versorgt zu werden. Inzwischen erhielt die Mutter auch Pflegegeld, das sie jedoch nicht an die sie pflegende Tochter weitergab. Frau Pohl ihrerseits war es unangenehm, die Mutter darum zu bitten. Eines Tages entdeckte Frau Pohl beim Putzen Unterlagen über die Schenkung einer größeren Geldsumme an die jüngere Tochter. Frau Pohl fühlte sich sehr verletzt. Sie meint zwar, dass sich eine gute Beziehung nicht in Geld ausdrückt, fühlt sich aber von der Mutter nicht geliebt und ist schockiert, dass diese ihre Leistungen nicht einmal durch materielle Zuwendungen anerkennt. Sie sagt, sie fühle sich «wie ein Aschenputtel» und das sei sie in dieser Familie auch immer gewesen. Trotz großer Schuldgefühle zog sie sich aus der Pflege der Mutter zurück und überließ es ihren Geschwistern, mit der Mutter die weitere Versorgung zu regeln. Sie besucht die Mutter aber weiterhin regelmäßig, obwohl diese Besuche sie immer wieder von neuem belasten.

Der dritte Bindungsstil, den ich vorstellen möchte, ist der *vermeidende*. Von dieser Art der Beziehung gibt es zwei verschiedene Varianten. Ich möchte deshalb zunächst darstellen, was diesen beiden Varianten gemeinsam ist, und dann im Folgenden auf sie getrennt eingehen. Im Allgemeinen beschreiben Erwachsene mit vermeidendem Bindungsstil, dass ihre Eltern in ihrer Kindheit kühl, uninteressiert oder zurückweisend gewesen seien. Sie hätten sie in belastenden Situationen nicht unterstützt. Teilweise werden die Eltern aber auch idealisiert, trotz anders lautender konkreter Erinnerungen. Insgesamt spielen vermeidende Erwachsene die Bedeutung ihrer Erfahrungen, die sie als Kinder gemacht hatten, für ihr heutiges Leben herunter. Auffallend ist, dass sie enge Beziehungen und Intimität meiden. Allerdings lassen sich in der Art und Weise, wie sie dies tun, zwei Gruppen unterscheiden:

- Erwachsene mit furchtsamem und
- Erwachsene mit ablehnendem Bindungsstil (Bartholomew, 1990).

Menschen, die *furchtsam-vermeidend* sind, lassen sich so beschreiben: Sie sehen sich selbst und andere eher negativ. Soziale Kontakte vermeiden sie aus Furcht vor Ablehnung und Zurückweisung. Ihr Selbstvertrauen ist gering. Sie halten sich für nicht liebenswert und meinen, dass sie die Unterstützung anderer nicht verdienen, sind aber gleichzeitig sehr empfindlich und empfänglich für Anerkennung. Anderen misstrauen sie und meinen, dass diese sich nicht um sie kümmerten und nicht verfügbar seien. Auf diese Weise werden ihre Bedürfnisse nach Nähe enttäuscht. Ohne es zu merken, tragen sie selbst aktiv dazu bei, fühlen sich aber auch einsam und leiden unter ihrer Situation. Sie haben Probleme mit ihrer eigenen Autonomie und Unabhängigkeit, aber auch mit intimen Beziehungen und neigen zu Eifersucht. Wahrscheinlich haben ihre Eltern ihnen als Kindern offen Ablehnung und negative Gefühle entgegengebracht.

Eine furchtsam-vermeidende Bindung hatte und hat vermutlich immer noch Hildegard Alheim zu ihrer Mutter. Frau Alheim lebt mit ihrer Familie in einer 700 km vom Wohnort ihrer Mutter entfernten Stadt. Nach dem Tod des Vaters kommt die Tochter mit ihrem Mann zur Beerdingung und möchte mit der Mutter die nun notwendigen Angelegenheiten regeln. Dies ist der erste Besuch seit sechs Jahren. Die Mutter ist vom Tod des Vaters sehr mitgenommen. Die Tochter hat den Eindruck, ihre Mutter könne nicht mehr lange selbständig in ihrer Wohnung leben, zumal sie herzkrank ist und unter Arthrose leidet. Frau Alheim möchte allerdings auf keinen Fall anbieten, dass die Mutter zu ihr ziehen kann. Stattdessen schlägt sie ihr vor, sich in absehbarer Zeit um einen Platz in einer Einrichtung des Betreuten Wohnens zu bemühen, was die Mutter weit von sich weist. Die Tochter erkundigt sich dennoch nach solchen Wohnmöglichkeiten.

«Mit meiner Mutter kann ich auf gar keinen Fall länger zusammen sein», sagt sie. «Wir verstehen uns absolut nicht. Ich finde das so traurig. Ich hätte sie gerne öfter besucht und angerufen. Aber es hat keinen Sinn. Ich mache ihr nie etwas recht. Drei Jahre habe ich Therapie gemacht. Nun ist mir klar, dass es mit uns zusammen einfach nicht geht. Jetzt lebe ich mein Leben und sie das ihre, und das ist auch gut so. Trotzdem will ich für sie sorgen. Es würde mich beruhigen, wenn ich wüsste, sie lebt im Betreuten Wohnen. Da hätte sie Kontakt zu anderen Menschen, und es gäbe welche, die sich um sie kümmern.» Sie möchte, dass die Sozialarbeiterin das der Mutter vermittelt. Von ihr selbst nähme die Mutter solche Vorschläge nicht an. Diese sei der Meinung, dass sie die Ratschläge der Tochter nicht brauche. «Was die sich jetzt wieder ausgedacht hat», kommentierte sie den Vorschlag ihrer Tochter. «Jetzt, wo der Vater tot ist, denkt sie wohl, dass sie mir Vorschriften machen kann. Sie hat sich ja früher auch nicht um mich gekümmert.» Sie könne sich gut noch selbst versorgen und käme alleine zurecht. Frau Alheim leidet unter dem schlechten Verhältnis zu ihrer Mutter, aber sie weiß nicht, wie sie daran etwas ändern könnte. Immerhin kann sie durch die Psychotherapie diese Beziehung gelassener betrachten und leidet nicht mehr so sehr unter dem Gefühl, unfähig und ungeliebt zu sein. Während sie früher «vergaß», die Mutter anzurufen, überlegt sie nun, ob sie sich einen Anruf zutraut oder auch zumuten kann.

Bei Menschen, die *ablehnend-vermeidend* sind, ist die Lage anders: Auch sie vermeiden enge und intime Beziehungen. Sie verleugnen allerdings überhaupt ein Bedürfnis nach Sozialkontakt, vermutlich, um sich vor Kränkungen und Verletzungen zu schützen. Im Gegensatz zu den furchtsam-vermeidenden Menschen haben sie ein positives Selbstbild, sie meinen, dass sie andere Menschen nicht brauchen, und legen viel Wert auf ihre Unabhängigkeit. Ihr Selbstwertgefühl ist relativ hoch, sie fühlen sich autonom und unabhängig, auf Kosten intimer Beziehungen. Wenn sie Hilfe brauchen, nehmen sie keine Unterstützung an, selbst wenn andere sie ihnen anbieten. Sie verlassen sich fast zwanghaft auf sich selbst. Auffallend ist, dass sie sich oft sachlichen Dingen des Lebens zuwenden und gemeinsamen Unternehmungen mit anderen aus dem Wege gehen. Die Forscherin Kim Bartholomew (1990) vermutet, dass die Eltern, als diese Erwachsenen Kinder waren, den Ausdruck negativer Gefühle wie Wut oder Enttäuschung bei ihren Kindern unterdrückten sowie kühl und unsensibel waren. Dadurch lernten die Kinder wahrscheinlich, dass es unangemessen sei, negative Gefühle wie Trauer, Einsamkeit, Enttäuschung oder Wut zu äußern, ja sogar zu empfinden. Möglicherweise wurden von diesen Eltern auch Leistungen höher bewertet als intime Beziehungen zu anderen Menschen.

Ein Beispiel für solche «splendid isolation» erlebte die Anthropologin Gloria Wentowski: Zu den Teilnehmern ihrer Untersuchung gehörte auch Herr Elder, ein alleinstehender Mann, etwa 75 Jahre alt. Er hatte ein sehr geringes Einkommen und ergänzte es durch Verkäufe auf dem Flohmarkt. Größten Wert legte er auf seine Unabhängigkeit und schätzte es nicht, wenn Menschen ihm persönlich zu nahe kamen. Zum Flohmarkt wurde er in der Regel von einem Bekannten im Auto mitgenommen, dem er dafür einen bestimmten Betrag von seinen Flohmarkteinnahmen gab. Als der Bekannte ausfiel, fuhr Frau Wentowski ihn ein paar Mal, lehnte es jedoch ab, dafür Geld zu nehmen, mit der Begründung, sie wäre diese Strecke sowieso gefahren. Dies war zu nah und zu verpflichtend für Herrn Elder: Obwohl er dringend darauf angewiesen war, von ihr gefahren zu werden, weil er sonst niemanden dafür hatte, lehnte er weitere gemeinsame Fahrten strikt ab (Wentowski, 1981). Für Herrn Elder ist also seine Unabhängigkeit sogar so wichtig, dass er, um sie zu bewahren, lieber Nachteile für sich selbst in Kauf nahm.

Vergleicht man den sicheren, den unsicher-ambivalenten und die beiden vermeidenden Bindungsstile miteinander, so kann man feststellen, dass die beteiligten Personen sich unterschiedlich nahe stehen: Während beim sicheren Bindungsstil vermutlich relativ enge gefühlsmäßige Bindungen vorhanden sind, sehnen sich unsicher-ambivalent Gebundene nach einer großen persönlichen Nähe zu Menschen, die ihnen wichtig sind, und versuchen diese auch herzustellen, können sie aber oft nicht finden und stoßen den anderen aus ihrer eigenen Unsicherheit heraus auch immer wieder zurück. Menschen mit vermeidendem Bindungsstil legen großen Wert auf inneren Abstand zu anderen, die ihnen wichtig sind. Dabei hätte die eine Gruppe gerne mehr Nähe, lässt aber aus Angst davor, verletzt zu werden, niemanden an sich heran. Die andere Gruppe der Vermeidenden, die Ablehnenden, gehen engen Beziehungen aus dem Weg und sind überzeugt, dass sie diese nicht brauchen.

Wenn Erwachsene und ihre Eltern einen sicheren Bindungsstil haben, bedeutet dies nicht, dass es keine Konflikte und keinen Ärger gibt, aber man kann davon ausgehen, dass sich die Generationen aufeinander verlassen und sich vertrauen können. Deshalb finde ich es tröstlich, dass der sichere Bindungsstil relativ weit verbreitet ist: Nach US-amerikanischen Untersuchungen scheinen ca. 60 % der Erwachsenen zu diesem Bindungsstil zu neigen (Krause und Haferkamp, 1996). In deutschen Untersuchungen gibt es allerdings Hinweise darauf, dass dieser Bindungsstil bei Kindern und Erwachsenen hier nicht so häufig anzutreffen ist. So konnte die Forscherin Mirijam Wensauer nur bei 42 % einer Gruppe älterer deutscher Erwachsener einen sicheren Bindungsstil feststellen, was an den schwierigen Lebensbedingungen liegen könnte, die diese Generation teilweise erfahren hat (Wensauer, 1999). Sind Erwachsene und ihre Eltern unsicher-ambivalent gebunden, dürfte dies für die Beteiligten auch viele innere Konflikte mit sich bringen, Konflikte zwischen dem Wunsch nach innerer Nähe und dem Ärger, der Enttäuschung und der Trauer über die Unmöglichkeit, diesen Wunsch dauerhaft zu verwirklichen. Diese Konflikte werden sich auch im Verhältnis zwischen den Generationen widerspiegeln, wie das Beispiel von Frau Pohl (s. S. 23 f.) zeigt. Immerhin ist der Anteil von Menschen mit unsicher-ambivalentem Bindungsstil geringer als der mit sicherem: Schätzungsweise 10–20 % der Kinder und Erwachsenen sind unsicher-ambivalent gebunden (Gomille, 2001; Krause und Haferkamp, 1996).

Auch bei Personen mit furchtsam-vermeidendem Bindungsstil besteht eine Sehnsucht nach mehr Nähe, anders als beim unsicher-ambivalenten Bindungsstil ist die Furcht davor jedoch so groß, dass Beziehungen vermieden werden. Im Verhältnis zwischen Erwachsenen und ihren Eltern würde dies bedeuten, dass ein erwachsenes Kind zwar den Wunsch nach engem Kontakt hat, es aber nicht wagt, diesen herzustellen, und den Vater oder die Mutter nicht besucht, vielleicht so lange nicht besucht, bis es zu spät ist, bis einer von beiden gestorben ist. Beim ablehnend-vermeidenden Bindungsstil kann man davon ausgehen, dass die betreffende Person – z. B. das erwachsene Kind – nicht bewusst unter der fehlenden inneren Nähe zum Elternteil leidet. Sie fühlt sich stark und unabhängig, hat nicht das Bedürfnis nach Nähe, empfindet aber auch nicht die Freuden einer innigen Beziehung. Enge Kontakte – auch zu den alten Eltern – erlebt sie eher als störend, belastend oder verpflichtend. Etwa 20–25 % der Kinder und Erwachsenen zählen zu den vermeidend-gebundenen Menschen (Krause und Haferkamp, 1996).

Bindungsstile können also eine Erklärung dafür sein, warum manche Erwachsene und ihre Eltern ihre Beziehung als eng beschreiben, andere nicht. Sie können auch Hinweise liefern, warum Erwachsene zu ihren Eltern unterschiedliche Beziehungen entwickeln und sogar, warum ein Kind einen anderen Bindungsstil als ein Elternteil hat, da Vater und Mutter sich ihren Kindern gegenüber durchaus unterschiedlich verhalten und eine unterschiedlich große Bedeutung für die Entwicklung des kindlichen Bindungsstils haben können (Main, 2001).

Mit den Bindungsstilen werden aber offensichtlich nicht nur Nähe und Distanz, sondern auch Gefühle wie Zuneigung oder Ärger, Vertrauen oder Misstrauen, Offenheit, Verständnis oder Bedürfnisse nach Anerkennung oder Unabhängigkeit vermittelt. Das heißt, es werden nicht nur innere Nähe oder Ferne, sondern auch bestimmte Qualitäten der Beziehung mitgeteilt. Auf einige solcher Qualitäten möchte ich im Folgenden näher eingehen.

4. Offenheit – Vertrauen – Verstehen

Menschen mit einem sicheren Bindungsstil wissen, dass es jemanden gibt, an den sie sich wenden können, wenn sie Unterstützung brauchen, der ihnen Sicherheit vermittelt und dem sie vertrauen können. Das bedeutet: Ich weiß, dass diese Person mir nicht absichtsvoll schaden will. Wenn Erwachsene ihren Eltern vertrauen, haben sie eine innere Überzeugung, dass sie Informationen über sich preisgeben können, ohne dass die Mutter oder der Vater diese nutzt, um ihnen zu schaden. Diese Kinder können vor ihren Eltern auch Schwächen oder Fehler zugeben. Sie können z. B. eingestehen, dass sie in finanziellen Schwierigkeiten stecken oder Probleme mit ihren heranwachsenden Kindern haben. Sie können dies tun im

Vertrauen darauf, dass die Eltern sie nicht kritisieren, beschimpfen oder mitleidsvoll wie ein kleines Kind behandeln, sondern ihnen zuhören und sie unterstützen wollen. Sie können den Eltern gegenüber also ein gewisses Maß an Offenheit an den Tag legen. Umgekehrt können auch Eltern gegenüber ihren Kindern offen sein, wenn sie diesen vertrauen und nicht fürchten müssen, wie ein kleines Kind behandelt oder bevormundet zu werden.

Wenn Magdalene Weber aufgeregt ihre Tochter anruft, um ihr zu sagen, dass sie gestern auf der Bank war und Geld abgehoben hat, es heute aber partout nicht finden kann, und sie wollte doch so gerne in die Stadt gehen und dem Enkel das Geburtstagsgeschenk kaufen, dann spricht das für Offenheit und Vertrauen. Sie macht sich damit nämlich potenziell verletzlich. Ihre Tochter könnte sagen: «Was hast du jetzt schon wieder gemacht. Es wird immer schlimmer mit dir.» Oder: «Mutter, es geht einfach nicht mehr so weiter. Das ist jetzt schon das dritte Mal in diesem Monat, dass du dein Geld nicht findest. Du musst dich mal mehr zusammenreißen. Streng dich doch mal an und denke nach, wo du es hingelegt hast.» Oder die Tochter denkt: «Es geht nicht mehr so weiter. Die Mutter kann nicht mehr alleine leben. Es wäre besser, wenn sie in ein Heim zieht.» Solche Reaktionen der Tochter würde die Mutter als kränkend oder bedrohlich empfinden. Die Tatsache also, dass Magdalene Weber ihre Tochter anruft und ihr das Missgeschick «beichtet», spricht dafür, dass sie ihrer Tochter vertraut und auf Unterstützung hofft. Und, siehe da, die Tochter sagt: «Bleib ganz ruhig, Mutter. Ich komme gleich, und wir suchen zusammen. Wir werden es schon finden. Wenn nicht, leihe ich dir erst mal das Geld, und wenn wir deins wieder gefunden haben, kannst du mir es ja zurückgeben.» Obwohl die Tochter sich durchaus Sorgen macht, weil die Mutter so vergesslich wird, bleibt sie zunächst einmal gelassen, macht ihr keine Vorwürfe, sondern beruhigt sie und kann ihr dann wirklich eine Hilfe sein. Natürlich registriert sie die Probleme und will irgendwann einmal in Ruhe mit der Mutter darüber sprechen. Allerdings kann die Tochter auch deshalb so gelassen reagieren, weil sie als Rentnerin flexibler über ihre Zeit verfügen kann und genug Geld hat, um der Mutter etwas zu leihen. Ihr Verhalten trägt dazu bei, dass die Mutter wieder einmal die Erfahrung macht: Ich kann meiner Tochter vertrauen. Ich kann ihr ohne Bedenken offen von meinen Sorgen und Nöten berichten.

Offenheit und Vertrauen

Erwachsene Kinder fungieren für ihre Eltern häufig als Ansprechpartner und Vertrauensperson: Ca. 48 % der Eltern lassen sich von ihren erwachsenen Kindern beraten, 44 % erhalten Trost. Umgekehrt geben aber nur ca. 17 % der Jüngeren an, von ihren Eltern Rat zu erhalten, ca. 16 %, bei ihnen Trost zu finden (Szydlik, 2000). Fast die Hälfte der Eltern wenden sich also vertrauensvoll an ihre Kinder in der Hoffnung, Informationen, Entscheidungshilfen oder emotionale Entlastung zu bekommen, während das umgekehrt nur bei einem Sechstel der Kinder zutrifft.

Woran das liegt, darüber gibt es keine gesicherten Erkenntnisse. Allerdings können wir einige Vermutungen anstellen: Wahrscheinlich wenden sie sich zunächst lieber an ihre Partner oder Partnerinnen; vielleicht wollen sie auch nicht den Eindruck erwecken, sie kämen mit ihrem Alltagsleben nicht zurecht. Oder sie möchten gerade bei den Eltern keinen Rat und Trost suchen, weil sie sonst womöglich wieder in die Rolle des Hilfe suchenden Kindes schlüpfen würden. Und viele Erwachsene wollen einfach nicht, dass sich die Eltern ihretwegen Sorgen machen. Darüber hinaus existieren ungeschriebene gesellschaftliche Regeln, Normen, die unsere Offenheit als Erwachsene beeinflussen (Hinde, 1993). So teilen auch Erwachsene, die eine vertrauensvolle Beziehung zu ihren Eltern haben, eher etwas über ihre eigene Familie, z. B. die Enkelkinder, ihren Beruf, ihre Finanzen, ihre Erfolge mit als über ihre Liebesbeziehungen und ihr Sexualleben (Argyle, 1990).

Überhaupt ist die Eltern-Kind-Beziehung im Erwachsenenalter gerade dadurch geprägt, dass die Kinder die Intimität der Beziehung zu ihren Eltern einschränken. Fremden gegenüber können sich in dieser Zeit Beziehungen ganz anders entwickeln: Man öffnet sich, erzählt etwas von sich, wartet ab, ob der andere etwas von sich preisgibt, worauf man selbst wieder ein Stück mehr von sich enthüllen kann und so fort. Mit dieser wechselseitigen Offenheit steigt auch die Nähe und Intimität der Beziehung. Anders die Entwicklung bei Erwachsenen und ihren Eltern: Zunächst wissen Eltern sehr viel über ihre Kinder, die Kinder eher wenig über die Eltern, auch wenn sie mehr Privates über ihre Eltern erfahren als Außenstehende. Andererseits kontrollieren die meisten Eltern sehr genau, was sie ihren Kindern anvertrauen und zumuten wollen. Beide Generationen wissen also zunächst einmal Privates über sich, die Eltern aber sehr viel mehr über die Kinder. Je älter die Kinder werden, umso mehr Erfahrungen und Erlebnisse werden sie für sich behalten. Ein Merkmal der Beziehungen zwischen Erwachsenen und ihren Eltern in unserer Kultur ist eben, dass von Seiten der Kinder die Intimität und Offenheit abnimmt, während die Eltern nun eher etwas über ihre Befindlichkeit, ihre Hoffnungen, Probleme oder auch Informationen zu ihrer Vergangenheit preisgeben. Beide Seiten nehmen sich in der Regel mehr und mehr als individuelle Erwachsene wahr mit eigenen Besonderheiten, unterschiedlichen Bedürfnissen und Grenzen, mit Stärken, aber auch mit Fehlern und Schwächen. Dadurch müssen sich neue Formen von Nähe und Distanz entwickeln. Für manche Erwachsene kann es eher schockierend sein festzustellen, dass ihre Eltern auch «nur Menschen sind» und z. B. Angst vor dem Arztbesuch haben, weil sie eine bedrohliche Diagnose erfahren könnten. Oder sie sind enttäuscht darüber, dass Mama und Papa ihnen nicht mehr dauernd unter die Arme greifen wollen.

So war Yvonne Reichel «ziemlich sauer, enttäuscht und wütend», dass sich ihre Eltern nach Eintritt in den Ruhestand eine Wohnung in Spanien kauften, um das wärmere Wetter zu genießen und sich noch ein paar schöne Jahre zu gönnen. Sie fühlte sich mit Mann und Kind in Deutschland allein gelassen, ohne ihre geliebten Eltern, auf die sie immer hatte zurückgreifen können, wenn sie einen Babysitter brauchte oder handwerkliche Hilfe. Die Eltern erschienen plötzlich als Menschen mit eigenen Bedürfnissen, die sogar die Enttäuschung ihrer Tochter in Kauf nahmen, um sich ihren Traum zu erfüllen.

Oft gehen die Abgrenzungen von den Kindern aus, in der Regel müssen aber beide Seiten lernen, sich als Erwachsene mit einem Eigenleben zu begreifen. Die Eltern hören meistens auf, die Angelegenheiten ihrer Kinder zu bestimmen, auch wenn ihnen dies manchmal schwer fällt und es Streit gibt, falls sie «rückfällig» werden. Umgekehrt würden sie auch nicht wollen, dass ihre Kinder ihnen Vorschriften machen. Auf dieser Grundlage kann ein neues Gleichgewicht von Nähe und Distanz und damit eine neue Form von Vertrautheit, Vertrauen und Intimität erarbeitet werden, die weiterhin ein Gefühl der Sicherheit und Zugehörigkeit beinhaltet, ein Gefühl, dass sich jemand um mich kümmert, wenn ich es brauche, sich für mein Wohlergehen interessiert und mich wertschätzt, ohne dass über alles und jedes geredet wird (Fingerman, 2000).

In der Tendenz treffen diese Aussagen auch auf Erwachsene mit unsicher-ambivalentem und vermeidendem Bindungsstil zu, mit einem großen Unterschied: Sie können in der Regel ihren Eltern nicht so vertrauen wie Sicher-Gebundene. Während unsicher-ambivalent gebundene Menschen eher die Nähe zu den Eltern suchen, vielleicht sogar mehr, als ihnen gut tut (s. das Beispiel von Frau Pohl, S. 23 f.), aber nicht die Sicherheit und Anerkennung finden, die sie brauchen und andererseits auch wieder mit Streit und Forderungen reagieren können, ist es ja gerade ein Merkmal von vermeidenden Menschen, dass sie keine engen, intimen, vertrauten Beziehungen vor allem nicht zu dem an diesem Bindungsstil beteiligten Elternteil eingehen wollen. Dieser Elternteil seinerseits wird vermutlich auch keine enge, vertrauensvolle Beziehung anstreben.

Es kann auch sein, dass sich in verschiedenen Lebensphasen die Bindungsstile unterschiedlich deutlich auswirken: Während vermeidende Menschen zu «normalen» Zeiten vielleicht einen ritualisierten Kontakt zu den Eltern pflegen, können sie Besuche und Telefonate in Stresssituationen abwehren. Gerade dann, wenn Unterstützung und Vertrauen besonders nötig wären, wollen sie auf keinen Fall über die Belastung reden, weil die Furchtsam-Vermeidenden Angst davor haben, dass Vater oder Mutter ihnen schaden wird, oder weil die Ablehnend-Vermeidenden überzeugt sind, dass sie niemanden brauchen. In diesen Beziehungen sind also wechselseitiges Vertrauen und Offenheit erheblich eingeschränkt.

Dass freiwillige oder unfreiwillige Offenheit der Mutter auch von einem Kind bestraft werden kann, musste Anna Czyslak erfahren. Sie hatte lange Jahre in Deutschland gearbeitet und über Jahrzehnte Geld für ihre in Polen verbliebenen Verwandten abgezweigt. Im Alter, mit einer kleinen Rente und ohne weitere Ersparnisse, war sie auf staatliche Unterstützung angewiesen. Lange weigerte sie sich, Sozialhilfe zu beantragen, da hierbei die Einkünfte der Kinder mitberücksichtigt werden. Als es nicht mehr anders ging, stellte sich prompt heraus, dass ihre in Deutschland lebende Tochter zum Unterhalt der Mutter beitragen musste, was Frau Czyslak sehr unangenehm war. Aus Verärgerung über die finanzielle Belastung brach die Tochter die Beziehung zur Mutter ab, ein gravierender Schritt, der nur selten vorkommt. Frau Czyslak ist darüber manchmal traurig.

Seit 2003 erhält die Mutter Grundsicherung (eine Form staatlicher Unterstützung), was bedeutet, dass das Einkommen der Tochter in diesem Fall unberücksichtigt bleibt. Frau Czyslak will aber ihre Tochter auf keinen Fall anrufen oder sonst irgendwie Kontakt zu ihr aufnehmen. Sie will auch keine anderen Personen einschalten und meint, sie komme schon alleine zurecht, sie brauche niemanden, sie habe schon immer alleine für sich sorgen müssen. Auf diese Weise schützt sie sich auch vor weiteren verletzenden Erfahrungen.

Verstehen

Wenn wir offen sind, dann in der Regel, weil wir hoffen, dass uns unser Gegenüber versteht. Allerdings kündigt sich das Erwachsen-Werden in vielen Familien durch Nicht-Verstehen an. Wenn z. B. ein Jugendlicher sagt: «Du verstehst mich nicht», ist dies oft der mehr oder weniger bewusste Anfang seiner «Abnabelung» von den Eltern und seines Eigenlebens. Ist damit das wechselseitige Verstehen beendet?

Betrachten wir zunächst einmal, was «Verstehen» heißt. Verstehen bedeutet zum einen, dass ich die Äußerungen des anderen, das, was er sagt oder tut, erfassen kann, den Sinn, den er seinem Reden und Handeln zugrunde legt. Meist können Eltern und jüngere Kinder ihre Äußerungen ziemlich gut entschlüsseln. Je unterschiedlicher aber Eltern und Kinder in ihren Persönlichkeiten sind und je mehr ihre Erfahrungen auseinander gehen, umso mehr Situationen kann es geben, in denen man sich nicht versteht, in denen der Gesichtsausdruck, die Körperhaltung, die Kleidung, die Worte für Jugendliche und junge Erwachsene eine andere Bedeutung haben als für ihre Eltern. Ich weiß noch gut, wie irritiert ich auf das Wort «geil» reagierte, mit dem – wie ich dann herausfand – Jugendliche ausdrücken, dass sie (in meiner Sprache) etwas besonders toll finden. Mein Sohn und seine Freunde fanden es aber ausgesprochen merkwürdig, wenn ich offen und auf der Höhe der Zeit erscheinen wollte und meinerseits Worte aus ihrem Sprachgebrauch benutzte. Umgekehrt können Eltern und erwachsene Kinder sehr genau spüren, wenn die jeweils andere Seite ihre Gedanken oder Gefühle verbergen möchte: Ein häufiger Konfliktfall ist die Frage, ob wir Weihnachten bei unseren Eltern verbringen wollen oder sollen.

Viele Erwachsene vermeiden aber die klare Aussage: Ich möchte lieber mit meinem Partner und mit Freunden bei mir zu Hause feiern, weil sie ihre Eltern nicht verletzen oder eine Auseinandersetzung mit ihnen vermeiden wollen. Eltern können dann etwa am Tonfall bemerken, dass etwas nicht stimmt. Da Körpersprache nicht eindeutig ist, wissen sie nicht, was das Problem ist. Erklären die Kinder nun, sie seien müde und überarbeitet, scheint dies den Eltern vielleicht plausibel. Das Problem «Weihnachten» ruht dann bis zum nächsten Jahr, kann jedoch so nicht gelöst werden, weil die Kinder sich nicht verständlich machen und die Eltern deren Äußerungen nicht richtig interpretieren können.

Verstehen setzt also voraus, dass man die verbalen und nichtverbalen Äußerungen des anderen möglichst so interpretiert, wie sie gemeint waren. Verstehen kann jedoch darüber hinaus auch bedeuten, dass man sich in die Lage des anderen Menschen hineinversetzt und seine Gefühle mitempfindet. Mitempfinden meint dabei nicht, dass ich genau das fühle, was der andere empfindet. Dies ist nicht möglich, weil der andere ein anderer ist, selbst wenn es sich um meinen Vater, meine Mutter oder mein erwachsenes Kind handelt, selbst wenn ich meine, dass ich den anderen sehr gut kenne. Mitempfinden meint, dass ich versuche, mich den Gefühlen des anderen anzunähern. Dass ich ahne, wie ich empfinden würde, wenn ich in seiner Lage wäre.

Dieses mitfühlende Verstehen setzt also voraus, dass ich mir meiner selbst bewusst, eine eigenständige Persönlichkeit bin. Dadurch kann ich mich meinem Kind, meinem Vater oder meiner Mutter innerlich annähern, gleichzeitig kann ich diesen Menschen eher so wahrnehmen, wie er wirklich ist. Man kann dann Seiten an seinen Eltern entdecken, die man früher nicht gesehen hat: Z.B. erkennen, dass die Mutter Angst davor hat, was sein wird, wenn sie ihr eigenes Alltagsleben nicht mehr selbst regeln kann oder wenn sie ihrer Vermieterin gegenüber ihre Interessen wahren muss. Oder man stellt überrascht fest, dass die Mutter eine unternehmungslustige Autofahrerin ist, die dem Vater zuliebe diese Neigungen bei sich immer unterdrückt hatte. Umgekehrt kann man auch an seinen Kindern überraschend neue Seiten erkennen. Dass z.B. der Sohn, der früher die Nacht zum Tag machte und zahlreiche Freundinnen hatte, nicht geheiratet hat, weil er von der Schwiegertochter «eingefangen» wurde, sondern weil er seine Frau liebt und offenbar selbst ein großes Bedürfnis nach eigener Familie und familiärer Geborgenheit hat.

Es ist also sehr wichtig sich klarzumachen, was «Verstehen» bedeutet. Dass «Verstehen» sowohl meint, den Sinn, den der andere in seine Äußerungen legt, zu erfassen, als auch mitzufühlen. Dass beides aber eine gewisse Abgrenzung von der anderen Person mit einschließt, man sich selbst beim mitfühlenden Verstehen als eigenständige Persönlichkeit erlebt (Trommsdorf und Friedlmeyer, 1999). Gerade zwischen Eltern und ihren erwachsenen Kindern besteht die Gefahr, unhinterfragt zu glauben, man wisse schon, was der andere will oder braucht, schließlich kenne man sich lang genug. Dabei unterstellt man dem anderen die eigenen Bedürfnisse. Sätzen wie «Ich will doch nur dein Bestes» liegt häufig dieses Missverständnis zugrunde. Wenn Eltern z. B. zu wissen glauben, welcher Partner für ihre Tochter der richtige sei oder welchen Beruf sie ergreifen solle, können diese Vorstellungen durchaus die Wünsche der Eltern und nicht die Bedürfnisse der Kinder widerspiegeln. Das fällt gerade auch bei Eltern auf, die sich (zu) sehr mit ihren Kindern identifizieren und wollen, dass die Kinder den Lebensentwürfen entsprechen, die sie für diese ersonnen haben. Wenn die Kinder dann ihre eigenen Wege gehen, sind die Eltern enttäuscht. Haben die Kinder Probleme, kann eine Überidentifikation dazu führen, dass die Eltern ebenfalls leiden oder sich Sorgen machen und selbst schlecht helfen können. Sie brauchen dann auch jemanden, der sie unterstützt. Eventuell vergessen sie dabei ihre eigenen Bedürfnisse sowie die Möglichkeiten, die sie haben, und greifen vielleicht zu Lösungen, die ihrem Kind langfristig eher schaden. Wenn erwachsene Kinder z. B. immer wieder durch eigenes Zutun in finanzielle Schwierigkeiten geraten und die Eltern aus Mitgefühl diesem Kind jedes Mal Geld zustecken, tragen sie auf die Dauer wahrscheinlich dazu bei, dass das Kind nicht lernt, die Verantwortung für sein Tun voll zu übernehmen. Umgekehrt erlebe ich auch Erwachsene, die unterstellen, sie wüssten besser als die Eltern selbst, was für diese gut sei. Ich beobachte dies vor allen Dingen, wenn Eltern zunehmend Unterstützung brauchen. Kinder versuchen dann gelegentlich, den Eltern wohlmeinend Hilfen nahe zu bringen, die diese gar nicht wollen. Sie fühlen sich ja häufig verantwortlich und herausgefordert, die Problemlage zu beheben, um den Eltern zu helfen, aber auch, um die für sie dadurch entstehenden Belastungen meistern zu können. Dabei übersehen sie leicht, dass die Art, wie sie die Situation lösen und was sie als Lösung betrachten, die ihre ist und nicht die ihrer Eltern.

Manchmal scheint es mir also sinnvoll, nicht gleich zu unterstellen, man wisse schon, was Vater, Mutter oder das erwachsene Kind brauchen. Besser ist, von Zeit zu Zeit innezuhalten, nachzufragen, zu versuchen, einmal auch die Sichtweise des anderen einzunehmen, mitzufühlen, um den anderen wirklich zu verstehen. Ich glaube, dass man dem anderen dann auch leichter helfen und ihm innerlich näher sein kann. Gleichzeitig kann man die eigene Position besser erkennen, die sich ja manchmal durchaus von der des anderen unterscheidet.

Offenheit, Vertrauen und Verstehen sind in der Regel angenehme Seiten der Beziehung zwischen Erwachsenen und ihren Eltern. Durch Offenheit können sich Erwachsene und ihre Eltern näher kommen. Erst Offenheit ermöglicht Verstehen. Sie kann zu einer Intensivierung der Beziehung und der gegenseitigen Zuneigung und Liebe beitragen. In den meisten Beziehungen – selbst wenn sie sehr eng, voll wechselseitigem Vertrauen, Verstehen und wechselseitiger Liebe sind – gibt es aber auch weniger gute Tage. Es existieren Probleme, Sorgen, Konflikte.

5. Sorgen und Konflikte

Auch wenn Offenheit eine Voraussetzung dafür ist, dass man den anderen versteht, ist dies kein automatischer Prozess. Offenheit und sogar Verstehen können dazu führen, dass man Belastendes vom anderen erfährt. So mögen Eltern jüngerer Erwachsener trauern, wenn ihre Kinder von zu Hause ausziehen, aber viele sind gleichzeitig erleichtert, dass sie nicht mehr so viele Dinge von ihren Kindern mitbekommen, die sie belasten, an denen sie aber nichts ändern können. «Es ist besser, wenn man nicht immer alles weiß» – dieses Gefühl kennen die meisten Eltern. Offenheit – manchmal natürlich auch Nicht-Wissen – kann also dazu beitragen, dass man sich Sorgen um den anderen macht. Das trifft auf 10% der Erwachsenen zu, die nicht mit ihren Eltern zusammenleben. Genauso hoch ist auch der Anteil der Eltern, die sich Sorgen um ihre erwachsenen Kinder machen (Szydlik, 2000), und zwar aus unterschiedlichen Gründen: ob die Kinder nach der Ausbildung eine Arbeit finden, ob sie ihre Ehekrise überwinden können, der künftige Schwiegersohn wirklich der richtige Mann für die Tochter ist, der Enkelsohn womöglich in schlechte Gesellschaft gerät. Vor allem Mütter erleben Erfüllung dadurch, dass die Kinder ihr Leben meistern. Gelingt das nur unter Schwierigkeiten, empfinden sie dies als persönliches Versagen. Sie können sich oft nicht auf ihr eigenes Leben konzentrieren, solange die Kinder nicht selbständig und einigermaßen erfolgreich durchs Leben gehen. Vater und Mutter können es als persönliches Versagen bei der Erziehung erleben, wenn ihr erwachsenes Kind unselbständig ist. Ist ein erwachsenes Kind behindert oder psychisch krank, so kann dies zu Beeinträchtigungen im Wohlbefinden der Eltern führen, die über alltägliche Sorgen hinausgehen. Ein Teil der Eltern reagiert darauf mit chronischer Trauer und Stress, mit Angst und Depressionen (Pillemer und Suitor, 1991). Auch Erwachsene sorgen sich wegen ihrer Eltern: ob die Mutter nach dem Krankenhausaufenthalt weiter selbständig in ihrer Wohnung leben kann, ob der Vater mit seiner Sehschwäche noch in der Lage ist, Auto zu fahren, warum die Mutter nicht zum Arzt geht, obwohl sie dauernd über Schmerzen klagt.

Sorgen

Sorgen hat zunächst einmal jeder Mensch für sich, auch wenn es sich um Sorgen wegen der Eltern oder der Kinder handelt. Sie rauben uns den Schlaf, drängen sich in unser Bewusstsein und beschäftigen unser Denken, ängstigen uns. Sie können zwar durch die Beziehung hervorgerufen werden, wenn man sie aber dem anderen nicht mitteilt, dann weiß er nichts davon. Viele Eltern und viele Kinder machen sich zwar Sorgen, behalten sie aber für sich, weil sie damit nicht die Beziehung oder den anderen belasten wollen. Manchmal spricht man darüber auch lieber mit einer anderen vertrauten Person, einer Freundin oder einem Freund, um sein Herz auszuschütten, Trost oder Rat zu bekommen. Da Sorgen unangenehm und belastend sind, möchten die meisten Menschen sie los werden. Dabei hilft es wenig, sich in dieses Gefühl hineinzusteigern und sich unentwegt damit zu befassen. Genauso wenig nützt es, die Sorgen zu verleugnen und so zu tun, als sei alles in Ordnung. Welche Strategie sinnvoll ist, hängt von der Art der Beziehung, den Personen und ihrer momentanen Befindlichkeit, dem Problem und der zwischen den Beteiligten üblichen Art des Umgangs miteinander ab. Oft führt kein Weg daran vorbei, mit den Eltern oder dem erwachsenen Kind zu reden. Das kann zum Erfolg führen, wenn der Betreffenden das Problem ebenfalls bewusst ist und beide Seiten damit kooperativ umgehen können. Es kann allerdings auch passieren, dass die Tochter mit ihren Ehekonflikten allein fertig werden will oder nicht versteht, wo die Eltern das Problem sehen. Oder der Vater sich die Einmischung in seine persönlichen Angelegenheiten verbittet und sich bevormundet fühlt. Ganz sicher haben Sorgen aber immer mit der Sichtweise der Person zu tun, die sich die Sorgen macht. Deshalb halte ich es für sinnvoll, mit jemandem – sei es der betreffenden Person oder einem vertrauten Menschen – zu reden. Auf diese Weise kann man sich zumindest etwas Erleichterung verschaffen, von jemand anderem eine Rückmeldung über die eigene Sichtweise und damit vielleicht auch ein Korrektiv erlangen: ob man vielleicht zu wenig Zutrauen in die Konfliktfähigkeit der Tochter hat, ob andere ähnliche Erfahrungen mit ihrer Mutter machen. Man kann so die eigenen Erwartungen reduzieren oder lockerer damit umgehen, dass die Mutter dreimal am Tag anruft, weil sie vergessen hat, ob morgen der Arzttermin ist und wann er ist. Ich kann also Sorgen als Belastungen betrachten und mindestens eine von beiden Bewältigungsstrategien einschlagen: das Problem selbst angehen oder an den eigenen Gedanken und Gefühlen arbeiten, um mit den Sorgen gelassener umgehen zu können.

Konflikte

Während Sorgen zunächst einmal nur mir selbst Probleme bereiten, können sie sich in dem Augenblick zum handfesten Konflikt auswachsen, in dem ich sie der Person mitteile, um die ich mich sorge: Wenn nämlich dieser Mensch unsere Vorstellungen nicht teilt, wir aber auf unserer Sichtweise beharren. Grundsätzlich bedeutet ein Konflikt, dass zwei Elemente gleichzeitig vorhanden, gegensätzlich oder unvereinbar sind und sich für die beteiligten Personen daraus bestimmte widersprüchliche Handlungstendenzen ergeben (Werpers, 1999). Bei diesen Elementen kann es sich um Gedanken handeln, um Gefühle, Handlungsweisen, Wünsche, Absichten, Werte und Ähnliches. Wenn Irma Lederer meint, ihre 25-jährige Tochter Kathi solle zügig studieren, um bald fertig zu werden und eine Arbeit zu finden, Kathi sich zur Zeit aber nicht im Klaren darüber ist, ob sie vielleicht abbrechen und lieber eine praktische Ausbildung machen sollte, dann liegt ein Konflikt vor. Dieser kann offen ausgetragen werden: Sie teilen sich ihre unterschiedlichen Sichtweisen mit. Oder verdeckt: Sie sprechen nicht darüber. Frau Lederer «nörgelt» (wie Kathi empfindet) stattdessen an ihrer Tochter herum, fragt bei jeder Gelegenheit nach, wie weit sie mit dem Studium jetzt sei, welche Leistungen sie noch erbringen müsse, dass sie ihr nach dem 27. Lebensjahr keinen Unterhalt mehr zahlen werde. Kathi ihrerseits wird immer wortkarger, kommt kaum noch nach Hause und ruft auch nur selten an. Anders sieht die Situation bei ungleichzeitiger Konfliktlage aus: Hat sich Frau Lederer über das ihrer Meinung nach fehlende Engagement von Kathi vor zehn Jahren aufgeregt, heute aber damit abgefunden, dann gibt es auch keinen Anlass mehr für eine Auseinandersetzung.

Konflikte kommen in den besten Familien vor. Überall, wo erwachsene Menschen miteinander zu tun haben, treten aufgrund ihrer Verschiedenheit, ihrer individuellen Persönlichkeit gegensätzliche Vorstellungen, Interessen, Meinungen auf. Obwohl sich viele Menschen wünschen, ohne Konflikte zu leben, ist die Konsequenz daraus schier unerträglich: Sie würde nämlich bedeuten, bei Interessengegensätzen immer den anderen zuzustimmen und sich nach ihren Vorschlägen zu richten. Damit würde ich meine eigene Identität, die Vorstellung davon, wer ich bin, verlieren. Konflikte gehören also zum Leben, da Menschen auf diese Weise auch ihre Identität wahren und sich von anderen abgrenzen. Manche dieser Konflikte dauern nur kurz und lassen sich schnell klären. Andere bestehen so lange, wie sich an der auslösenden Situation nichts ändert. Wieder andere lassen sich kaum lösen, vor allem solche, die tief in den beteiligten Personen verwurzelte Ursachen haben. So neigen Menschen mit unsicher-ambivalentem Bindungsstil zu großer Nähe, aber auch zu Auseinandersetzungen mit anderen, weil die Nähe ihre Bedürfnisse nach Sicherheit und Geborgenheit nicht befriedigt und stattdessen Angst hervorruft.

Über die Häufigkeit von Konflikten zwischen Erwachsenen und ihren Eltern liegen unterschiedliche Zahlen vor. Dies mag daran liegen, dass sich Menschen unter der Frage «Hatten Sie in den letzten drei Jahren Konflikte mit einem Ihrer Kinder?» bzw. «Hatten Sie in den letzten drei Jahren Konflikte mit Ihrem Vater oder Ihrer

Mutter?» höchst Unterschiedliches vorstellen. Jedenfalls gaben in einer Untersuchung 8 % der befragten erwachsenen Kinder, die nicht mit den Eltern zusammenleben, und ebenso viele Eltern an, dass sie aktuell einen Konflikt mit einem Mitglied der jeweils anderen Generation haben (Szydlik, 2000). Von diesen streiten sich 30 % häufig, 36 % gehen sich aus dem Weg und 27 % haben den Kontakt abgebrochen. Dabei handelt es sich um eine Momentaufnahme aktueller Konflikte zwischen den Beteiligten. Die Zahlen sagen nichts über mögliche Konflikte zu einem anderen Zeitpunkt aus. In einer Untersuchung von Suitor und Pillemer (1991) wurden nur Eltern, die mit ihren Kindern zusammenwohnen, interviewt. Zwei Drittel von ihnen hatten keine, 28 % berichteten über zwei oder drei Meinungsverschiedenheiten mit ihren Kindern. Je älter die Eltern sind, umso weniger geben sie an, Konflikte mit ihren Kindern zu haben. Möglich, dass mit höherem Alter Konflikte wirklich seltener vorkommen. Wahrscheinlicher ist aber, dass ältere Eltern eher den Eindruck haben, es sei gesellschaftlich nicht gut angesehen, Konflikte mit den Kindern zu haben. Sie wollen dann lieber nicht darüber sprechen. Dieser Schluss liegt nahe, weil sie insgesamt eine Tendenz hatten, ihre Antworten zu beschönigen und die Beziehung als harmonisch darzustellen. Eine dritte Untersuchung von Clarke u. a. (1999) möchte ich noch anführen. Hier gaben jeweils zwei Drittel der befragten Eltern und erwachsenen Kinder – also wesentlich mehr als in den beiden anderen Untersuchungen – an, mit der anderen Generation Konflikte zu haben. Dies mag zum einen daran liegen, dass allgemein nach Konflikten gefragt wurde und nicht nach einem aktuellen Konflikt. Zum anderen hatten die Autoren den Eindruck, dass viele der Befragten die Gelegenheit, die das Interview bot, nutzten, um ihre Probleme mit der anderen Generation äußern zu können.

Konflikte zwischen Generationen in der Familie

Die Themen, an denen sich Konflikte festmachen, sind zwar für beide Generationen ähnlich, werden von ihnen aber etwas unterschiedlich gewichtet (Clarke u. a., 1999):

So werden von der älteren Generation am häufigsten persönliche Gewohnheiten und der Lebensstil der jüngeren als Problem genannt, dies wird allerdings auch von den erwachsenen Kindern an ihren Eltern relativ oft moniert. Dabei kann es sich z. B. um unterschiedliches Konsumverhalten handeln, wenn etwa die Tochter und ihre Familie jedes Jahr teure Urlaube buchen und sich dafür immer wieder verschulden. Allerdings sind nicht in jedem Fall die Eltern die Sparsamen. Erika Buchholz z. B. legt großen Wert auf Äußerlichkeiten, Besitz und Ansehen. Mit ihren 82 Jahren ist sie trotz ihrer geringen Rente eine gepflegte Erscheinung. Als vor Jahren ihre Tochter heiraten wollte, freute sie sich auf eine große Hochzeit in einem noblen Ambiente. Die Tochter jedoch hatte völlig andere Vorstellungen. Sie wollte in einem bescheidenen Rahmen heiraten. Ihr und ihrem zukünftigen Mann waren Glanz und Glamour nicht wichtig, sondern die religiöse Bedeutung des Festes und eine gute Atmosphäre. Sie suchten eine kleine Kirche aus und für das Fest das Dorfgemeinschaftshaus, die Gäste sollten die Speisen mitbringen, für Getränke, Musik und Tanz wollte das Brautpaar sorgen. Frau Buchholz war über diese Planung so entsetzt, dass sie nicht teilnahm und den Kontakt zu ihrer Tochter abbrach.

Ein zusätzliches Problem kann auftreten, wenn sich Angehörige in materiellen Dingen gegenseitig unterstützen möchten, dies aber für die gebende Partei zu einer Belastung wird.

Fragen des Lebensstils können auch die Partnerschaft und Sexualmoral der anderen Generation betreffen. Meinungsverschiedenheiten können sich dann darauf beziehen, dass die Tochter häufig neue Freunde hat oder der Vater sich in den Augen der Kinder von der dominanten Mutter unterdrücken lässt. Auch der nachlässige Umgang mit der eigenen Gesundheit durch Rauchen, Alkohol- oder Drogenmissbrauch, ungesunde Ernährung oder starkes Übergewicht kann zu Konflikten führen.

Von den erwachsenen Kindern wird am häufigsten der Kommunikations- und Umgangsstil moniert, aber auch Eltern beklagen sich oft darüber. Hier geht es vor allen Dingen um so genannte Ein-Weg-Kommunikation, wenn der Vater z. B. viel redet, aber im Wesentlichen nur seine eigene Meinung gelten lässt. Ein zufälliger Beobachter könnte denken, dass Vater und Kinder viel miteinander reden, tatsächlich gibt es aber kein wirkliches Verstehen. So ist es durchaus möglich, dass sich Eltern oder erwachsene Kinder einsam fühlen, obwohl sie häufig Kontakt miteinander haben, weil dieser nicht ihren Erwartungen oder Bedürfnissen entspricht (Wenger u. a., 1996). Erst recht kann fehlender Kontakt zwischen den Generationen ein Gefühl von Verlassenheit und Entfremdung hervorrufen, unter dem nicht nur alte Eltern, sondern auch erwachsene Kinder leiden. Auch die Tatsache, «nie ein liebes Wort» zu hören – wie die 85-jährige Elisabeth Huse es formuliert –, kann zu Konflikten führen.

Weitere Konfliktthemen sind die Kindererziehung, religiöse, politische und ideologische Meinungsverschiedenheiten, die Einstellung zur Arbeit und die Ansprüche an eine ordentliche Haushaltsführung. Letztere tauchen vor allem dann auf, wenn Eltern und Kinder zusammenleben, und betreffen in erster Linie das Verhältnis zwischen Müttern und Töchtern. Kinder haben damit dann Probleme, wenn Eltern zur eigenständigen Haushaltsführung nicht mehr richtig in der Lage sind, aber Unterstützung ablehnen.

Alltäglicher Umgang mit Konflikten

Gleichgültig, wie gravierend Konflikte sind, sie werden in der Regel von den Betroffenen als Belastung erlebt und beeinträchtigen das physische und psychische Wohlbefinden. Sie können die Beziehung insgesamt verschlechtern und die Bereitschaft zur wechselseitigen Unterstützung vermindern. Die meisten Eltern und Kinder wünschen sich eine befriedigende Beziehung ohne Stress und Konflikte (Clarke u.a., 1999). Wir wissen jedoch bereits, dass dies nicht möglich ist, wenn erwachsene Menschen mit einer jeweils eigenständigen Persönlichkeit miteinander zu tun haben. Die Frage lautet dann also nicht: «Wie kann ich die Beziehung zu meinen Eltern bzw. zu meinen erwachsenen Kindern konfliktfrei gestalten?», sondern: «Wie können wir mit gelegentlich auftretenden Konflikten ‹zivil› umgehen, also so, dass niemand verletzt wird; wie können wir Konflikte eingrenzen, und wie können wir sie so lösen, dass beide Seiten mit dem Ergebnis leben können?»

Betrachten wir zunächst einmal, wie Menschen im Alltag üblicherweise mit Konflikten umgehen:

- Manche äußern offen, welche Probleme sie sehen und welche Gefühle sie damit verbinden, andere versuchen, dies eher zu verbergen. Die offene Äußerung hat den Vorteil, dass ich «aus meinem Herzen keine Mördergrube» mache, dass wir es oft als Erleichterung empfinden, wenn wir Gedanken und Gefühle äußern können, die uns belasten. Zu viel Offenheit kann jedoch uns selbst schaden, wenn wir z.B. etwas sagen, was wir später bereuen, oder uns in einer Art und Weise aufführen, die uns später peinlich ist.

Zu viel Offenheit kann darüber hinaus den anderen verletzen. Aber auch die verdeckte Konfliktaustragung hat ihre negativen Seiten: Sage ich nicht deutlich, worum es mir geht, sondern mache nur gelegentlich spitze Bemerkungen, zeige einen beleidigten oder traurigen Gesichtsausdruck oder beklage mich nur bei Dritten, dann führt dies wahrscheinlich dazu, dass die Stimmung sich verschlechtert, aber die anderen nicht wissen, warum. Zu Lösungen führt dieses Verhalten in der Regel nicht.

- Konflikte können direkt im Hinblick auf das sie verursachende Problem und mit der Person ausgetragen werden, die sie betreffen. Sie können auch auf ein anderes Problem bzw. eine andere Person verschoben werden. Wenn die Mutter z. B. über die Schwiegertochter verärgert ist, aber nicht diese, sondern den Enkel heftig kritisiert, dann spricht man von einem «verschobenen» Konflikt. Wie man leicht erkennen kann, fühlt sich dann der Enkel zu Unrecht getadelt und wird vermutlich «sauer» auf die Oma. Die Schwiegertochter und der Sohn nehmen womöglich ihren Sohn in Schutz und ärgern sich über die Mutter. Geklärt werden kann nichts, da die Schwiegertochter ja nicht weiß, dass und warum sie der Stein des Anstoßes war.
- Manchmal versuchen wir, Konflikte auf friedlichem Wege zu lösen, manchmal werden wir aggressiv. Aggression und Ärger treten vor allem dann auf, wenn wir daran gehindert werden, unser Ziel zu erreichen oder unser Bedürfnis zu befriedigen. Auch Drohungen sind eine (verbale) Aggression. Aggressive Formen der Konfliktaustragung sind in der Regel nicht günstig, weil sie Gegenreaktionen provozieren und zu Misstrauen beim Kontrahenten führen, was die weitere Konfliktaustragung noch mehr belastet.
- Eine weitere Alltagsstrategie ist, den Konflikt zu personifizieren, d. h., die Ursache des Konflikts in der Persönlichkeit des anderen zu sehen. Wenn die Tochter z. B. meint: Weil der Vater so starrsinnig ist und alle professionellen Hilfsdienste ablehnt, kann kein geeigneter Weg gefunden werden, wie er bei der Haushaltsführung unterstützt werden könnte. Da wir die Welt in erster Linie aus unserer Perspektive betrachten, tendieren wir dazu, die Ursache von Problemen in der Persönlichkeit anderer zu sehen. Haben wir selbst Schwierigkeiten, sehen wir die Ursache oft eher in äußeren Umständen und nicht in uns selbst. Meistens sind an Konflikten aber mehrere Ursachen beteiligt. Schiebt man die Schuld für den

Konflikt nur auf die Persönlichkeit des anderen, hat man fast keine Möglichkeit mehr, ihn zu lösen. Der Weg: «Dann muss eben er oder sie sich ändern!» ist nämlich ebenso simpel wie unpraktikabel. Wie sollte denn der Vater seine Ängste abbauen, die dazu führen, dass er sich so starrsinnig verhält, wenn er nicht einmal weiß, dass er sie hat?

- Konflikte können auch eingegrenzt oder ausgeweitet werden. Eingegrenzt meint, dass der Konflikt auf die ursprünglich direkt Beteiligten begrenzt bleibt und auf die ursprüngliche konkrete Situation, in der er auftrat. Für eine Ausweitung des Konflikts gibt es viele Möglichkeiten: Die konkrete Situation kann z.B. verallgemeinert werden: Man sagt dann nicht: «Du warst heute Morgen unfreundlich zu mir, das hat mich verletzt», sondern: «Du bist morgens immer so unfreundlich, kannst du dir das nicht abgewöhnen?» Hier wird zusätzlich noch das unfreundliche Verhalten zu einer Persönlichkeitseigenschaft uminterpretiert, was, wie wir am Beispiel der Personifizierung gesehen haben, Lösungen sehr schwierig macht. Von einer einzelnen Person kann auch auf die ganze Familie verallgemeinert werden: «Du warst heute so unfreundlich zu mir. Typisch, wie eure ganze Familie» – schon hat man statt eines klärenden Gesprächs möglicherweise eine Familienfehde heraufbeschworen. Wie man leicht nachvollziehen kann, lassen sich ausgeweitete Konflikte viel schlechter wieder in den Griff bekommen als eingegrenzte.
- Manchmal versucht auch ein Konfliktbeteiligter zu dominieren, d. h. nur seine Interessen zu berücksichtigen und durchzusetzen. Dies mag zwar angemessen sein, wenn in einer Notsituationen einmal schnell eine Entscheidung zu treffen ist, um größere Probleme abzuwenden. In der Regel ist das aber keine Strategie für stabile, langfristige Lösungen. An Konflikten sind immer mindestens zwei Personen beteiligt. Sie müssen sich in der Lösung wiederfinden, dann können sie auch mit ihr leben. Werden die Interessen eines Beteiligten unterdrückt, entsteht daraus möglicherweise ein weiterer Konflikt.
- Umgekehrt kann einer der Konfliktbeteiligten über Gebühr nachgiebig sein und die Interessen der anderen Partei völlig akzeptieren. Auch das läuft entweder darauf hinaus, dass diese Person ihre eigenen Bedürfnisse unterdrückt und damit auf die Dauer vermutlich schlecht leben kann, oder sie versucht, mit ihrem

Entgegenkommen den anderen zu verpflichten, in späteren Entscheidungen auf ihrer Seite zu stehen. So schränken sich Eltern vielleicht materiell ein, um ihre Kindern großzügig finanziell zu unterstützen, in der unausgesprochenen Hoffnung, dass sie diese dadurch stärker gefühlsmäßig an sich binden können (Delhees, 1979; Werpers, 1999).

- Am günstigsten hat sich eine kooperative Konfliktlösung erwiesen. Dabei versuchen die Beteiligten, den Konflikt gemeinsam im Gespräch zu lösen. Hierzu hat der Konfliktforscher Karl Berkel ([5]1997) das folgende Modell entwickelt.

Kooperative Konfliktlösung

Wie sieht eine kooperative Konfliktlösung aus?

- Im ersten Schritt sollte man versuchen, die Erregung unter Kontrolle zu bringen. Konflikte sind nämlich in der Regel mit Aufregung verbunden. Wenn wir sehr erregt sind, kann es passieren, dass die Gefühle uns zu unüberlegten Handlungen oder Sichtweisen verleiten. In unserem Ärger interpretieren wir z. B. eine Situation sehr einseitig, um mögliche Gründe für das Handeln der anderen Seite nicht wahrhaben zu müssen. Oder wir sagen oder machen Dinge, die uns anschließend Leid tun. Umgekehrt können wir auch unsere Gefühle verleugnen und ganz «verkopft» und kühl an das Problem herangehen. In diesem Fall nehmen wir den Konflikt nicht in seiner vollen Dimension wahr, also als etwas, das uns auch gefühlsmäßig beschäftigt. Wir wären dann möglicherweise zu einer vernünftigen Lösung fähig, aber nicht zu einer, die unsere Persönlichkeit und die des anderen insgesamt einbezieht. Günstig ist es also, weder völlig unkontrolliert noch völlig rational ein Gespräch mit der anderen Person zu suchen. Wir sollten vielmehr unsere Erregung so weit unter Kontrolle bringen, dass wir zu einem Konfliktgespräch in der Lage sind, gleichzeitig aber unsere mit dem Konflikt verbundenen Gefühle soweit wahrnehmen und akzeptieren, dass sie uns als helfende Signale dienen. Sie können uns nämlich anzeigen, ob wir mit dem Verlauf und Ergebnis des Gesprächs zufrieden sind oder nicht.
- Der zweite Schritt ist: Vertrauen herstellen. Dies ist leichter gesagt als getan: Wenn z. B. der Vater ausländerfeindliche Positionen vertritt und die Tochter als Mitglied von amnesty international

mit ihm ein Gespräch führen möchte, um zu klären, wie sie in Zukunft so miteinander umgehen können, dass ihre Besuche zu Hause nicht in lautstarken Auseinandersetzungen enden. Vertrauen herstellen heißt, die wechselseitige Beziehung so zu gestalten, dass sie überhaupt eine Grundlage für das Konfliktgespräch bieten kann. Dabei wird das Konfliktthema selbst zunächst ausgespart. Man versucht miteinander zu reden, durch begrenzte Offenheit Vertrauen zu signalisieren und auf die Äußerungen des anderen nicht verletzend zu reagieren. Vielleicht können sich Vater und Tochter problemlos über Literatur oder Gartenarbeit unterhalten, so dass zunächst einmal eine entspanntere Lage geschaffen wird. Natürlich riskiere ich auch etwas, wenn ich offen bin. Wenn der Vater meine Offenheit beim Thema «Gartenarbeit» nutzt, um wieder ausländerfeindliche Sprüche anzubringen, werde ich mich sinnvoller Weise zurückziehen. Schlagen mehrere solcher Versuche fehl, sollte ich vielleicht zum jetzigen Zeitpunkt die Hoffnung auf ein kooperatives Konfliktgespräch aufgeben. Schaffen meine vertrauensbildenden Maßnahmen jedoch eine entspanntere Atmosphäre, sollten wir die offene Kommunikation ein Weilchen miteinander üben, um die Beziehung zu festigen. Dabei ist es günstig, Ort und Zeit so zu wählen, dass man relativ ungestört miteinander reden kann.

- Danach kann man die eigentliche Problemlösung angehen. Wichtig ist dabei, das Problem zunächst noch einmal genau zu beschreiben. Möglichst so, wie sich die Situation zugetragen hat, auf der Verhaltensebene. Es kann sein – und ist sogar wahrscheinlich –, dass die beiden beteiligten Personen die Situation unterschiedlich wahrgenommen haben. Wenn man sich nicht friedlich auf eine Version einigen kann, sollte man meines Erachtens beide Versionen stehen lassen: Für den einen verlief der Streit so, für den anderen anders. Man muss die Problemsicht des anderen nicht teilen, es kann aber zum besseren Verständnis beitragen, wenn man sie kennt. Dann kann man versuchen, eine Lösung zu finden. Die Lösung sollte auf jeden Fall so aussehen, dass die Interessen beider Seiten berücksichtigt sind, sonst ist sie nicht von Dauer. Deshalb stehen einseitige Vorschläge wie: «Ich muss mich nicht ändern, du musst dich ändern!» unter keinem guten Stern, da hierbei die Interessen des anderen übergangen werden sollen. Praktikabler sind Lösungen, in denen beide Seiten bestimmte Verhaltensweisen in begrenzten Situationen anders gestalten. Wenn die Tochter sich ärgert, dass die Mutter kritisiert, wie sie ihren Haushalt führt, und die Mutter ihrerseits leidet, wenn sie Unordnung sieht, sollte die Lösung die Sicht der Tochter und die der Mutter berücksichtigen, und zwar nur bezogen auf die Besuche der Mutter bei der Tochter. Vielleicht kann sich die Mutter darum bemühen, keine spitzen Bemerkungen über die Unordnung bei ihrer Tochter zu machen. Stattdessen könnte sie dann, wenn sie glaubt, einen guten Tipp für die Haushaltführung zu haben, die Tochter fragen, ob sie ihn hören möchte. Die Tochter ihrerseits könnte vielleicht auch akzeptieren, dass es der Mutter unangenehm ist, wenn bei ihrem Besuch Kleidungsstücke und Wäsche von der Tochter und deren Freund im Wohnzimmer liegen und ihre Kaffeetasse nicht sauber ist. Wichtig ist, dass man versucht, ein Sachproblem zu lösen und nicht, die beteiligten Menschen umzuerziehen. Manchmal muss man lange nach einer geeigneten Lösung suchen, aber es lohnt sich, wenn sie zum Wohlbefinden beider Seiten beiträgt.

- Die gefundene Lösung sollte zum Abschluss des Konfliktgesprächs als Vereinbarung noch einmal klar formuliert werden. Dabei kann man überprüfen, ob beide Seiten dasselbe Vorgehen als Lösung betrachten, akzeptieren und ausprobieren wollen.
- Zu guter Letzt muss jede Seite für sich den Konflikt, das Gespräch und die Lösung innerlich verarbeiten. Dies ist wichtig, da die kooperativ gefundene Lösung oft nicht dem entspricht, was man für sich selbst als Lösung angesehen hatte. Dafür braucht es einige Zeit: um darüber noch nachzudenken, sich mit Vertrauten – dem Partner, der Freundin – darüber zu unterhalten und hoffentlich innerlich langsam zur Ruhe zu kommen. Erst wenn der Konflikt innerlich verarbeitet ist, ist er wirklich abgeschlossen.

Auch wenn das für manchen ungewohnt ist, schlage ich eine solche kooperative Bearbeitung von Konflikten vor. Sie mag nicht gleich und nicht immer gelingen, ermöglicht es aber auf die Dauer gesehen den Beteiligten, sich in der gemeinsam gefundenen Lösung wiederzufinden. Allerdings entspricht eine solche Vorgehensweise eher den heutigen Umgangsformen in Familien, in denen bei unterschiedlichen Auffassungen verhandelt wird, während die ältere Generation wahrscheinlich häufiger autoritäre Entscheidungen innerhalb der Familie erlebt (und vielleicht auch praktiziert) hat (Lettke, 2002). Falls sich Konflikte auf diese Weise nicht lösen lassen und sich einer der Beteiligten damit nicht abfinden möchte, sollte man Unterstützung suchen, z. B. bei einer Beratungsstelle für ältere Menschen und ihre Angehörigen. Auch hier gilt aber als Voraussetzung für einen Erfolg, dass beide Konfliktparteien mit der Beratung einverstanden sind.

Innere Konflikte

Es gibt aber auch Konflikte, deren Ursachen nicht behoben werden können, da sie nicht in den beteiligten Personen selbst, sondern in äußeren Bedingungen liegen. Sie spielen sich zwar zunächst als innerer Konflikt in einer Person ab und zeigen sich in widersprüchlichen Gefühlen, Gedanken, Handlungen. Ihre Ursache sind aber widersprüchliche gesellschaftliche Regeln, Normen, die wir verinnerlicht haben und/oder die von außen an uns herangetragen werden. So empfinden es viele als etwas zutiefst Menschliches, Befriedigendes und Sinnvolles, für andere zu sorgen und sie zu pflegen. Solche Erwartungen werden vor allem an Frauen in Familien herangetragen, und Frauen wollen sich auch häufig selbst anderen gegenüber so sozial zugewandt verhalten. Gleichzeitig wollen heute viele Frauen ihr Leben selbstständig gestalten, und es wird von ihnen erwartet, dass sie qualifizierte Berufe ergreifen. Versuchen sie beides zu verwirklichen, führt dies in der Regel zu einer inneren Ambivalenz und zu erheblichen Belastungen. Dass diese unterschiedlichen Erwartungen bestehen und sie diese verinnerlicht haben, entzieht sich aber weitgehend ihren Einflussmöglichkeiten. In ähnlicher Weise können Erwachsene mit eigenen Kindern in innere Konflikte geraten zwischen dem Wunsch (und den gesellschaftlichen Erwartungen), sich um ihre alten Eltern zu kümmern, und dem, ihre jungen erwachsenen Kindern bei der Versorgung der Enkel zu unterstützen. Auch für alte Eltern können sich solche Konflikte ergeben: Benötigen sie Unterstützung, so können sie sich einerseits aufgrund der Norm «Familienmitglieder helfen sich gegenseitig» an ihre Kinder wenden. Andererseits kann ihnen dies unangenehm sein, wenn sie sich an der Norm «Jeder sollte zunächst für sich selbst sorgen und andere nur im Notfall mit seinen Problemen belästigen» orientieren, weil sie ihre Kinder nicht belasten wollen (Lüscher und Pillemer, 1998). Solche widersprüchlichen Normen bestehen in unserer Gesellschaft. Wir lernen sie im Laufe unserer Sozialisation. Sie beschäftigen uns kaum, solange wir nicht von ihnen betroffen sind. Solange die Eltern nicht hilfebedürftig sind, berührt uns die Norm «Erwachsene Kinder sollten sich für das Wohlergehen ihrer alten Eltern verantwortlich zeigen» nicht besonders. Sind wir aber die erwachsenen Kinder, deren Eltern Unterstützung brauchen, dann fühlen wir uns in der Regel angesprochen und können einen inneren Konflikt mit dem Anspruch empfinden, dass wir beruflich erfolgreich sein oder uns um unseren Partner und unsere Kinder kümmern sollen. Da wir die Normen in der Gesellschaft und in uns selbst nicht so ohne weiteres abschaffen können, müssen wir dann versuchen, mit ihnen zu leben und ein inneres Gleichwicht zu finden. Diese Anpassung an widersprüchliche Erwartungen ist meistens nicht sehr angenehm und wird von vielen als Stress empfunden. Da andere diese Normen ebenfalls kennen und verinnerlicht haben, aber vielleicht zu einer anderen Entscheidung kommen, können diese inneren Konflikte auch zu Konflikten zwischen Menschen werden.

Cornelia Haag kümmert sich z. B. intensiv um ihre Mutter, die nach einem Schlaganfall zwar wieder in ihrer eigenen Wohnung lebt, aber auf die Unterstützung von ambulanten Diensten und ihrer Tochter angewiesen ist. Die Nachbarn finden dies bewundernswert. Die beiden neun und elf Jahre alten Kinder akzeptieren zwar, dass sie so oft bei der Oma ist. Andererseits finden sie es aber «nicht so toll», dass ihre Mutter gestresst und abgehetzt ist und wenig Zeit für sie hat. Markus Haag versucht zwar, seine Frau zu entlasten, aber hin und wieder würde er sich auch gerne einmal mit ihr in Ruhe über andere Themen als die Befindlichkeit und Versorgung der Mutter und Fragen der Haushaltsorganisation unterhalten oder etwas mit ihr allein unternehmen. Langsam findet er, dass ihre Beziehung unter der Situation leidet. Cornelia Haag fühlt sich zunehmend unter Druck. Immer häufiger kommt es zu Auseinandersetzungen mit ihrem Mann, der ihre Entscheidung für die intensive Betreuung der Mutter nicht mehr akzeptieren kann und findet, dass sie ihre eigene Familie vernachlässigt. Die widersprüchlichen Erwartungen, die Cornelia Haag an sich selbst hat, ihr innerer Konflikt, führen also zunehmend zu Konflikten mit ihrem Mann. Eine Lösung in dem Sinne, dass eine der Normen abgeschafft wird, ist praktisch nicht möglich, da die Normen ja auch außerhalb der beteiligten Personen existieren und von der Umwelt – in diesem Fall den Nachbarn – bestärkt werden. Cornelia Haag könnte versuchen, sich entweder nur für die eine oder nur für die andere Norm zu entscheiden, also sich nur um die eigene Familie oder nur um die Mutter zu kümmern. Realistisch ist dies nicht. Da sie beide Normen verinnerlicht hat, würde sie dann vermutlich noch mehr als zur Zeit leiden und Schuldgefühle empfinden. Was sie allerdings versuchen könnte, ist, für sich alleine ihre Entscheidungen neu zu überdenken und/oder mit den anderen gemeinsam die Probleme zu besprechen. Dabei müssten nicht nur die Bedürfnisse der anderen, sondern auch ihre eigenen berücksichtigt werden, da sie sonst über kurz oder lang so erschöpft ist, dass das auch niemandem nützt. Das Ziel müsste sein, ein neues Gleichgewicht zwischen den verschiedenen Anforderungen zu finden, mit dem sich wieder besser leben lässt.

Typisch für diese Art von Konflikten ist also, dass die Betroffenen in sich selbst und von anderen gegensätzliche Erwartungen erleben, die sie nicht auflösen oder in Einklang bringen können. Wesentlich ist, dass sie in der Regel mit dem Konflikt leben und versuchen müssen, eine eigene Position zu den widersprüchlichen Erwartungen zu entwickeln, eine Balance, mit der sie sich für eine gewisse Zeit arrangieren können.

Innere Konflikte und Konflikte mit anderen kommen in allen Beziehungen vor. Auch wenn sie für die meisten Personen unangenehm sind, für die Entwicklung der Beteiligten und für ihre Beziehung sind sie – wie wir gesehen haben – unerlässlich. Konflikte dienen dazu, dass Menschen ihre Identitäten wahren, ihre Vorstellungen davon, wer sie sind. Indem die Konfliktbeteiligten ihre Möglichkeiten und Grenzen aufzeigen, können sie sich auch wechselseitig besser kennen lernen. Dies kann – wenn der Konflikt nicht verletzend ausgetragen und eine für beide einigermaßen befriedigende Lösung gefunden wird – sogar zu einer Intensivierung der Beziehung führen. Möglich ist aber auch, dass man erkennt, dass man sich eine falsche Vorstellung vom anderen gemacht, vielleicht zu viel von ihm erwartet hat. Auch hier ist es gut, wenn darüber Klarheit hergestellt wird. Dies mag zwar mit Enttäuschung einhergehen, hilft aber, in Zukunft realistischere wechselseitige Erwartungen zu entwickeln.

Konflikte bedeuten immer auch eine Abgrenzung von der anderen Person. Dies ist gerade in der Beziehung zwischen Erwachsenen und ihren Eltern ein zentrales Thema und mitunter eine «unendliche Geschichte»: Nachdem ein neugeborenes Kind sich vermutlich als eins mit der Mutter erlebt, entwickelt es bald eine «Objektbeziehung», d.h. eine Beziehung zu ihr als anderem Menschen. Für das älter werdende Kind ist es wichtig, sich zunehmend als eigenständige Persönlichkeit zu begreifen. Erwachsene empfinden dann oft gleichzeitig den Wunsch nach Zugehörigkeit zu ihrer Herkunftsfamilie, nach wechselseitiger Unterstützung und ein Bedürfnis nach Freiheit und Selbstbestimmung (Lettke, 2002; Lüscher und Pillemer, 1998).

In unserer Kultur legen wir großen Wert auf Eigenständigkeit und Selbstbestimmung. Sie spielen eine wichtige Rolle in der Beziehung zwischen Erwachsenen und ihren Eltern, besonders wenn Eltern hilfebedürftig werden.

6. Autonomie und Selbstbestimmung

Am Anfang des Buches habe ich dargestellt, wie eng häufig die Beziehung zwischen Erwachsenen und ihren Eltern ist. Nun gehe ich quasi auf das Gegenteil ein, auf Autonomie und Selbstbestimmung. Die Zugehörigkeit zu anderen und unsere Unabhängigkeit von ihnen gehören aber beide gleichzeitig zu uns, sie sind ein Teil unserer Identität.

Identität

Betrachtet man Identität als die Vorstellung davon, wer ich bin, dann beinhaltet dies zum einen die Überzeugung, dass ich so bin wie alle anderen oder so wie alle aus meiner Bezugsgruppe: Ich bin ein Mensch, ich bin eine Frau, ich bin eine Professorin an einer Fachhochschule, ich bin ein Mitglied meiner Familie, ich bin Teil meines Freundeskreises. Und immer wenn ich mich als Teil einer Gruppe wahrnehme, empfinde ich mich auch den anderen in der Gruppe zugehörig, habe das Gefühl, so zu sein wie sie. Menschen denken, fühlen und handeln dann etwas anders, als wenn sie als Individuum gefragt sind (Mummendey und Simon, 1997). Man nennt dies die «soziale Identität» einer Person.

Zur gleichen Zeit kann ich auch meine Besonderheit und Einzigartigkeit erkennen. Ich bin nicht mit anderen Mitgliedern meiner Familie zu verwechseln, auch nicht mit anderen Professorinnen. Ich sehe anders aus, ich denke anders, ich handle anders, ich fühle anders, ich habe eine andere Biographie, obwohl ich mich auch als Mitglied dieser Gruppen fühle. Diese Vorstellung von Einzigartigkeit nennt man «personale Identität».

Zwischen der personalen und der sozialen Identität stellen wir ein Gleichgewicht her. Tun wir dies nicht, ergeben sich Probleme: Sind wir zu «personal», d. h. zu einzigartig, können uns andere Menschen nicht mehr verstehen. Wir reden und handeln dann so wie kaum ein anderer. Überwiegt andererseits die soziale Identität, reduzieren wir zu weiten Teilen unsere eigene Weltsicht und passen uns den Gruppen an, denen wir uns zugehörig fühlen. Wir sind dann als eigenständige Persönlichkeiten für andere und uns selbst nur schwer zu erkennen (Künzel-Schön, 2000).

Übertragen auf das Verhältnis zwischen Eltern und erwachsenen Kindern bedeutet dies: Überwiegt meine soziale Identität als Mitglied meiner Herkunftsfamilie, nehme ich vielleicht ganz selbstverständlich an, dass andere Mitglieder meiner Familie, z. B. meine Eltern, wichtige Themen genauso sehen und beurteilen wie ich. Können sie etwa ihre Wohnung nicht mehr so gut sauber halten wie früher, gehe ich davon aus, dass sie sich dadurch genauso irritiert und gestört fühlen wie ich. Ich komme vermutlich gar nicht auf die Idee, ihre Unabhängigkeit könnte ihnen so wichtig sein, dass sie dafür eben das bisschen Unordnung und Schmutz in Kauf nehmen, anstatt jemanden zum Putzen in ihre Wohnung zu lassen. Ich glaube dann ganz unhinterfragt zu wissen, wie in unserer Familie gefühlt, gedacht und gehandelt wird, und betrachte das Verhalten meiner Eltern als Abweichung von der Familiennorm. Ich kann sie in dieser Hinsicht nicht mehr verstehen. Überwiegt im Hinblick auf meine Herkunftsfamilie die personale Identität, fühle ich mich vielleicht gar nicht mehr zu ihr gehörig. Ich habe dann den Eindruck, dass ich ganz anders denke, fühle und handle als der Rest der Familie und wir uns nur noch wenig zu sagen haben. Wahrscheinlich werde ich auch von den anderen Familienmitgliedern als jemand betrachtet, der nicht mehr so richtig zu ihnen passt.

Wie ich nun meine personale und meine soziale Identität ausbalanciere, hängt unter anderem mit meinen eigenen Bedürfnissen und Möglichkeiten zusammen, aber auch damit, welches Gleichgewicht in der Gesellschaft, in der ich lebe, für angemessen erachtet wird. Während westliche Industrienationen die personale Identität betonen, gibt es andere Gesellschaften, in denen auf die soziale Identität mehr Wert gelegt wird. So konnten die Forscher Gisela Trommsdorf und Wolfgang Friedlmeyer (1999) zeigen, dass Mütter in Deutschland bei ihren Kindern früh ein individualistisches Selbstkonzept, also die Entwicklung personaler Identität, fördern. Japanische Mütter unterstützen bei ihren Kindern eher ein kollektivistisches Selbstkonzept, also deren soziale Identität. In beiden Gesellschaften haben die Menschen eine Identität, die sich aus ihrer Vorstellung zusammensetzt, dass sie einzigartig (personale Identität) und so wie alle anderen Mitglieder der Gruppen, der sie angehören (soziale Identität), sind. In Deutschland wird dabei die personale Identität etwas mehr betont, in Japan die soziale. Dies bedeutet für uns, dass viele Menschen hier neben dem Gefühl der Zugehörigkeit zur Familie auch die Individualität einzelner Familienmitglieder achten und achten wollen. Ebenso möchten sie in ihrer eigenen Selbstbestimmung respektiert werden. So wollen heute die meisten Kinder selbst über ihren Beruf entscheiden und nicht einfach den ergreifen, den die Eltern ihnen vorschlagen. Und viele Menschen wollen im Alter nach ihren eigenen Vorstellungen leben und nicht einfach das akzeptieren, was andere Familienmitglieder sich für sie ausgedacht haben. Neben der engen Beziehung zur Familie ist also Selbstbestimmung ein wichtiges Gut in unserer Gesellschaft.

Selbstbestimmung

Was aber bedeutet «Selbstbestimmung»? Heißt es, dass ich alleine entscheide, was ich machen möchte, und alle anderen müssen sich danach richten?

Häufig werden die Begriffe «Autonomie» und «Selbstbestimmung» im gleichen Sinne verwendet. Sie bedeuten, dass Menschen sich selbst Regeln bzw. Gesetze geben und nach diesen leben. Dies schließt ein, dass sie als rationale Wesen auch die Folgen ihres Tuns bedenken können. Handeln sie selbstbestimmt, so orientieren sie sich nicht nur an ihren eigenen Regeln, sondern sind auch für die Folgen verantwortlich. Ich berücksichtige also, welche Pflichten ich habe, an welche Grenzen von anderen Menschen mein Handeln stößt, welche Bedeutung mein Handeln im Rahmen der gesellschaftlichen Normen und Werte hat. Wenn Menschen selbstbestimmt handeln wollen, haben sie die Freiheit, sich dafür oder dagegen zu entscheiden, auch weil sie mögliche Folgen bedenken (Battegay und Rauchfleisch, 1990; May, 1998). Natürlich gibt es Menschen, denen die Folgen ihres Tuns egal sind. Wichtig ist aber, dass sie diese im Prinzip hätten beachten können, sofern sie dazu psychisch in der Lage sind. Auch diese Menschen tragen dann die Verantwortung für ihr Handeln. Wenn ich die Folgen meines Handelns bedenken kann, muss ich die Handlung selbst nicht unbedingt unterlassen, weil sie womöglich jemand anderem missfällt. Aber ich kann zwischen verschiedenen Alternativen des eigenen Handelns und seinen Konsequenzen abwägen und mich entscheiden. Dabei spielen nicht nur rationale Überlegungen eine Rolle, sondern auch die Frage, ob das, was ich mache, moralisch vertretbar ist.

In diesem Sinne ist Selbstbestimmung auch im Grundgesetz festgelegt. So steht in Artikel 1 des Grundgesetzes: «(1) Die Würde des Menschen ist unantastbar. Sie zu achten und zu schützen ist Verpflichtung aller staatlichen Gewalt. (2) Das deutsche Volk bekennt sich darum zu unverletzlichen und unveräußerlichen Menschenrechten als Grundlage jeder menschlichen Gemeinschaft in der Welt.»

Jedem Menschen wird also die Menschenwürde zuerkannt, unabhängig von Alter, Gesundheitszustand und Einsichtsfähigkeit. Um seine Würde zu wahren, muss es dem Menschen möglich sein, entsprechend seiner Person zu leben und nicht zum Objekt von Behandlungen durch andere Menschen zu werden. Folglich heißt es in Artikel 2 des Grundgesetzes: «(1) Jeder hat das Recht auf die freie Entfaltung seiner Persönlichkeit, soweit er nicht die Rechte anderer verletzt und nicht gegen die verfassungsmäßige Ordnung oder das Sittengesetz verstößt. (2) Jeder hat das Recht auf Leben und körperliche Unversehrtheit. Die Freiheit der Person ist unverletzlich. In diese Rechte darf nur auf Grund eines Gesetzes eingegriffen werden.»

Diese Grundrechte gelten auch in Familien. Jede Person hat also ein Recht auf Selbstbestimmung, sofern sie dadurch nicht individuelle oder öffentliche Interessen verletzt (Battegay und Rauchfleisch, 1990). Die Angehörigen dürfen nicht ohne weiteres über ein Familienmitglied verfügen: weder die erwachsenen Kinder über den Vater oder die Mutter noch die Eltern über eines ihrer erwachsenen Kinder. Die Tochter kann also nicht entscheiden, dass die Mutter gegen ihren Willen in ein Pflegeheim zu ziehen hat, und der Vater nicht verfügen, dass seine Tochter ihn pflegen muss. Hier handelt es sich um schwerwiegende Entscheidungen. Im Alltagsleben gibt es ziemlich häufig Situationen, in denen die Wünsche der einen Person Interessen eines anderen Familienmitglieds potenziell einschränken: Das Baby kann nicht schlafen und weint, der Vater versucht es zu beruhigen und möchte selbst dringend schlafen, weil er am nächsten Morgen früh aufstehen muss. Die halbwüchsige Tochter will nachts möglichst lange in der Disco bleiben, die besorgten Eltern wollen die Ausgehzeit begrenzen. Das Kind soll einen guten Schulabschluss machen, der Sohn hat überhaupt keine Lust zu lernen. Die Eltern möchten ihre erwachsenen Kinder und deren Familien häufiger sehen, diese verbringen ihre Freizeit lieber mit Freunden. In der Regel haben Familien hohe Kompetenzen im Umgang mit solchen Situationen: Zum einen versuchen die Eltern ihren Kindern die entsprechenden gesellschaftlichen Werte und Normen zu vermitteln. Sie erklären ihrer 15-jährigen Tochter, dass ihr Discobesuch vom Jugendschutzgesetz begrenzt wird, oder informieren den Sohn darüber, wie schlecht die Berufsaussichten für einen Schulabbrecher sind. Zum anderen handeln alle Beteiligten die Situationen aus. Sie vermitteln damit, was sie möchten und was sie noch ertragen können. Nicht immer geschieht dies ohne Reibungsverluste, und nicht alle Strategien zur Lösung von Konflikten sind besonders geeignet, wie ich in Kapitel 5 zu zeigen versucht habe. In der Regel können aber auf diese Weise alle Beteiligten relativ selbstbestimmt miteinander umgehen und leben. Wie wir gesehen haben, brechen Familienmitglieder nur selten aus einem solchen Grund den Kontakt untereinander ab oder bemühen gar die Gerichte.

Einschränkungen der Entscheidungsfähigkeit

Für ein einigermaßen friedliches und befriedigendes Leben ist es also wichtig, dass die Familienmitglieder entsprechend ihren Bedürfnissen leben können, ohne dabei die Interessen und Bedürfnisse der anderen zu missachten. Gibt es gegensätzliche Bedürfnisse, so müssen sie ausgehandelt werden.

Selbstbestimmung setzt allerdings voraus, dass ich geistig und emotional dazu in der Lage bin, selbstbestimmt zu entscheiden und zu handeln. Manchmal sind Personen dazu nicht fähig – für eine begrenzte Zeit (z. B. nach der Einnahme von Schlaftabletten oder übermäßigem Alkoholgenuss) oder dauerhaft (z. B. bei einer geistigen Behinderung). Einige Einschränkungen der geistigen Leistungsfähigkeit treten im Alter gehäuft auf:

- z.B. relativ kurze Verwirrtheitszustände, die durch zu geringe Flüssigkeitszufuhr oder nach Operationen entstehen können. Die Verwirrtheit zeigt sich dann darin, dass die betreffende Person nicht weiß, wo sie ist, welcher Tag heute ist oder wer sie selbst oder andere Personen sind.
- Erkrankungen, die zu dauerhaften Verwirrtheitszuständen führen, bekannt ist vor allem die Alzheimer Demenz.

Solche kurz oder lang dauernden Beeinträchtigungen führen dazu, dass Menschen nicht in der Lage sind, selbstbestimmt ihre Angelegenheiten zu regeln und Entscheidungen zu treffen, bei denen sie auch die möglichen Folgen berücksichtigen. Im Krankheitsfall können sie dann vielleicht nicht über ihre Behandlung, vor allem über lebensverlängernde Maßnahmen entscheiden. Sie können aus körperlichen oder geistigen Gründen nicht mehr ihre Finanzen regeln, oder die Anforderungen ihres Alltagslebens werden ihnen zu viel.

Da jeder Mensch ein Recht auf Selbstbestimmung hat, fungieren dann andere Familienmitglieder nicht automatisch als rechtliche Vertreter. Ohne rechtlich verbindliche Regelung darf weder der Sohn zur Bank gehen und Geld vom Konto der Mutter abheben noch die Tochter entscheiden, ob ihr Vater operiert werden soll. Auch Eltern dürfen in solchen Fällen nicht über ihre volljährigen Kinder entscheiden.

Im Bürgerlichen Gesetzbuch (BGB) gibt es Regelungen, nach denen Personen zu Zeiten, in denen sie noch selbst entscheiden können, vorsorglich bestimmen können, wer entscheiden soll, wenn sie dazu nicht mehr in der Lage sind. Ich gebe einen knappen Überblick über diese Regelungen, ohne Gewähr. Ein Weg ist die Erteilung einer Vollmacht.

Vollmachten

Eine Einzelvollmacht beschränkt sich auf einen bestimmten Bereich. Die bekannteste Einzelvollmacht ist die Bankvollmacht. Mit ihr wird bestimmt, wer im Falle einer Krankheit oder Behinderung anstelle der betreffenden Person z.B. Geld abheben darf oder Überweisungen tätigen kann. Im konkreten Fall sollte man sich an die betreffende Bank wenden, da die Bankvollmacht nur dann Gültigkeit hat, wenn sie bestimmten Kriterien entspricht. Die Einzelvollmacht ist auf den benannten Umfang beschränkt: also z.B. nur auf bestimmte Geldgeschäfte. Andere Dinge, wie der Einzug in ein Heim, dürfen über diese Vollmacht nicht geregelt werden. Die Bankvollmacht kann auch über den Tod hinaus eingerichtet werden. Sie ermöglicht es dem Vollmachtnehmer, dann notwendige Ausgaben über das Konto des Verstorbenen zu tätigen. Allerdings ist er den Erben bzw. Miterben gegenüber zur Rechenschaft verpflichtet (Gross, 1993).

Weit umfassender ist eine Generalvollmacht, die alle erdenklichen rechtlichen Angelegenheiten einschließt. Sie stellt sicher, dass der Vollmachtnehmer im Bedarfsfall über (fast) alle Belange des Vollmachgebers entscheiden kann. Es können dabei aber bestimmte Bereiche ausgenommen werden (z.B. dass die wertvolle Briefmarkensammlung nicht veräußert werden darf). Die Vollmacht kann explizit an die Bedingung geknüpft werden, dass man nicht geschäftsfähig ist oder nicht rechtswirksam entscheiden kann und wie dies überprüft werden soll. Eine solche bedingte Vollmacht nennt man «Vorsorgevollmacht». Vor allem wenn

- die Gefahr besteht, dass später die Geschäftsfähigkeit des Vollmachtgebers zur Zeit der Vollmachterstellung bezweifelt werden könnte oder
- komplizierte Vermögensverhältnisse vorliegen,

sollte man einen Notar hinzuziehen und sie von ihm beurkunden lassen. Dies kann eine sinnvolle Investition sein, um späteren Verwicklungen aus dem Wege zu gehen.

Betreuungsverfügung

Eine weitere Möglichkeit, etwas vorsorglich festzulegen, ist die Betreuungsverfügung. Paragraph 1896 im Bürgerlichen Gesetzbuch (BGB) legt fest, was unter «rechtlicher Betreuung» zu verstehen ist:

«(1) Kann ein Volljähriger aufgrund einer psychischen Krankheit oder einer körperlichen, geistigen oder seelischen Behinderung seine Angelegenheiten ganz oder teilweise nicht besorgen, so bestellt das Vormundschaftsgericht auf seinen Antrag oder von Amts wegen für ihn einen Betreuer.» ... « (2) Ein Betreuer darf nur für Aufgabenkreise bestellt werden, in denen die Betreuung erforderlich ist.»

D. h., wenn eine Person nicht in der Lage ist, ihre Angelegenheiten zu regeln, beschließt das Vormundschaftsgericht, wer zum gesetzlichen Betreuer bestellt wird. Der Betreuer soll dabei den Wünschen des Betroffenen grundsätzlich entsprechen. Allerdings darf der Betreuer nur für die Aufgabenkreise aktiv werden, für die er bestellt ist. Häufig werden Betreuer eingesetzt für:

- Aufenthaltsregelung (z. B. wenn bei psychisch kranken Menschen die Unterbringung in einem Psychiatrischen Krankenhaus erforderlich ist);
- Wohnungsangelegenheiten (z. B. eine Wohnungsauflösung);
- Gesundheitsfürsorge (z. B. die Zustimmung zu einer Heilbehandlung);
- Postkontrolle (z. B. die Überprüfung der eingehenden Post, um Rechnungen begleichen zu können);
- Geltendmachen von Rechten des Betreuten gegenüber seinem Bevollmächtigten.

Bei bestimmten Bereichen untersteht der gesetzliche Betreuer der Kontrolle des Vormundschaftsgerichts: z. B. bei Heilbehandlungen oder ärztlichen Eingriffen mit Lebensgefahr oder der Gefahr dauerhafter Schädigungen, bei freiheitsentziehender Unterbringung oder unterbringungsähnlichen Maßnahmen (wenn beispielsweise regelmäßig ein Bettgitter aufgestellt wird), bei Wohnungsauflösung (§§ 1905, 1906, 1907 BGB) sowie bei bestimmten vermögensrechtlichen Angelegenheiten, wie Geldgeschäften und Grundstücksgeschäften. In diesen Fällen bedarf die Einwilligung des gesetzlichen Betreuers in der Regel der Genehmigung durch das Vormundschaftsgericht.

Eine Betreuungsverfügung regelt nun, dass die Betreuung Wünschen des Betreuten entspricht. Möchte man sicherstellen, dass eine bestimmte Person, zu der man Vertrauen hat, als Betreuer bestellt wird, so kann man dies vorsorglich in der Betreuungsverfügung festlegen. Dort ist es auch möglich festzuhalten, wen man auf keinen Fall als Betreuer haben möchte.

Wenn eine Vollmacht vorhanden ist, wird in der Regel kein gesetzlicher Betreuer eingesetzt. Kann allerdings der Vollmachtgeber den Bevollmächtigten selbst nicht mehr kontrollieren und scheint eine Überwachung des Bevollmächtigten erforderlich, dann kann ein Betreuer mit dem Aufgabenkreis «Geltendmachen von Rechten des Betreuten gegenüber seinem Bevollmächtigten» bestellt werden. Eine Vollmacht kann auch widerrufen werden (Gross, 1993; Pardey, 2000).

Bei der Patientenverfügung handelt es sich ebenfalls um eine vorsorgliche Regelung. Mit dieser Erklärung gegenüber Ärzten und Pflegern teilt man mit, wie man medizinisch behandelt werden möchte. Meist geht es dabei um den Wunsch, nicht durch intensivmedizinische Maßnahmen künstlich am Leben erhalten zu werden.

Vollmacht, Betreuungs- und Patientenverfügung sorgen also für den Fall vor, dass ein Mensch nicht mehr selbstbestimmt entscheiden, seine Angelegenheiten ganz oder teilweise nicht mehr besorgen kann. Vollmacht und Betreuungsverfügung bestimmen, wer dann Entscheidungen treffen soll, und ermöglichen es, vertraute Personen dafür zu benennen. Die Patientenverfügung klärt, wie im Krankheitsfall entschieden werden soll. Diese Regelungen werden zunehmend durch Presse, Rundfunk und Fernsehen bekannt, so dass immer mehr ältere Menschen davon Gebrauch machen.

Falls erwachsene Kinder als Betreuer bestellt werden, gibt das Handlungssicherheit, wenn schnell entschieden werden muss. Allerdings bin ich der Meinung, dass erwachsene Kinder nur dann bevollmächtigt oder als Betreuer vorgeschlagen werden sollen, wenn die Eltern ihnen vertrauen und das Gefühl haben, dass dies die beste Regelung für sie sei. Umgekehrt sollten auch Kinder sich in der Lage fühlen, diesem Vertrauen gerecht zu werden und den damit verbundenen Pflichten zu entsprechen.

Da die Selbstbestimmung einer Person ihre Grenzen in der Selbstbestimmung einer anderen hat, ist es wichtig, dass sich Erwachsene und ihre Eltern darüber verständigen, was sie möchten und was nicht. Wenn Helga Wegener ihrer Tochter Brigitte Hausmann eine Generalvollmacht erteilen möchte unter der Voraussetzung, dass diese dann zu ihr zieht, muss zunächst geklärt werden, ob Frau Hausmann dazu überhaupt bereit ist. Möchte Frau Hausmann das nicht, wäre es sinnvoll, wenn beide vor der Erteilung der

Vollmacht miteinander besprechen, was sie sich für diesen Fall vorstellen können. Genauso wenig dürfen Kinder «selbstbestimmt» beschließen, dass der Vater ambulante Dienste akzeptieren muss, und der Vater kann umgekehrt seine Tochter nicht zwingen, seinen Haushalt zu führen. Auch hier müssen Kompromisse ausgehandelt werden, mit denen beide Parteien leben können. Deshalb sollten sie ihre Überlegungen relativ offen miteinander besprechen und sich auch über mögliche verborgene Motive im Klaren werden. Zuzustimmen, man werde den Vater pflegen, in der Hoffnung, dass er stirbt, bevor «es ernst wird», kann zu erheblichen Problemen führen, wenn die Rechnung nicht aufgeht. Den Kopf in den Sand stecken und abwarten, ob die Mutter oder der Vater überhaupt in die Situation kommen, dass sie nicht mehr entscheiden können oder schwer pflegebedürftig werden, ist auch keine günstige Strategie. Wenn die Mutter z. B. einen schweren Schlaganfall hat, kann es erforderlich sein, sehr schnell zu entscheiden, ob ein Umzug in ein Pflegeheim erforderlich ist. Alle Seiten sind dann gezwungen, unter hohen Belastungen und Zeitdruck weit reichende Entscheidungen zu treffen, die vorher in Ruhe hätten besprochen werden können.

Mit Vollmachten, Betreuungsverfügungen und Patientenvollmachten können Selbstbestimmung und Autonomie möglichst lange erhalten werden. Allerdings sollte man sich genau informieren, um deren Wirksamkeit rechtlich abzusichern. So ist es z. B. ratsam, die Patientenverfügung schriftlich anzufertigen und die Unterschrift möglichst jährlich zu erneuern. Man sollte sich deshalb bei der zuständigen Betreuungsbehörde, bei einem Betreuungsverein oder zumindest über entsprechende Literatur (s. Anhang) sachkundig machen. Zu den Aufgaben der kommunalen Betreuungsbehörde bzw. Betreuungsstelle und der Betreuungsvereine gehört auch die Beratung von ehrenamtlichen Betreuern, also z. B. Angehörigen.

Alle Menschen in unserer Gesellschaft haben somit ein Recht auf Selbstbestimmung, und für viele Menschen ist es auch ein Bedürfnis, über ihre Lebensweise selbst zu entscheiden. In diese Entscheidungen fließt ihre einzigartige Sicht der Dinge, ihre personale Identität mit ein. Auch wenn die personale Identität, die Individualität eines Menschen, in unserer Gesellschaft eine große Rolle spielt, sollte man sie im Hinblick auf die Familie nicht überbewerten. Familienmitglieder aus zwei Generationen, die getrennt wohnen, sich nicht miteinander verbunden fühlen, kaum Kontakt miteinander haben und sich nicht helfen, sind ziemlich selten: Nur jeder zehnte Erwachsene hat ein so distanziertes Verhältnis zu seinen Eltern, und nur 3 % der Eltern beschreiben das Verhältnis zu ihren erwachsenen Kindern so (Szydlik, 2000). Obwohl also in unserer Gesellschaft relativ viel Wert auf Individualität gelegt wird, zeigen die vorangehenden Kapitel, dass die Gemeinsamkeit mit Familienmitgliedern einer anderen Generation, die soziale Identität mit der Familie, ebenfalls eine große Rolle spielt. Zwischen vielen Angehörigen verschiedener Generationen einer Familie gibt es ein Gefühl der Zusammengehörigkeit und engen Verbundenheit, das sich auch im Handeln der Menschen ausdrückt: Sie empfinden diese Verbundenheit nicht nur, sondern setzen sie auch aktiv um, indem sie sich z. B. gegenseitig unterstützen.

7. Solidarität und Unterstützung

In den bisherigen Kapiteln des Buches habe ich bereits einiges über die Beziehung zwischen Erwachsenen und ihren Eltern berichtet: Über Nähe und Distanz; über verschiedene Bindungsstile, die sich auf die gefühlsmäßige Nähe zwischen den Generationen auswirken; über Offenheit, Vertrauen und gegenseitiges Verstehen; auch über Sorgen und Konflikte und über die Bedeutung von Selbstbestimmung und Autonomie. Nun gehe ich darauf ein, inwieweit sich die Generationen in der Familie gegenseitig unterstützen.

Man kann zwischen «Solidarität» innerhalb einer Familie und «Unterstützung» unterscheiden. Betrachten wir zunächst einmal, was mit «Solidarität» gemeint ist: Wie wir gesehen haben, gibt es zwischen vielen Familienmitgliedern ein Verbundenheitsgefühl. Auf dieser Grundlage richten die Menschen ihr Handeln gegenüber ihren nächsten Verwandten aus. Sie verhalten sich anders gegenüber Angehörigen, denen sie sich verbunden fühlen, als gegenüber anderen, für die sie keine solchen Gefühle hegen. Wir unterscheiden verschiedene Formen von Solidarität:

- «Assoziative Solidarität» drückt sich in räumlicher Nähe und häufigen Kontakten aus. Die assoziative Solidarität ist also hoch, wenn die Eltern und ihre erwachsenen Kinder sich häufig sehen oder sprechen.

- «Affektive Solidarität» bezeichnet ein Gefühl der engen emotionalen Nähe und Zuneigung. Die solidarische Handlung drückt sich in diesem Fall dadurch aus, dass man der anderen Person seine Gefühle zeigt.
- Bei «funktionaler Solidarität» stellen sich Menschen gegenseitig Geld, Raum und Zeit zur Verfügung (Szydlik, 2000). Hier möchte ich vor allem auf solche Formen eingehen, bei denen Familienmitglieder ihren Angehörigen finanzielle Mittel geben und/oder ihnen praktisch helfen. Die funktionale Solidarität zwischen den Generationen einer Familie ist also hoch, wenn sie sich z. B. eng verbunden fühlen und Eltern ihre Kinder materiell unterstützen oder Kinder ihre Eltern pflegen.

Wenn wir von Solidarität reden, betrachten wir zunächst, ob ein Zusammengehörigkeitsgefühl vorhanden ist, aus dem bestimmte Handlungen resultieren. Ob diese Handlungen von den Empfängern tatsächlich als angenehm oder hilfreich empfunden werden, ist erst dann von Interesse, wenn wir nach der Unterstützung fragen. Unter «Unterstützung» versteht man also, dass jemand einem anderen eine Leistung zukommen lässt, die für den Leistungsnehmer zu einer Verbesserung seiner Situation führt (Diewald, 1991; Reichert, 1993). Damit eine Unterstützung vorliegt, ist es zunächst gleichgültig, ob der Unterstützende aus einem Zusammengehörigkeitsgefühl heraus handelt oder nicht. Wichtig ist, dass er unterstützen will und wie die Person empfindet, die die Unterstützung erhält (Brücker, 1994). Dies bedeutet, dass in einer Familie die Solidarität sehr hoch sein kann, aber die Person, an die sie sich richtet, erlebt dies nicht als unterstützend. Ist z. B. die affektive Solidarität von Eltern gegenüber ihrem heranwachsenden Kind sehr groß, dann könnten sie versuchen, ihren Sohn oder ihre Tochter möglichst eng an sich zu binden und sie zu kontrollieren, was Jugendliche in der Regel keineswegs als Unterstützung empfinden. Oder pflegt eine Tochter ihre alte Mutter und versucht, ihr möglichst alles abzunehmen, um sie zu schonen, so kann dies bei der Mutter dazu führen, dass sie mangels Übung Fähigkeiten einbüßt. Dieser durchaus als solidarisch zu bezeichnende Akt verkehrt sich in sein Gegenteil, wenn die Mutter eigentlich so weit wie möglich ihre verbliebene Selbständigkeit erhalten möchte.

Unterstützungen lassen sich nach ihren Wirkungen unterscheiden:

- Handlungen mit einem Direkteffekt spielen sich wechselseitig mit anderen Menschen ab, z. B. mit jemandem reden, etwas gemeinsam reparieren, mit Freunden essen. Die Beteiligten erleben ein Gefühl der Zugehörigkeit und Zusammengehörigkeit, die Bedürfnisse nach Wertschätzung, Selbstbestätigung, Zuneigung, Sicherheit, aber auch nach Abgrenzung und Auseinandersetzung werden befriedigt. Die unmittelbar positive Auswirkung auf unsere Befindlichkeit hat zur Bezeichnung «Unterstützungen mit Direkteffekt» geführt. Auch Konflikte können in diesem Sinne positiv sein, da ich bei einem Konflikt ein Gegenüber habe, mit dem ich mich auseinandersetze. Damit signalisiere ich mir und dem anderen, dass wir beide Personen sind, deren Sichtweisen mir wichtig sind.
- Handlungen mit einem Puffereffekt sollen einer belasteten Person helfen, mit den Belastungen zurecht zu kommen (Diewald, 1991). Wenn die Mutter das Enkelkind hütet, damit sich ihre Tochter auf ein Examen vorbereiten kann, dann stellt das Babysitten einen Puffer dar, durch den der Prüfungsstress der Tochter etwas abgemildert wird. In diesem Sinne verwenden wir den Begriff «Unterstützung» oft auch in der Umgangssprache.

Die Unterscheidung zwischen Unterstützung und Solidarität mag wie Haarspalterei erscheinen, ist aber wichtig, wenn wir Aussagen über Familien im Allgemeinen oder unsere Familie im Besonderen treffen wollen. Wenn z. B. jemand behauptet: «Bei uns kümmern sich heutzutage die Familien nicht mehr um ihre alten Angehörigen», dann heißt das «Die Familiensolidarität gegenüber alten Angehörigen ist niedrig». Wäre diese Aussage richtig, müsste man sich möglicherweise Gedanken über den Verfall der Moral in unserer Gesellschaft machen und darüber, wie alten Menschen durch weiteren Ausbau von ambulanten Diensten und Altenheimen geholfen werden könnte. Es geht hier also zunächst um die Frage: Gibt die Familie ihren alten Angehörigen Zuwendung und praktische Hilfen oder nicht? Und nicht darum, ob die Familie dies möchte oder die Angehörigen das als hilfreich empfinden. Auch im Privatleben spielt diese Frage eine Rolle: Kann ich mich auf meine Familie verlassen, wenn ich Hilfe brauche, d. h., wird sich meine Familie solidarisch verhalten, oder sollte ich besser bei Freunden, Bekannten oder professionellen Diensten nach Hilfe suchen? Umgekehrt kann es auch wichtig sein zu wissen, ob die Familienmitglieder wirklich unterstützen wollen und ob das solidarische Handeln der Familien die Lage der betreffenden Personen wirklich verbessert hat oder ob andere Menschen vielleicht besser geeignet wären, bestimmte Hilfen zu geben.

Unterstützung durch Nähe und Verbundenheit

Aus den vorangehenden Kapiteln wissen wir schon einiges über die Beziehung zwischen Erwachsenen und ihren Eltern. Wir können nun überprüfen, inwieweit dies auch Aussagen zur Solidarität und zur Unterstützung zwischen ihnen zulässt.

Schon wenn sich Familienmitglieder häufig sehen, miteinander sprechen oder sich schreiben, wird dies von den meisten Beteiligten als angenehm, als Bestätigung ihrer eigenen Person erlebt. Selbst wenn es bei diesen Kontakten zu Streit oder Spannungen kommt, geben sie doch den Beteiligten ein Gefühl der Zugehörigkeit. Im Vergleich zu Menschen, die isoliert sind, also keine oder fast keine Beziehungen haben, stellen Kontakte zur Familie als solche für viele Menschen eine Unterstützung im Alltagsleben dar. Diese Form der Solidarität durch gemeinsame Kontakte ist in unserer Gesellschaft weit verbreitet, wie wir in Kapitel 2 gesehen haben.

Die Solidarität zwischen den Generationen wird als intensiver erlebt, wenn man sich nicht nur häufig sieht oder spricht, sondern auch eng miteinander verbunden fühlt. Auch diese gefühlsmäßige Nähe wird von vielen als Unterstützung empfunden. Viele Eltern betrachten die Beziehung zu ihren erwachsenen Kindern als eng (über 90 %). Bei den erwachsenen Kindern ist die Zahl zwar geringer, aber immer noch recht hoch: Auch über 75 % der nicht mit den Eltern zusammen lebenden Erwachsenen sprechen von einer engen Beziehung zu ihren Eltern (s. Kapitel 2).

Diese Formen der Unterstützung mit «Direkteffekt» können eine Hilfe im Alltagsleben darstellen (Diewald, 1991). Das wird vielleicht verständlicher, wenn man sich den umgekehrten Fall vorstellt: Menschen, die sich mit ihrer Familie nicht verbunden fühlen oder vielleicht gar keine Kontakte zu ihr haben.

Irma Prokop stammt aus Ostpreußen. Sie kam als Flüchtling nach Westdeutschland, ihr Vater war gefallen, ihre Mutter und ihre jüngere Schwester konnte sie nach dem Krieg nicht wiederfinden. Sie arbeitete als Putzfrau. Von ihrem Mann, der Alkoholiker war und sie schlug, ist sie seit langem geschieden. Die 78-Jährige ist seit einiger Zeit gehbehindert und verlässt deshalb ihre Wohnung kaum. Sie lebt sehr zurückgezogen. Freunde hat sie nicht. Ihre wichtigsten Bezugspersonen sind der Zivildienstleistende, der für sie einkauft und putzt, die Nachbarin, die ihr die Post bringt, und die Sozialarbeiterin, die sich in regelmäßigen Abständen nach ihr erkundigt. Für viele Menschen ist eine so isolierte Lebensweise keine angenehme Vorstellung.

Dagegen Nina Gerheim: Sie ist 76 Jahre alt und ebenfalls alleinstehend. Auch sie ist seit vielen Jahren geschieden und hat keine Kinder. Da ihre Mutter Italienerin war und sie selbst zweisprachig aufwuchs, lebt sie heute die meiste Zeit des Jahres in Italien, hat aber auch in Deutschland eine kleine Wohnung. Sie ist unternehmungslustig, reist noch viel und pflegt enge Beziehungen zu den Kirchengemeinden an ihren beiden Wohnorten. Sie liebt ihre Freiheit und hat gelernt, mit ihr umzugehen, ist aber auch oft und gerne mit anderen zusammen. Über die Zukunft möchte sie allerdings nicht so gerne nachdenken. Sie hofft, nie so krank zu werden, dass sie von der Unterstützung anderer Menschen abhängig wird, und meint, sie könnte dies durch ein gesundes, körperlich und geistig anregendes Leben abwenden. Zu ihren Freunden und Bekannten hat sie ein enges Verhältnis, möchte aber nicht, dass diese sie versorgen, wenn sie über längere Zeit krank oder hilfebedürftig würde. Wenn sie an solche Situationen denkt, hätte sie gerne jemanden, an den sie sich dann wenden könnte, nicht, um von dieser Person gepflegt zu werden, sondern um zu wissen, dass da noch jemand ist, der sie nicht im Stich lässt. Für Nina Gerheim wäre eine solidarische Beziehung zu einem vertrauten Menschen eine Unterstützung.

Wie wir gesehen haben, treffen viele Erwachsene ihre Eltern relativ häufig oder telefonieren mit ihnen. Damit dürften sie das Gefühl haben, dass ihre Familien, ihre Eltern oder ihre erwachsenen Kinder sie unterstützen, die assoziative und affektive Solidarität durch Kontakte und emotionale Nähe ist in diesen Familien hoch. Vor allem verwitwete Eltern, insbesondere verwitwete Mütter, werden von ihren Kindern emotional unterstützt (Diewald, 1991). Allerdings darf man auch nicht vergessen, dass für eine ganze Reihe von Menschen diese Nähe nicht besteht und ein erheblicher Prozentsatz keine sichere Bindung zu Eltern oder Kindern erlebt (s. Kapitel 2 und 3). Vermutlich nehmen diese Menschen die Beziehung zu ihren

Angehörigen nicht als sonderlich unterstützend wahr. Darüber hinaus dürfte es in allen diesen Beziehungen auch immer wieder Sorgen und Konflikte geben – auch das ist «normal».

Unterstützung bei Belastungen

Von dieser Art der Unterstützung sind Hilfen zu unterscheiden, die man bekommt, wenn man sich in einer schwierigen oder belastenden Situation befindet, die also als «Puffer» gegenüber der Belastung dienen. Dies können zum einen emotionale Zuwendungen, Informationen und/oder Ratschläge sein. Wenn wir Kummer haben und uns vertrauensvoll an jemanden wenden können, der uns zuhört und versteht, kann dies Entlastung und Hilfe bedeuten. Manchmal möchten alte Menschen z. B. über Tod und Sterben sprechen. Oft reagieren die Jüngeren verschreckt und versuchen abzuwiegeln oder vom Thema abzulenken. Es ist wenig hilfreich, wenn die Tochter zu ihrer 90-jährigen Mutter sagt: «Aber Mutter, wer wird denn an so was denken. Du bist doch noch gar nicht so alt.» Stattdessen würde sie es vermutlich erleichtern, wenn sich die Tochter – trotz ihrer Ängste – auf das Gespräch einließe und versuchte, die Mutter zu verstehen.

Informationen und Ratschläge für andere gehören ebenfalls zu dieser Form der Unterstützung, z. B. darüber, dass und wie man eine Bankvollmacht einrichten kann. Wie wir in Kapitel 4 gesehen haben, wenden sich Eltern relativ häufig an ihre erwachsenen Kinder, um von diesen einen Rat zu erhalten oder getröstet zu werden. In diesen Fällen findet also die Unterstützung durch den Austausch von Wissen und Kenntnissen statt.

Eine weitere Form von Unterstützung bei Belastungen können materielle Zuwendungen und praktische Hilfeleistungen sein: Geben Eltern ihren erwachsenen Kindern Geld? Helfen sie ihnen praktisch, z. B. bei der Haushaltsführung, bei der Betreuung der Kinder? Und wie ist es umgekehrt: Unterstützen Erwachsene ihre Eltern materiell? Ein Teil der älteren Menschen bekommt Probleme bei der selbstständigen Lebensführung – helfen ihnen die Kinder dann?

Wer Hilfe braucht, wendet sich in erster Linie an den Partner oder die Partnerin. Sind sie nicht vorhanden oder lässt man diese unberücksichtigt, würde man sich je nach Problemlage an unterschiedliche Menschen wenden: Bei Geldangelegenheiten zuerst an Vater oder Mutter; bei Krankheiten vor allem an Mutter bzw. Tochter; bei praktischen Hilfen im Haus und im Garten vor allem an die Söhne, aber auch an beste Freunde und ggf. Nachbarn. Trotz der relativ hohen affektiven Solidarität in Familien würden sich viele Menschen Ratschläge und emotionale Unterstützung in erster Linie beim besten Freund bzw. der besten Freundin holen, an nächster Stelle wären Mutter oder Tochter gefragt (Diewald, 1991). Vom Partner oder der Partnerin erwartet man also am ehesten Unterstützung. Ist ein Partner nicht vorhanden, würden sich viele Menschen an die nächsten Familienangehörigen wenden, vor allem bei materiellen Problemen und wenn man bei einer Erkrankung versorgt werden müsste. Viele Menschen erwarten demnach, dass sich die Familie in solchen Situationen als solidarisch erweist. Ist sie es tatsächlich auch?

Untersuchungen darüber bestätigen diese Tendenz. So wurden in einer großen, als «Alters-Survey» bekannten Untersuchung 40- bis 85-Jährige befragt, die teilweise erwachsene Kinder, teilweise Eltern hatten (Kohli und Künemund, 2000). Dabei erhielten 10 % der befragten Erwachsenen im Laufe des vergangenen Jahres Geld von ihren Eltern, 30 % geben Geld an ihre Kinder. Jüngere Erwachsene bekommen also eher Geld von ihren Eltern als ältere. Noch in der Ausbildung befindliche Kinder erhalten doppelt so oft Geld wie erwerbstätige. Der größte Teil der Eltern schenkt den Kindern im Laufe des Jahres einen gewissen Geldbetrag, 10 % machen ein größeres Geschenk und 8 % unterstützen ihre Kinder regelmäßig. Die Spannweite der Beträge ist groß: 18 % gaben höchstens 500.– DM, über 50 % ungefähr 2000.– DM und 13 % mehr als 10 000.– DM. Im Durchschnitt wurden von denen, die etwas schenkten, beinahe 5000.– DM pro Kind und Jahr gegeben! Erbschaften stellen ebenfalls eine Übertragung von Geld an Familienangehörige dar, deshalb möchte ich sie hier anführen, obwohl sie natürlich erst nach dem Tod des Erblassers erfolgen. Größere Schenkungen zu Lebzeiten, sozusagen als Vorgriff auf die Erbschaft, gibt es auch, sie sind aber wesentlich seltener. Bei den vererbten Beträgen ist die Spanne wieder groß: Während die Hälfte der Befragten nichts erbte, betrug die Summe bei 50 % der Erben mindestens 25 000.– DM, bei einem Viertel mindestens 100 000.– DM, bei 5–8 % eine halbe und bei 2–3 % mindestens eine Million DM.

Die durchschnittliche Erbschaftshöhe betrug 200000.– DM. Schenken und vererben können natürlich vor allem finanziell besser gestellte Eltern. Dies führt dazu, dass Kinder aus wohlhabenderen Elternhäusern mehr Geld bekommen als die aus bescheideneren Verhältnissen, die das Geld vielleicht dringender gebrauchen könnten (Szydlik, 2000).

Umgekehrt fließt nur selten Geld: Nur ca. 5 % der Eltern bzw. Schwiegereltern erhalten von ihren Kindern finanzielle Zuwendungen. Ein Grund dafür mag sein, dass die ältere Generation in materieller Hinsicht im Durchschnitt relativ gut abgesichert ist (BMFSFJ, 2002). Es wird also wesentlich mehr Geld von der älteren Generation an die jüngere weitergegeben als umgekehrt.

Hieraus ergibt sich ein interessantes Bild über den Fluss des Geldes zwischen den Generationen: Während durch den Generationenvertrag die Altersruhegelder von der jeweils erwerbstätigen gesellschaftlichen Generation erwirtschaftet werden, fließen innerhalb der Familien erhebliche Gelder von der älteren zur jüngeren Generation zurück. Dies mag auch die Diskussion über Alte, die auf Kosten der Jungen leben, in einem anderen Licht erscheinen lassen.

Bei den praktischen Hilfen sieht das Bild anders aus: Etwa 25 % der Befragten unterstützen ihre Eltern im Haushalt, etwa 10 % der Kinder werden von den Befragten im Haushalt unterstützt. Am häufigsten helfen Eltern bei der Betreuung der Enkel: 35 % der Großeltern sind hier aktiv. Je älter die Eltern aber sind, um so mehr Unterstützung bekommen sie und um so weniger können sie geben. Dabei scheint das 75. Lebensjahr für viele eine Schwelle zu markieren. Danach nehmen die praktischen Hilfen für jüngere Angehörige deutlich ab, und vor allem alleinstehende ältere Menschen brauchen dann zunehmend Unterstützung (Diewald, 1991; Wagner, Schütze und Lang, 1996).

Wenn ca. 30 % der Eltern ihre erwachsenen Kinder finanziell unterstützen und ca. 25 % der erwachsenen Kinder ihren Eltern im Haushalt helfen, scheinen dies enttäuschend niedrige Anteile der jeweiligen Gruppe zu sein. Man muss jedoch bedenken, dass es sich um eine «Momentaufnahme» handelt, eine Befragung zu einem bestimmten Zeitpunkt, wobei nur nach den Hilfen im vergangenen Jahr gefragt wurde. Erfasst man größere Zeiträume, so ist der Anteil der Helfenden höher (Szydlik, 2000). Man muss sich dies so vorstellen: In vielen Familien geben die Eltern ihren erwachsenen Kindern vor allem dann materielle Unterstützung, wenn sich diese noch in der Ausbildung befinden oder sie eine Familie gegründet haben. Viele Eltern haben dann das Gefühl, dass die Kinder die Unterstützung gut gebrauchen können. Umgekehrt ist praktische Unterstützung für «junge alte» Eltern selten erforderlich. Sie wird erst notwendig, wenn die Eltern aufgrund von körperlichen oder psychischen Beeinträchtigungen Schwierigkeiten haben, ihren Haushalt selbständig zu führen. Finanzielle Unterstützung «ballt» sich somit in den Altersgruppen der jungen erwachsenen Kinder, praktische Hilfen werden eher bei alten oder hochbetagten Eltern erforderlich. Dann kommt es relativ häufig vor, dass Erwachsene ihre alten Eltern bei der Lebensführung im Alltag unterstützen.

Materielle Unterstützungen und praktische Dienstleistungen fließen also zwischen den Generationen in umgekehrte Richtungen: Während erwachsene Kinder von ihren Eltern deutlich mehr materielle Zuwendungen erhalten, bekommen Eltern mit zunehmendem Alter mehr und mehr praktische Unterstützung. Die praktischen Hilfen erfolgen dabei im Durchschnitt wesentlich häufiger als die materiellen Zuwendungen (Marbach, 1997). Es dürfte aber sehr schwierig sein, beides gegeneinander aufzurechnen – zumal Eltern und Kinder eine lange Geschichte von Geben und Nehmen haben, die ja weit vor dem Erwachsenenalter der Kinder begonnen hat.

Mit «Unterstützen» und «Helfen» verbindet man in der Regel Positives: Meist verbessert sich dadurch die Lage dessen, dem geholfen wird, die Hilfe trägt zu seinem Wohlbefinden bei. Auch die Helfer selbst erhalten oft Anerkennung und entwickeln ein positives Selbstwertgefühl. Allerdings ist nicht jede Unterstützung für den, der sie erhält, angenehm und eine Verbesserung seiner Lage. Die Wirkung einer Unterstützung kann vom Betroffenen selbst, von dem, der sie gibt oder aber von Dritten beurteilt werden. Und diese Urteile stimmen nicht immer überein.

Meta Baier, 77 Jahre alt, hat Arthrose, ist Diabetikerin und sieht aufgrund dieser Erkrankung trotz Brille ziemlich schlecht. Die Arbeiten im Haushalt erledigt sie jedoch noch selbst, auch wenn alles ein bisschen langsamer und nicht mehr so gründlich geht. Dadurch ist die Wohnung nicht mehr so sauber wie früher, und dass ihre Kleidung verschmutzt ist, kann sie meist nicht richtig erkennen. Ihre Tochter reagiert entsetzt. Sie kennt die Mutter als perfekte

Hausfrau, die größten Wert auf Sauberkeit legt. Sie rät der Mutter dringend, sich doch eine Putzhilfe zu nehmen und prüft bei ihren Besuchen sofort mit kritischem Blick die Kleidung. Entdeckt sie Schmutz, versucht sie die Mutter dazu zu bewegen, sich etwas Sauberes anzuziehen. Frau Baier reagiert zunehmend gekränkt. Sie ist so stolz, dass sie noch alles selbst macht. Zwar merkt sie, dass sie in Punkto Sauberkeit nicht mehr so perfekt ist wie früher, empfindet dies im Moment aber eher als Erleichterung. Fängt die Tochter dann in ihrer Ratlosigkeit selbst an, die Wohnung der Mutter zu putzen, empfindet Frau Baier dies als einen Übergriff und fühlt sich verpflichtet, auch noch Dankbarkeit zu zeigen. Die Tochter kann ihre Mutter nicht verstehen und ist der Meinung, jeder müsste doch sehen, «dass das so nicht mehr weitergeht». Sie glaubt, ihre Einstellung werde von allen anderen vernünftigen Menschen geteilt, nur nicht von der Mutter. Frau Baier umgekehrt fühlt sich wie ein kleines Kind behandelt. Sie wertet das Verhalten ihrer Tochter als Einmischung und Herrschsucht und nicht als Hilfe.

Für helfende Angehörige ist es besonders schwierig, ruhig und gelassen zu bleiben, wenn sie sich mit ihren Eltern oder Kindern identifizieren und deren Problem wie ihr eigenes empfinden. Sie greifen dann oft in das Handeln derjenigen ein, die Unterstützung brauchen, und vergessen dabei, dass sie so deren Recht auf Selbstbestimmung verletzen können (Dunkel-Schetter und Bennett, 1990).

Unterstützung kann also durchaus auch negative Folgen haben, häufig, indem die Hilfe das Selbstwertgefühl des Empfängers untergräbt. Diese Interpretation liegt bei Frau Baier nahe: Sie ist stolz darauf, dass sie ihren Haushalt noch ohne fremde Hilfe führt, ihre Tochter signalisiert ihr jedoch, dass sie dies nicht mehr hinreichend gut kann. Würde sie die Sichtweise ihrer Tochter übernehmen, dürfte das ihr Selbstbild und ihr Selbstwertgefühl als gute Hausfrau beschädigen. Das Selbstwertgefühl kann auch dadurch beeinträchtigt werden, dass man von anderen Unterstützung erhält und diese nicht in irgendeiner Form zurückgeben kann. Geschieht dies öfter, können sich Menschen unterlegen und abhängig fühlen, selbst wenn die Hilfe von den eigenen Kindern oder Eltern kommt.

Für die meisten Menschen ist es wichtig, dass ihr Tun Wirkung zeigt, dass sie durch ihr Handeln ihr Leben gestalten können. Hat man das Gefühl, es sei egal, was man tut, irgendetwas werde auf jeden Fall geschehen, unabhängig, ob man sich nun bemüht oder nicht, so kann dies sogar zu Depressionen führen (Hautzinger und Hoffmann, 1979). Manchmal kann nun gerade durch Unterstützung das Gefühl der Selbstwirksamkeit untergraben werden. So kann es sich z.B. bei kranken Menschen negativ auswirken, wenn ihnen Arbeiten im Haushalt abgenommen werden, die sie gut selbst verrichten können. Diese – vielleicht sogar wohlgemeinten – Hilfen signalisieren ihnen nämlich, dass sie ihre eigenen Alltagsanforderungen nicht meistern können und ihr Leben nicht mehr im Griff haben (Brücker, 1994).

Manchmal sind auch die Formen der Unterstützung unangemessen. Versucht man z.B. nur, die Probleme zu bagatellisieren oder den Angehörigen zu beschwichtigen, ohne ihm wirklich zuzuhören, kann es passieren, dass er sich nicht ernst genommen und nicht verstanden fühlt. Zwar wissen die meisten Menschen im Allgemeinen ganz gut, wie sie ihren Angehörigen helfen können. Trotzdem versuchen sie manchmal in konkreten Situationen wider besseren Wissens die Probleme des anderen zu bagatellisieren oder die betroffene Person mit Sätzen wie: «Das wird schon wieder», «Kopf hoch», «Es ist doch alles nicht so schlimm» oder «Denk doch mal, wie schlecht es anderen geht», aufzumuntern. Aussagen wie diese können dem Betroffenen signalisieren, dass er andere bitte mit seinen Problemen verschonen und von etwas anderem reden solle. Solche Strategien wählen Menschen oft unbewusst, wenn die Probleme des anderen sie zu sehr selbst belasten und sie versuchen, ihr eigenes inneres Gleichgewicht aufrecht zu erhalten (Gottlieb und Wagner, 1991). Dass Beschimpfen und Blamieren des Betroffenen keine angemessene Form der Unterstützung darstellen, ist wohl unmittelbar einleuchtend. Dennoch kann dies passieren, wenn Helfer unter Stress, verzweifelt oder überfordert sind oder nicht verstehen, warum der Betreffende sich ausgerechnet so verhält. Nach meiner Erfahrung geschieht dies am ehesten dann, wenn der ältere Mensch an einer Demenz leidet und die Tochter oder der Sohn das Krankheitsbild nicht kennen. Oft meinen sie dann, der alte Mensch handle absichtsvoll, während dieser sein eigenes Tun nicht beeinflussen kann. Margarete Zorn z.B. ist sehr vergesslich. Manchmal vergisst sie auch die Zettel, auf denen sie sich notiert, woran sie denken soll. Ihre Tochter Rita Kramer kann das Verhalten ihrer Mutter nicht mehr nachvollziehen, wenn diese beim Besuch von Freunden oder anderen Angehörigen einen geistig regen Eindruck macht, sich munter unterhält und an alles Mögliche erinnert, bei nächster Gelegenheit aber wieder verzweifelt anruft und nicht mehr weiß, wo sie ihren Geldbeutel, ihre Schlüssel hingetan hat oder ob sie nun morgen oder an einem anderen Tag oder überhaupt zu ihrem Hausarzt muss und wenn ja, warum. Frau Kramer meint dann, ihre Mutter würde sich nicht genug Mühe geben, und gelegentlich reagiert sie deshalb gereizt.

Manchmal sind helfende Angehörige überfordert. Egal, ob dies durch die Anforderungen der Hilfebedürftigen oder durch die eigenen Ansprüche geschieht, bei dauerhafter Überforderung können sie nicht mehr angemessen handeln und schaden sich auch selbst. Unterstützende Angehörige müssen auch auftanken können, sonst gibt es längerfristig gesehen nicht nur einen Menschen, der Hilfe braucht, sondern zwei, nämlich noch zusätzlich denjenigen, der unterstützt. Ich werde an späterer Stelle darauf noch einmal eingehen (s. Kapitel 10).

Motive für die Unterstützung

Auch wenn Unterstützung in der Familie nicht immer ganz so wirkungsvoll ist, wie es die Beteiligten gerne hätten: Die Bereitschaft von Eltern und erwachsenen Kindern, sich gegenseitig zu helfen, ihre Solidarität, ist hoch. Diese Beziehungen sind oft enger als zu anderen Menschen. Warum ist dies so? Warum unterstützen sich Eltern und erwachsene Kinder, selbst wenn sie teilweise eine gespannte Beziehung haben? Für viele Menschen mag die Unterstützung zwischen nahen Verwandten so selbstverständlich sein, dass ihnen diese Frage merkwürdig vorkommt. Da aber Menschen mit dieser Form der Unterstützung durchaus auch Probleme haben können, möchte ich der Frage nachgehen, warum sich nahe Angehörige helfen, welche Motive also dahinter stehen.

- Nach Ansicht einiger Forscher hat die gegenseitige Unterstützung biologische Ursachen. Wir unterstützen unsere Angehörigen vor allen Dingen bei Belastungen. Gerade in lebensbedrohlichen Situationen, etwa bei Naturkatastrophen oder Hungersnöten, können die Menschen am ehesten überleben, die viele nahe Verwandte haben. Dabei bevorzugen wir diejenigen, die uns im Hinblick auf unsere Gene, d. h. unsere Erbanlagen besonders ähnlich sind. Auf diese Weise sorgen wir dafür, dass wir nicht nur durch

Fortpflanzung unsere Gene weitergeben, sondern sichern ihre Existenz auch durch Unterstützungsmaßnahmen ab. Dies ist sinnvoll, um das Überleben der Art und insbesondere der eigenen Erbanlagen zu fördern. Auch bei Tieren kann man dieses Verhalten nachweisen. Daher wird angenommen, dass es sich im Laufe der Evolution herausgebildet hat und der Erhaltung der Arten dient (Neyer und Lang, 2003).

- Eine andere Position besagt, dass Eltern und Kinder sich gegenseitig unterstützen, weil sie Zuneigung füreinander empfinden und sich lieben. Liebe ist ein starkes inneres Gefühl des Hingezogenseins zu einer anderen Person, das mit Vertrautheit, d. h. einem Gefühl von Nähe, Verbundenheit und Offenheit einhergeht. Gerade im Verhältnis zwischen Eltern und Kindern könnte dabei auch ein Gefühl der Stabilität und Sicherheit und der Wunsch, das Wohl der geliebten Person über das eigene zu stellen, eine Rolle spielen (Bierhoff, 1995). Für einen Teil der Beziehungen der Kinder zu ihren Eltern, mehr vielleicht noch der Eltern zu ihren Kindern, mag dies zutreffen. Sichere Bindungen sind eine gute Voraussetzung für die Entwicklung von Liebe zwischen Eltern und erwachsenen Kindern (Cicirelli, 1993). Wie wir aber gesehen haben, erleben nicht alle Menschen eine sichere Bindung zu ihren Eltern. Es gibt auch unsicher-ambivalent und vermeidend gebundene Menschen, und z.T. bleiben diese Bindungsstile bis ins Alter bestehen (vgl. Kapitel 3). Außerdem bedeutet «eine enge Beziehung zu jemandem zu haben» nicht automatisch, dass man diese Person liebt, und nicht immer ist eine sichere Bindung die Voraussetzung für Liebe. Wir wissen eigentlich sehr wenig darüber, ob Erwachsene und ihre Eltern sich lieben, die gerontologische Literatur gibt darüber kaum Auskunft. Oft ist auch an der Beziehung zu einem Menschen nicht nur ein Gefühl beteiligt, sondern mehrere. Der Sozialwissenschaftler Kurt Lüscher schreibt, dass die Beziehung zwischen Erwachsenen und ihren Eltern durch Ambivalenzen (Zwiespältigkeiten) gekennzeichnet sei. Er meint damit eine für eine bestimmte Zeit nicht auflösbare Polarisierung von Fühlen, Denken und Handeln, die in Bezug auf die jeweils andere Generation in einer Familie besteht. Ursache dafür sei, dass Familien sowohl der Reproduktion dienen, da dies der Ort ist, in dem Menschen ihre Nachkommen zeugen und pflegen. Gleichzeitig ist die Familie auch ein Ort der Innovation, der Erneuerung, weil neues Leben entsteht, neue Persönlichkeiten, die sich von ihren Eltern unterscheiden und die andere lebensgeschichtliche und gesellschaftliche Erfahrungen als ihre Eltern machen. Dies führe notwendigerweise zu gleichzeitig bestehenden Gemeinsamkeiten und Unterschieden, die nicht aufgelöst werden können. Sind die Eltern z.B. durch den Zweiten Weltkrieg und die Notzeiten danach beeinflusst, die Kinder jedoch im Wohlstand aufgewachsen, dann prägen diese unterschiedlichen Erfahrungen wahrscheinlich die Generationen. Ebenso bestehe in den Familien eine Ambivalenz zwischen Annäherung und Distanzierung. Einerseits erleben viele Erwachsene und Eltern ihre Beziehung als eng, suchen häufig Kontakt, andererseits wird von den Kindern erwartet, dass sie ausziehen, einen Beruf ergreifen, sich ihre eigene Familie schaffen und letztendlich selbstständig, ohne Unterstützung der Eltern, ihr eigenes Leben führen können. Diese Ambivalenzen lähmen die Menschen jedoch nicht, sondern führen dazu, dass sie auf die eine oder andere Weise miteinander umgehen. Verhalten sie sich solidarisch, dann bedeutet dies, dass sie sich trotz der nicht auflösbaren inneren Widersprüche verlässlich unterstützen. Ist es den Generationen möglich, sich jeweils auf ihre Weise weiterzuentwickeln und gleichzeitig wechselseitiges Aufeinander-Angewiesensein zu bewahren, dann könnte man dies als einen emanzipierten Umgang mit den Ambivalenzen betrachten. In anderen Familien kann wiederum bei einer Generation – häufig der jüngeren – das Bedürfnis nach Erneuerung und Distanzierung groß, gleichzeitig aber auch eine Orientierung an Reproduktion und Annäherung vorhanden sein. Dann kann die andere – häufig die ältere – Generation moralischen Druck ausüben, um die jüngere festzuhalten und zu binden, ohne dass dies wirklich einem inneren Wunsch nach Nähe entspräche (Lüscher, 2000). Auch wenn Eltern und Kinder sich lieben, wäre also davon auszugehen, dass sie mit Ambivalenzen von Reproduktion und Erneuerung, von Annäherung und Distanzierung zu leben haben.

- Eine dritte mögliche Begründung für die Unterstützung zwischen Eltern und Kindern könnte sein, dass sie sich dazu verpflichtet fühlen. Das Gefühl der Verpflichtung entsteht, wenn man sich an bestimmten Normen orientiert. Normen sind breit akzeptierte Regeln darüber, was eine Gesellschaft als angemessen betrachtet. Sie geben an, wie Menschen unter bestimmten Bedingungen handeln oder denken sollten, unabhängig von ihren persönlichen Präferenzen. So wird z.B. erwartet, dass Eltern dafür Sorge tragen, dass ihre Kinder die Schule besuchen, unabhängig davon, ob die Eltern Lust haben, sich darum zu kümmern oder nicht. Manche dieser Normen sind in Gesetzen festgeschrieben, z.B. auch die Schulpflicht und die elterliche Sorge dafür. Viele andere sind den Menschen bekannt, ohne dass ihnen klar ist, welche juristischen Folgen deren Nichtbeachtung haben könnte. Versorgen Eltern z.B. ihre kleinen Kinder unzureichend, dann werden sich wahrscheinlich die Nachbarn darüber empören, ohne dass sie etwas über rechtliche Konsequenzen dieses Handelns wissen müssten. Wieder andere Normen bestehen, ohne dass sie irgendwo rechtlich verankert sind. So wird in der Regel erwartet, dass man seine Arbeitskollegen grüßt. Macht man das nicht, ist es entweder sehr unhöflich oder ein Hinweis auf ein schweres Zerwürfnis. In der Regel sind die wesentlichen Normen den Menschen in einer Gesellschaft bekannt, und viele haben sie verinnerlicht. D.h. sie sind ihnen so vertraut, dass sie zu einem Teil ihrer selbst geworden sind. Menschen haben dann das Bedürfnis, sich nach diesen Normen zu richten, selbst wenn ihnen das manchmal schwer fällt, sie fühlen sich verpflichtet, so zu handeln. Auch in Bezug auf das Verhältnis von Erwachsenen und ihren Eltern gibt es Normen. Die stärkste Verpflichtung zur gegenseitigen Unterstützung besteht dabei zwischen Eltern und Kindern. Gegenüber entfernteren oder angeheirateten Verwandten nimmt die Verpflichtung ab (Rossi und Rossi, 1990). So fühlen sich 82% der im Alters-Survey befragten 40- bis 85-Jährigen verpflichtet, ihren Angehörigen zu helfen, 92% würden immer einspringen, wenn Angehörige Hilfe brauchen. Dies sollte jedoch nicht der Regelfall sein: Immerhin meinen 70% der Befragten, dass erwachsene Kinder auf eigenen Füßen stehen und keine Unterstützung von ihren Eltern erwarten sollten. Als Eltern würden sie es also als selbstverständlich erachten, ihren erwachsenen Kindern zu helfen, wenn diese es brauchen, die Kinder sollten sich aber bemühen, möglichst ohne Unterstützung leben zu können. Dass sie ihren Angehörigen nicht zu helfen brauchen, weil es genug staatliche Unterstützung gibt, meinen dagegen nur 17% (Szydlik, 2000). Allerdings sind diese Normen so allgemein formuliert, dass es erhebliche Interpretationsspielräume gibt, wann denn nun der Hilfebedarf vorliegt und wie zu helfen ist (Rossi und Rossi, 1990). Grundsätzlich ist aber eine allgemeine Verpflichtung zur Unterstützung nächster Angehöriger weit verbreitet.

- Eine besondere Norm, welche die Unterstützung zwischen Menschen regelt, ist die der «Wechselseitigkeit» (Diewald, 1991). Menschen haben den Wunsch, etwas zurückzugeben, wenn sie etwas erhalten haben. Dies ist besonders ausgeprägt, wenn man andere nicht so gut kennt. Haben wir zu jemandem ein distanziertes Verhältnis, legen wir Wert darauf, ihm möglichst umgehend das gleiche zurückzugeben. Leihe ich mir z. B. von einer Nachbarin, die ich nur flüchtig kenne, ein Ei, werde ich ihr vermutlich bei nächster Gelegenheit das Ei zurückgeben. Sind uns Menschen vertrauter, geben wir Geliehenes oder eine Gefälligkeit nicht sofort und nicht unbedingt in gleicher Form zurück. Eine gute Freundin wäre möglicherweise sogar beleidigt, wollte ich ihr gleich am nächsten Tag das geliehene Ei zurückbringen. D. h. die Nähe oder Ferne der Beziehung bestimmt nicht nur, ob wir das gleiche oder ähnliches sofort oder bei Gelegenheit zurückgeben. Je nachdem, was und wann wir etwas zurückgeben, signalisieren wir auch, wie nah oder fern die Beziehung für uns ist. Geben wir der Freundin also das geliehene Ei gleich am nächsten Tag zurück, ja, gehen wir extra deshalb zu ihr, würden wir ihr signalisieren, dass aus unserer Sicht die Beziehung zu ihr eher förmlich und distanziert ist. Bei nahen Verwandten scheint Wechselseitigkeit eine geringere Rolle zu spielen als bei Bekannten, Freunden oder Nachbarn (Neyer und Lang, 2003). Zumindest ist für viele Angehörige eher wichtig, dass auf die Dauer gesehen, im Lauf der gemeinsamen Lebenszeit, Geben und Nehmen irgendwie ausgeglichen sind. So meinen 79 % der Befragten des Alters-Survey, ihre Eltern hätten so viel für sie getan, dass sie ihnen auch gerne etwas zurückgeben möchten. 70 % vertreten die Auffassung, dass sie auch selbst Hilfe erwarten können, wenn sie Angehörigen helfen. Und 84 % möchten gerne das, was ihnen ihre Eltern gegeben haben, an die nächste Generation weitergeben (Szydlik, 2000). Die Norm der Wechselseitigkeit scheint also auch für nahe Angehörige eine Bedeutung zu haben, aber eher langfristig. So ist es vielen alten Eltern unangenehm, von ihren Kindern Unterstützung anzunehmen, zum einen weil sie diese nicht belasten wollen, zum anderen aber auch, weil sie sich dann von ihnen abhängig fühlen. Manchen geht es besser, wenn sie selbst ihre Kinder großzügig materiell unterstützen und damit ein kleines «Unterstützungs-Guthaben» (Antonucci und Jackson, 1990) angelegt haben. Es fällt ihnen dann leichter, Hilfe von den Kindern anzunehmen, ohne dass ihr Selbstwertgefühl allzu sehr beeinträchtigt wird. Allerdings gibt es auch Erwachsene, die das Gefühl haben, von den Eltern nicht die Unterstützung und Liebe erhalten zu haben, die sie als jüngere Kinder gebraucht hätten, die sich aber dennoch um ihre hilfebedürftigen Eltern kümmern. Oft geschieht dies dann aus der tiefen inneren Überzeugung, dass man das tun muss. In diesen Fällen ist das innere Pflichtgefühl, Eltern in jedem Fall zu helfen, stärker als die Norm der Wechselseitigkeit.

- Ein letztes Motiv für die gegenseitige Unterstützung möchte ich noch vorstellen: Schuldgefühle. Schuld ist ein unangenehmes Gefühl, das auftritt, wenn man jemandem etwas Unangenehmes, Leid, Kummer, einen Schaden zufügt. Das Schuldgefühl empfindet die handelnde Person selbst, sie fühlt sich verantwortlich, es kann außerdem von der betroffenen Person oder anderen verstärkt werden. Die Schuld bezieht sich auf eine schädigende Handlung oder das Unterlassen von Unterstützung. Schuldgefühle treten vor allem in engen Gemeinschaften wie z.B. Familien auf, in denen eine langfristige wechselseitige Unterstützung erwartet wird. Bekommt man langfristig weniger als man glaubt, dass einem zusteht, so kann dies Ärger oder Neid hervorrufen, man fühlt sich betrogen. Bekommt man seinem Gefühl nach zu viel, dann kann dies Schuldgefühle hervorrufen. Man kann sich sogar dann schuldig fühlen, wenn man zwar die Regel, sich gegenseitig zu helfen, verletzt, die betroffene Person damit aber gar kein Problem hat. In lockeren Beziehungen, zwischen Bekannten, sind Schuldgefühle selten. Viele Menschen leiden darunter, wenn sie Schuldgefühle haben, und meinen, dies sei ihr persönliches Problem. Tatsächlich erfüllen Schuldgefühle aber die Aufgabe, Gemeinschaften zusammenzuhalten und Unterstützung sicherzustellen: Sie tragen dazu bei, Beziehungen zu festigen und weiterzuentwickeln. Außerdem können Menschen, die schwach sind und wenig Macht besitzen, andere dazu bewegen, sie zu unterstützen, indem sie Schuldgefühle hervorrufen. Schuldgefühle können allerdings auch das Gegenteil bewirken: Ist die Beziehung weniger eng oder das Schuldgefühl sehr stark, führt dies zu Gegenreaktionen. Der «Schuldige» distanziert sich innerlich von seinem «Opfer». Er kann die andere Person dann z.B. abwerten, indem er meint, der Vater habe es nicht verdient, dass er sich um ihn kümmere, er habe früher die Familie vernachlässigt. Oder er kann physisch auf Abstand gehen: den Kontakt reduzieren oder abbrechen (Baumeister u.a., 1994).

Wie wir gesehen haben, ist die Bereitschaft zur Unterstützung und damit die Solidarität zwischen Erwachsenen und ihren Eltern hoch. Das kann verschiedene Gründe haben: Weil auf diese Weise die Erhaltung der Art und sogar der eigenen Erbanlagen gesichert wird, weil Angehörige Zuneigung füreinander empfinden, vielleicht auch trotz einer durchaus ambivalenten Beziehung. Darüber hinaus können Pflicht, der Wunsch etwas zurückzugeben, die Vermeidung von Schuldgefühlen ebenfalls starke Motive sein. Bei den meisten Menschen werden alle diese Motive eine Rolle spielen, vielleicht in unterschiedlicher Gewichtung. Auch innerhalb einer Beziehung kann sich die Bedeutung der Motive verändern. Petra Fahrnländer kümmert sich z.B. um ihre heute 94-jährige Mutter, die in einem Altersheim, 400 km entfernt von ihrer Tochter, wohnt. Frau Fahrnländer fährt einmal im Monat zu ihr und bleibt dann ein paar Tage. «Mein Verhältnis zu meiner Mutter hat sich sehr verändert», sagt sie. «Heute fahre ich gerne zu ihr, rede mit ihr, gehe mit ihr spazieren, lese ihr vor, weil sie nichts mehr sehen kann. Ich hätte das nicht geglaubt. Früher hatten wir eine gespannte Beziehung. Ich fand sie sehr kühl und dominant. Heute kann ich eher würdigen, was diese Frau alles durchgemacht hat. Dass sie alleine ihre Kinder großgezogen hat, nachdem der Vater im Krieg gefallen war. Sie hat das Gefühl, dass sie ihr Leben gelebt hat, und sagt oft, dass sie gerne sterben würde. Ich kann dann mit ihr darüber reden. Manchmal können wir auch zusammen lachen oder uns an den warmen Sonnenstrahlen freuen. Solche Momente der Nähe waren früher nicht möglich.» Als Frau Fahrnländer anfing, sich um ihre Mutter zu kümmern, tat sie das, weil sie sich verpflichtet fühlte. Heute fährt sie hin, weil sie auch Zuneigung und Mitleid für die Mutter empfindet, aber auch mehr Wärme und Nähe. Sie hat die Kühle der Mutter und ihre Distanziertheit nicht vergessen, aber sie leidet darunter nicht mehr und ist froh über diese Entwicklung: «Die Fahrerei ist sehr anstrengend für mich, aber ich bin dankbar, dass ich meine Mutter noch einmal so anders erleben durfte.»

8. Alltagskompetenzen lassen nach

Viele Familienangehörige sind bereit, sich gegenseitig zu unterstützen. Großeltern hüten Enkelkinder, Söhne helfen beim Umgraben im Garten, Eltern schenken ihren Kindern Geld, um die Urlaubskasse aufzubessern, die Tochter berät die Eltern beim Umgang mit dem Computer. Oft sind es kleine gegenseitige Hilfen, die in der Regel gerne gegeben werden und von ihrem Umfang her begrenzt sind.

Die Situation ändert sich, wenn Eltern Probleme damit bekommen, ihr Alltagsleben selbständig und ohne fremde Hilfe zu bewältigen. Viele ältere Menschen wollen möglichst lange ihre Selbständigkeit und Unabhängigkeit bewahren und nicht auf die Hilfe anderer – und sei es ihrer Kinder – angewiesen sein. Sie haben Angst davor, längere Zeit hilfe- und pflegebedürftig zu werden. Manche versuchen, einfach nicht daran zu denken, glauben, dass ihnen dies nicht passieren könnte, oder meinen, wenn sie geistig und körperlich aktiv seien, könnten sie den Weg in die Abhängigkeit vermeiden. Auch viele erwachsene Kinder fürchten sich davor, dass dieser Zeitpunkt eintreten könnte. Selbst wenn sie bereit sind, für ihre Eltern zu sorgen, hoffen sie doch, dass dies ihre Familie nicht betrifft. Manchmal kennen Eltern und Kinder Beispiele aus ihrer Verwandtschaft oder ihrem Bekanntenkreis und wissen, was Pflegebedürftigkeit bedeuten kann. Oft aber haben alle Beteiligten nur vage oder keine Vorstellungen davon. Bevor ich auf die Unterstützung hilfebedürftiger Eltern durch ihre Kinder eingehe, möchte ich daher darüber informieren, welche Arten von Unterstützung erforderlich sein könnten und wodurch der Bedarf an Hilfe zustande kommt.

Körperliche und psychische Veränderungen

Betrachten wir zunächst einmal, welche körperlichen und geistigen Veränderungen auftreten, wenn Menschen älter werden, da sie die häufigsten Ursachen für Hilfe- und Pflegebedürftigkeit sind.

Dass der Körper sich mit zunehmendem Alter verändert, ist allgemein bekannt: Die Haut bekommt mehr Falten, die Haare werden grau und fallen aus. Viele weitere Prozesse sind nicht so klar zu erkennen und zu benennen:

- Am gesamten Körper lagert sich mehr Körperfett ab und die Körperflüssigkeit wird weniger. Der Grundstoffwechsel sowie die Temperaturregulation nehmen ab.
- Auch die Sinne verändern sich: Alterssichtigkeit tritt auf. Es kommt zu Linsentrübungen. Höhere Töne werden schlechter oder nicht gehört.
- Die Lunge wird weniger elastisch, und der Brustkorb wird steifer.
- Das Herz-Kreislaufsystem ist durch die Zunahme des Blutdrucks und Einschränkungen des Herzschlagvolumens betroffen.
- Die Skelettmuskulatur, der Mineralstoffgehalt der Knochen und die Beweglichkeit der Gelenke nehmen ab, Bänder, Sehnen und Muskeln werden weniger dehnbar.
- Man verliert Zähne, die Zahl der Geschmacksknospen im Mund geht zurück, Speicheldrüse, Magen und Bauchspeicheldrüse vermindern ihre Sekretion.
- Das Gefühl von Durst und Hunger lässt nach. Auch das Fassungsvermögen der Harnblase nimmt ab. Die Nieren arbeiten nicht mehr so gut. Bei Männern kommt es zu einer Vergrößerung der Prostata.
- Die Haut wird dünner, da sich das Fettgewebe unter der Haut vermindert. Das Bindegewebe verändert sich und die Haut ist weniger gut durchblutet. Die Talgdrüsen arbeiten weniger (BMFSFJ, 2001).

Diese Veränderungen treten bei einigen früher, bei anderen später auf, zunächst werden sie vielleicht gar nicht bemerkt: Man wird langsamer, kann nicht mehr so viel leisten, bestimmte Fähigkeiten lassen nach. So führt die Linsentrübung dazu, dass die Zeitung immer schwerer zu lesen ist. Der Fernseher wird lauter gestellt, trotzdem sind die Schauspieler nicht mehr richtig zu verstehen. Der gleichaltrige Nachbar hört noch prima, und die Partnerin beklagt sich, dass die Wohnung in letzter Zeit immer so überheizt ist. Manche brauchen schon mit 45 Jahren eine Lesebrille, andere erst mit 68. Manche Männer haben noch mit über 90 Jahren einen vollen Haarschopf, von dem andere schon mit 40 nur noch träumen. Bei dem einen bildet die Haut früher oder intensiver Falten, bei anderen später oder weniger deutlich. Auch bei einzelnen Menschen verändern sich nicht alle Organe und Systeme in gleicher Weise: Jemand kann schon relativ früh schwerhörig sein, ist aber sehr beweglich, wandert und schwimmt gerne und viel, treibt im Winter Langlauf.

Bei Bärbel Ganz war schon früh das Sehvermögen beeinträchtigt, ohne Brille kann sie keine Zeitung mehr lesen, keinen Stadtplan und keine Etiketten im Supermarkt, aber ihre Haut ist noch ziemlich glatt, und sie schätzt nach wie vor die verschiedenen Geschmacksrichtungen und Aromen eines guten Essens.

Diese körperlichen Veränderungen sind zum einen genetisch festgelegt, zum anderen werden sie auch durch äußere Bedingungen beeinflusst. Menschen können also durch vorbeugende Maßnahmen z. T. auf das Eintreten und den Verlauf der Veränderungen einwirken: Die Haut wird weniger schnell trocken und faltig, wenn sie gepflegt wird, der Körper bleibt länger elastisch, wenn man regelmäßig Yoga übt, der Blutdruck wird positiv beeinflusst, wenn man regelmäßig spazieren geht oder Sport treibt. Die nachlassende Leistungsfähigkeit des Körpers kann dadurch hinausgeschoben oder abgemildert werden. Verhindert wird sie nicht – auch wenn die ständig zunehmende Anti-Aging-Literatur etwas anderes verspricht.

Im psychischen Bereich lassen sich ebenfalls Veränderungen feststellen. Ich will dies am Beispiel der Intelligenz zeigen, da sie auch für das Alltagsleben wichtig ist. Mit Intelligenz meine ich hier die geistige Fähigkeit, sich neuen Situationen und Anforderungen anzupassen, aus Erfahrungen zu lernen, Symbole und Begriffe nutzen und abstrakt denken zu können. Man kann zwei Formen der Intelligenz unterscheiden: die «fluide Intelligenz» und die «kristalline Intelligenz». Mit «fluider Intelligenz» ist die Fähigkeit gemeint, Zusammenhänge zu erkennen und abstrakte Schlussfolgerungen zu ziehen. Sie ist relativ unabhängig von Bildung. Unter «kristalliner Intelligenz» versteht man die Fähigkeit, wissensabhängige Aufgaben zu lösen. Sie ist eng mit der Kultur und den Erfahrungen einer Person verbunden (Weinert, 1992). Zwar hängen fluide und kristalline Intelligenz zusammen, sie entwickeln sich aber unterschiedlich. Bei den meisten Menschen nimmt die fluide Intelligenz mit dem Eintritt ins mittlere Erwachsenenalter etwas ab, während die kristalline Intelligenz zunächst stabil bleibt. Mit dem achten Lebensjahrzehnt kann man dann bei ca. der Hälfte der Menschen ein Nachlassen der geistigen Fähigkeiten feststellen (Smith und Baltes, 1993). Auch wenn die Gedächtnisleistung längst nicht in dem Maße nachlässt, wie man es im Alltagsleben oft vermutet, hat sie dennoch im Alter ihr Maximum überschritten. Selbst mit intensivem Training ist das Erinnerungsvermögen älterer Menschen nicht so gut wie das jüngerer (Kliegl, 1989). Insgesamt bedeuten diese Erkenntnisse jedoch auch, dass bei der Hälfte der 80-Jährigen kein Nachlassen der geistigen Leistungsfähigkeit festzustellen ist. Außerdem gibt es große Unterschiede bei der Intelligenz, sowohl zwischen Älteren als auch zwischen Älteren und Jüngeren. Selbst wenn manche älteren Menschen bezogen auf ihren persönlichen Stand ihre höchste geistige Leistungsfähigkeit überschritten haben, können sie im Vergleich zu anderen – älteren und jüngeren – immer noch sehr viel intelligenter sein.

Die Veränderung ist also relativ: Sie bezieht sich auf den Ausgangspunkt. Sind hohe intellektuelle Fähigkeiten vorhanden, wirkt sich ein Nachlassen weniger gravierend aus. Sind die geistigen Möglichkeiten dagegen nicht so groß, fallen die Leistungseinbußen eher auf (BMFSFJ, 2002).

Ähnlich wie bei den körperlichen Veränderungen kann man auch hier durch eigenes Zutun die Abnahme der intellektuellen Leistungsfähigkeit beeinflussen. So verlangsamt ein hohes Bildungsniveau die Beeinträchtigung der kristallinen Intelligenz. Durch Gedächtnistraining kann die Abnahme der intellektuellen Fertigkeiten mindestens teilweise rückgängig gemacht werden. Günstig ist hierbei die gleichzeitige Übung körperlicher Fähigkeiten und Koordination (Oswald, u. a. 1998; Schaie, 1986). Außerdem scheinen sich auch Kontakte mit anderen Menschen positiv auf den Erhalt geistiger Leistungsfähigkeit auszuwirken (BMFSFJ, 2002).

Erkrankungen

Neben diesen Entwicklungen gibt es auch Erkrankungen, die im Alter besonders häufig auftreten, vor allem:

- Erkrankungen der Muskeln und des Skeletts wie Arthrose (insbesondere im Knie, in Finger- und Handgelenken, in der Hüfte) und Rückenleiden;
- Herzerkrankungen, z. B. Herzinsuffizienz, Hypertonie oder Herzinfarkt;
- Krankheiten des Nervensystems wie Schlaganfall oder die Parkinson-Krankheit;
- Stoffwechselerkrankungen, z. B. Fettstoffwechselstörungen oder Diabetes mellitus (Typ II);

- Krankheiten der Blutgefäße, z. B. Venenleiden (Schneekloth und Potthoff, 1993; Steinhagen-Thiessen und Borchelt, 1996).

Bei Krankenhausaufenthalten älterer Menschen spielen neben Erkrankungen des Herz-Kreislauf-Systems und des Verdauungssystems vor allem Krebserkrankungen und Verletzungen bzw. Vergiftungen eine Rolle (BMFSFJ, 2002). Verletzungen werden oft durch Stürze verursacht, häufig handelt es sich dabei um einen Bruch des Oberschenkelhalses.

Auch viele dieser Erkrankungen können durch vorbeugende Maßnahmen verhindert oder zumindest zeitweise hinausgeschoben werden. So zählen z. B. zu den Risikofaktoren für Herz-Kreislauf-Erkrankungen Bluthochdruck, Störungen des Fettstoffwechsels, Rauchen, Zuckerkrankheit, Übergewicht, Bewegungsmangel sowie eine vererbte Bereitschaft zu dieser Krankheit. Viele wissen, dass man durch regelmäßige Bewegung, die Umstellung von Ernährungsgewohnheiten, Abnehmen oder Nikotinabstinenz Herz-Kreislauferkrankungen selbst, aber auch einen Teil der Risikofaktoren wie Diabetes mellitus (Typ II), Bluthochdruck oder Fettstoffwechsel positiv beeinflussen kann. Selbst Erkrankungen des Bewegungsapparates, wie Osteoporose, kann man mit diesen vorbeugenden Maßnahmen verhindern oder einschränken (BMFSFJ, 2001).

Die meisten dieser Krankheiten sind chronisch. Sie können also nicht geheilt, müssen aber behandelt werden. Die Betroffenen können dann mit ihnen leben, haben aber mehr oder weniger Beschwerden sowie Einbußen ihrer Leistungsfähigkeit. Diese Erkrankungen sind so häufig, dass fast alle über 70-Jährigen von der einen oder anderen betroffen sind (BMFSFJ, 2001). Hinzu kommt, dass viele Ältere mehrere chronische Erkrankungen haben.

Helene Winkler z. B. ist 86 Jahre alt und lebt alleine in ihrer Zwei-Zimmer-Wohnung. Sie hat Arthrose in beiden Knien und einer Hüfte. An einem Knie hatte sie sich vor mehreren Jahren mit wenig Erfolg operieren lassen, so dass sie keine weiteren Eingriffe mehr möchte. Zeitweise hat sie ziemliche Schmerzen, manchmal ist es nicht so schlimm. Sie benutzt eine Gehhilfe und macht möglichst jeden Tag einen Spaziergang oder geht einkaufen, um ihre Gelenke zu trainieren und beweglich zu bleiben, im Haus hat sie einen Aufzug. Schon zweimal sind ihr am Kopf kleine Hautpartien wegen Krebs entfernt worden. Ihr Herz ist noch sehr gut in Ordnung, und meistens ist sie ziemlich unternehmungslustig. Bei komplizierteren

Dingen, etwa Regelungen mit ihrer Bank oder ihrem Vermieter, Besuchen bei entfernteren Verwandten oder Arztbesuchen bei akuten Beschwerden bittet sie ihre Tochter um Unterstützung. Dies alles ist zur Zeit ganz gut organisiert. Wirkliche Probleme bereitet ihr, dass ihr gelegentlich schwindlig wird, sie auch schon gestürzt und manchmal sehr vergesslich ist. Zeitweise funktioniert ihr Gedächtnis ganz gut, zeitweise ist es jedoch, wie sie selbst sagt «eine Katastrophe». Schlüssel, Termine, Geld, Bügelwäsche, Geburtstagskarten, Kontoauszüge können verschwinden. Die letzte Rettung ist dann meistens die Tochter, die suchen und finden hilft. Merkt Frau Winkler ihre Vergesslichkeit und wie sie damit manchmal sich selbst oder andere in missliche Situationen bringt, ist sie unglücklich und befürchtet, dass es nun nur noch «bergab gehen» würde. Sind die Vergesslichkeiten vergessen, fühlt sie sich eigentlich ganz gut und bestens in der Lage, ihren Haushalt selbst zu führen. Frau Winkler hat also körperliche Beschwerden, mit denen sie sich eingerichtet hat. Probleme bereitet ihr Gedächtnis, das immer wieder versagt. Kann sein, dass sich dies noch im Rahmen «normaler» Vergesslichkeit älterer Menschen bewegt. Es ist aber auch möglich, dass sich so der Anfang einer Demenz zeigt.

Demenzen gehören zu den psychischen Erkrankungen im Alter. Als Beispiele für die psychischen Erkrankungen möchte ich hier zwei Formen der Demenz, die Alzheimer und die vaskuläre Demenz, sowie die Depression etwas genauer vorstellen.

Der Begriff «Demenz» besagt, dass bei dieser Krankheit vor allen Dingen die geistige Leistungsfähigkeit beeinträchtigt ist. Um eine Demenz zu diagnostizieren, müssen diese Einschränkungen mindestens ein halbes Jahr bestehen. Zusätzlich lassen die Kontrolle der Gefühle, das Sozialverhalten im Umgang mit anderen Menschen und der Antrieb bzw. die Motivation nach. Die Symptome bestehen in Schwierigkeiten, sich zu erinnern und zu denken, sowie in Verhaltensstörungen (Deutsches Institut für Medizinische Dokumentation und Information, 1994). Man kann dabei verschiedene Stadien unterscheiden:

- Bei einer leichten Demenz sind das Neugedächtnis und die Aufmerksamkeit beeinträchtigt, es treten Konzentrationsstörungen auf, schwierige Aufgaben können nicht mehr ohne Probleme bewältigt werden. In der Regel können aber die Betroffenen ihren

Alltag noch selbst, ohne fremde Hilfe, meistern. Etwa die Hälfte der Erkrankten erlebt keine Verschlechterung (BMFSFJ, 2002). Bei der anderen Hälfte entwickelt sich die Krankheit weiter.

- Bei mittelschwerer Demenz treten Orientierungsstörungen auf: Die Menschen wissen nicht, an welchem Ort sie sich befinden, die Zeit (Tag, Monat und Jahr) kann nicht mehr richtig zugeordnet werden, und Personen werden teilweise nicht mehr erkannt. Erst komplexere, dann einfachere Gedankengänge können nicht durchgeführt oder nachvollzogen werden. Die Kranken haben Schwierigkeiten, sich zu entscheiden. Worte und Bezeichnungen gehen verloren. Die Betroffenen verstehen Sätze nicht mehr, können selbst auch Worte teilweise nicht mehr erinnern und greifen deshalb zu Umschreibungen. Sie sind zunehmend unfähig, Vorstellungen in Handlungen umzusetzen. Leichter fällt es ihnen, das Handeln anderer nachzuahmen. Ankleiden und Körperpflege können dann Schwierigkeiten bereiten. Es kann zu Gefühlsstörungen kommen: Gefühle können weniger gut kontrolliert werden und aggressive, euphorische oder depressive Stimmungen, aber auch Desinteresse und Apathie treten auf. Außerdem können Wahnvorstellungen vorhanden sein, die Erkrankten fühlen sich z. B. von Strahlen oder Vergiftung bedroht, glauben, sie würden bestohlen oder seien nicht in der eigenen Wohnung. Menschen in diesem Stadium der Alzheimer-Krankheit sind in der Regel nicht mehr in der Lage, ihr Leben ohne fremde Hilfe zu führen. Dies wird von ihnen selbst jedoch oft nicht mehr erkannt. Die Kranken versuchen in dieser Zeit, noch eine Fassade aufrechtzuerhalten, indem sie z. B. auf Fragen mit sehr allgemeinen Sätzen oder Redewendungen antworten, die durchaus sinnvoll scheinen, wie z. B.: «Ich mache noch alles selbst» (auch wenn Angehörige und ambulante Dienste schon lange an der Versorgung beteiligt sind), oder: «Das hätte ich bestimmt gemerkt» (BMFSFJ, 2002).
- Schreitet die Demenz weiter fort, können die Erkrankten die eigenen Körpersignale nicht mehr interpretieren, so dass sie nicht wissen, ob sie Hunger oder Durst empfinden, ob Blase oder Darm geleert werden müssen. Dies kann zu Unterernährung und mangelnder Flüssigkeitszufuhr führen bzw. zu Inkontinenz, d. h. die Kontrolle über Stuhlgang und Wasserlassen gehen verloren. Die Orientierung zur eigenen Person kann gestört sein, der Erkrankte erlebt sich z. B. als jung und meint, seine Eltern lebten noch. In die-

sem Stadium ist auch das Langzeitgedächtnis beeinträchtigt, so dass ein demenzkranker Menschen sein Leben und seine Erfahrungen teilweise vergisst. Möglich ist auch, dass er sein eigenes Spiegelbild nicht mehr erkennt. Manchmal wissen Menschen in diesem Stadium nicht mehr, wer sie pflegt, verhalten sich aber ihrer Pflegeperson gegenüber fordernd und anklammernd. Dies kann so weit gehen, dass sie ihr überallhin, auch zur Toilette, folgen. Der Tag-Nacht-Rhythmus ist häufiger gestört, und es kann zu einer erheblichen Unruhe kommen, die womöglich mit umherwandern, rufen, klopfen, weinen, aggressivem Verhalten wie beißen, treten oder schlagen, sich ständig wiederholenden Mund- und Gesichtsbewegungen, aufstehen und hinsetzen verbunden ist.
- Im späten Stadium können auch Gang- und Haltungsstörungen auftreten, die Kranken sind dann bettlägerig. Ihre vertraute Persönlichkeit ist selbst für die Pflegeperson nur schwer zu erkennen. Natürlich sind sie jetzt vollständig auf die Versorgung durch andere Menschen angewiesen (BMFSFJ, 2002; Wetterling, 2001; Zaudig und Berberich, 2001).

Diese Zusammenstellung mag erschreckend klingen. Allerdings muss man bedenken, dass Demenzen sich über eine längere Zeit entwickeln und ein Teil der Erkrankten nur das leichte Stadium erreicht. Außerdem altern auch Demenzkranke unterschiedlich. Nicht alle haben die gleichen Symptome mit derselben Intensität: Manche sind sehr unruhig, gehen umher, kramen in Schränken, wollen zur Arbeit oder überhaupt außerhalb der Wohnung herumlaufen. Zu einem späteren Zeitpunkt kann das Bedürfnis herumzuwandern wieder nachlassen. Manche Menschen horten Dinge, mit denen sie Erinnerungen verknüpfen und durchsuchen dann Schränke, weil sie sie nicht wiederfinden und nach einer Weile auch nicht mehr wissen, was sie suchen. Die einen verhalten sich fordernd und aggressiv, andere eher passiv, rufen aber möglicherweise um Hilfe, ohne dass für die Pflegenden ein Grund ersichtlich ist. Sollte allerdings bereits eine mittelschwere Demenz vorliegen, dann ist damit zu rechnen, dass sie sich weiter entwickeln wird und Denk- und Gedächtnisausfälle sowie Verhaltensauffälligkeiten in der oben beschriebenen Art zunehmen werden.

Hermann Gruber z.B. ist 84 Jahre und lebt alleine in einer Zwei-Zimmer-Wohnung. Seine Frau ist vor über zehn Jahren gestorben, seitdem führt er seinen Haushalt selbst. Er putzt, hält seine Wohnung einigermaßen in Ordnung und bereitet sich auch gelegentlich warme Mahlzeiten zu, manchmal geht er in eine benachbarte Kantine essen. Bei der Hausarbeit verliert er allerdings zunehmend den Faden: Er fängt an, die Küche zu wischen und vergisst dann, was er machen wollte. Die Putzmittel bleiben stehen, und er sucht im Schrank nach der Bügelwäsche. Einkaufen bereitet ihm zunehmend Schwierigkeiten: Er kauft zu den bereits gelagerten neun Kilo Mehl noch ein zehntes, aber an Brot hat er nicht gedacht. Eine Nachbarin hatte ihm zeitweise mit der Wäsche geholfen. Er beschuldigt sie jedoch, ihm Hemden und Socken gestohlen zu haben, und lehnt deshalb weitere Hilfen ab. Dieser Frau gegenüber ist er jetzt sehr misstrauisch. Er glaubt, dass sie ihn verstrahlen wolle und meint, dass er nachts die Strahlen genau merke. Essen auf Rädern hat er nach einer Woche wieder abbestellt, weil er befürchtet, dass es vergiftet sei. Haushilfen, die ihm die Sozialarbeiterin vermitteln wollte, hat er beschimpft und nicht in die Wohnung gelassen. Er kann sich an Neues oft nur noch schlecht erinnern: War er schon beim Briefkasten, kam der Anruf der Tochter, hat er seine Tabletten schon genommen? Seine ältere Tochter wohnt in den USA, die jüngere lebt mit ihrem Mann und zwei Kindern etwa 150 km entfernt. Sie hat ein distanziertes Verhältnis zu ihrem Vater und er auch zu ihr. Sie fühlt sich aber verpflichtet, sich um ihn zu kümmern, telefoniert regelmäßig mit ihm und der Sozialarbeiterin, die ihn betreut. Etwa alle 14 Tage kommt sie, kauft mit ihm ein und putzt seine Wohnung. Sie möchte ihn auf keine Fall zu sich nehmen, macht sich aber große Sorgen, wie es weitergeht, und sähe es am liebsten, wenn er in ein Heim ziehen würde. Sie stellt sich vor, dass sie ihn dann regelmäßig besuchen wird. Dies will der Vater auf keinen Fall. Er meint, er mache noch alles selbst, merkt allerdings, dass er allmählich vieles vergisst und fühlt sich ständig bedroht. Die Sozialarbeiterin, die ihn regelmäßig besucht, sieht die zunehmenden Probleme. Noch versucht sie ihn zu überzeugen, ambulante Hilfen anzunehmen, meint aber, dass auch dies keine Lösung von Dauer sein kann. Sie legt ihm unter den gegebenen Bedingungen nahe, in ein Heim zu ziehen, und macht Vorschläge, welche Einrichtungen sie besichtigen könnten. Herr Gruber kann sich zu einem solchen Schritt nicht durchringen. Die Sozialarbeiterin achtet darauf, ob Herr Gruber sich gefährdet. In diesem Falle würde sie eine rechtliche Betreuung einleiten. Dann müsste eventuell ein Betreuer und das Vormundschaftsgericht beschließen, wo Herr Gruber sich in Zukunft aufhalten wird: weiterhin in seiner Wohnung oder in einem Pflegeheim.

Herr Gruber leidet an Alzheimer-Demenz, dies ist die häufigste Demenz bei alten Menschen. Es gibt verschiedene Formen von Demenz, sie kann durch unterschiedliche – innere und äußere – Ursachen hervorgerufen werden. Im Alter spielen jedoch vor allem zwei Formen eine wichtige Rolle: die Alzheimer-Demenz und die vaskuläre Demenz.

Bei der Alzheimer-Demenz kommt es zu einem Verlust von Nervenzellen, auch die Vernetzung zwischen Nervenzellen ist gestört. Außerdem lagert sich Eiweiß in der Hirnrinde ab. Diese Veränderungen können offenbar zum Stillstand kommen, dann haben die Betroffenen eine leichte Demenz, die sich nicht weiterentwickelt. Schreiten die Veränderungen fort, dann nehmen die Zerstörungen und Ablagerungen und damit die Leistungseinbußen zu und sind auch bei medizinischer Behandlung nicht mehr rückgängig zu machen.

Bei der vaskulären Demenz sind Blutgefäße im Gehirn dauerhaft oder zeitweise verstopft, so dass die Zufuhr von Sauerstoff und Glukose zu den Nervenzellen unterbrochen ist. Der Verlauf der vaskulären ist nicht so linear fortschreitend wie bei der Alzheimer-Demenz, sondern eher stufenförmig: Leistungsausfälle tauchen auf, bleiben auf dieser Stufe stehen, nach einiger Zeit kommen weitere Hirnleistungsstörungen hinzu (BMFSFJ, 2002; Gertz, 1997; Wetterling, 2001).

Da häufig bei kleinen Vergesslichkeiten auf die Alzheimer-Krankheit angespielt wird, diese Krankheit andererseits sehr gravierend sein kann, stellt sich die Frage, wie häufig Demenzen sind, wie wahrscheinlich es ist, dass man an einer Demenz erkrankt. Hierbei wird deutlich, dass die Demenz in hohem Maße mit dem Alter zusammenhängt: Je älter die Menschen sind, umso wahrscheinlicher erkranken sie an einer Demenz. So gibt es

- bei den 65–69-Jährigen ca. 1 %,
- bei den 70–74-Jährigen ca. 3 %,
- bei den 75–79-Jährigen ca. 6 %,
- bei den 80–84-Jährigen ca. 13 %,
- bei den 85–89-Jährigen ca. 24 % und
- bei den über 90-Jährigen ca. 35 % Demenzkranke (Bickel, 2001).

Mit hohem Alter steigt also das Risiko, dement zu werden, auch Vererbung und Bluthochdruck scheinen eine Rolle zu spielen. Höhere Bildung dagegen scheint eher vor einer Demenz zu schützen (BMSFSJ, 2002).

Ich möchte noch eine weitere psychische Erkrankung im Alter vorstellen, die Depression. Sie wird oft nicht erkannt und damit auch nicht behandelt, deshalb werde ich auf die Symptome näher eingehen.

Anders als die Demenz betrifft sie in erster Linie die Gefühle und nicht das Denken. Von einer Depression spricht man, wenn die folgenden Anzeichen mindestens 14 Tage andauern: Verstimmung, Freudlosigkeit und Antriebsschwäche. Zusätzliche Symptome sind: Konzentrationsstörungen, Störungen des Selbstwertgefühls, Schuldgefühle, negative Vorstellungen über die Zukunft, Suizidgedanken und -impulse, Schlafstörungen und verminderter Appetit. Bei einer leichten Depression sind mindestens zwei der Kernsymptome vorhanden sowie zwei der zusätzlichen.

Im folgenden Fall leidet nicht die Mutter, sondern die Schwiegertochter unter depressiven Symptomen. Beate Hannappel ist 46 Jahre alt und lebt mit ihrem Mann und ihrem 15-jährigen Sohn in einem kleinen Ort. Halbtags arbeitet sie als Verkäuferin in einem Haushaltwarengeschäft. Ihre Schwiegermutter Elisabeth Hannappel wohnt in einer Einliegerwohnung in ihrem Haus. Vor drei Jahren brach sie sich bei einem Sturz den Oberschenkelhals. Die Verletzung ist nicht gut verheilt, sie bewegt sich mühsam mit zwei Gehhilfen, das Treppensteigen fällt ihr schwer. Ihr Asthma, ihre Rücken- und Herzbeschwerden und ihr Übergewicht beeinträchtigen sie zusätzlich. Sie wagt es deshalb nicht mehr, alleine spazieren zu gehen. In ihrer Wohnung fühlt sie sich isoliert und möchte gerne mehr am Familienleben teilnehmen. Da Sohn und Enkel tagsüber unterwegs sind, möchte sie, dass die Schwiegertochter häufiger zu ihr kommt und sich mit ihr unterhält. Vielleicht ruft sie sie deshalb wegen Kleinigkeiten, die sie noch gut selbst erledigen könnte. Sie hält sich auch gerne in der Wohnung ihres Sohnes und seiner Familie auf, vor allem, um Beate Hannappel beim Arbeiten zuzuschauen und sich mit ihr zu unterhalten. Sie erzählt dann von früher und gibt ihrer Schwiegertochter Ratschläge bei der Haushaltsführung. Beate Hannappel war zunächst sehr verständnisvoll, als die Schwiegermutter aus dem Krankenhaus nach Hause kam. Inzwischen ist sie genervt. Eigentlich meint sie, sie müsste liebevoll und geduldig mit ihr umgehen, und hat das Gefühl, als Schwiegertochter zu versagen. Sie weiß nicht, wie es weitergehen soll, scheut sich aber, mit ihrer Schwiegermutter und ihrem Mann offen über die Situation zu reden. Sie schläft schlecht, meist liegt sie ab drei Uhr wach und macht sich Sorgen. Morgens fällt es ihr sehr schwer aufzustehen, sie würde am liebsten liegen bleiben. Inzwischen hat sie das Gefühl, nichts mehr zustande zu bringen, alles dauert viel länger als früher. Sie ist oft gereizt und schlecht gelaunt. Ihr Mann hat ihr vorgeschlagen, die Halbtagsarbeit aufzugeben, dann hätte sie mehr Zeit für die Familie und wäre weniger gestresst. Beate Hannappel leidet unter dauerhafter Verstimmung und Antriebsschwäche, sie hat Schuldgefühle, sieht schwarz für die Zukunft und hat Schlafstörungen. Sie fühlt sich inzwischen ausgebrannt und hat vermutlich eine leichte Depression.

Bei einer schweren Depression findet man alle drei Kernsymptome und mindestens vier zusätzliche (Ernst, 1997).

Bei alten Menschen können die Symptome der Depression abgeschwächt auftreten, so dass sie noch schwerer zu erkennen ist. Sie zeigt sich z. B. als Verstimmung und tritt in der Regel gemeinsam mit körperlichen Erkrankungen auf. Dabei ist weniger die Erkrankung das Problem als die Folgen: Die Betroffenen klagen über Einsamkeit, sind in ihren Alltagsaktivitäten eingeschränkt, mussten Verluste hinnehmen, haben chronische Schmerzen, sind behindert, beobachten ihren Körper und ihre Beschwerden sorgsam und befürchten schwer erkrankt zu sein.

Anders als die Demenz kommt die Depression mit zunehmendem Alter nicht häufiger vor. Bei ca. 20 % der über 65-Jährigen lassen sich depressive Symptome feststellen. Bei ca. 10 % sind sie so ausgeprägt, dass man eine Depression diagnostizieren kann, und ca. 1 % der Älteren sind schwer depressiv (BMFSFJ, 2002; Ernst, 1997).

Körperliche und geistige Veränderungen im Alter betreffen in mehr oder weniger deutlicher Form alle alten Menschen. Körperliche und psychische Erkrankungen treten im Alter vermehrt auf oder nehmen – wie die Depression – teilweise eine andere Form als in früheren Jahren an. Eine Person kann gleichzeitig mehrere –

körperliche und psychische – Krankheiten haben. Diese können unabhängig voneinander auftreten, wie z.B. Herzinsuffizienz, ein schlecht verheilter Oberschenkelbruch und eine leichte Demenz. Sie können sich aber auch gegenseitig bedingen, wie etwa Diabetes mellitus, der dazu führt, dass eine Wunde am Bein nicht verheilt und das Sehvermögen erheblich nachlässt. Die Erkrankungen kommen aber nicht bei allen Menschen vor. Auch wenn viele alte Menschen chronische Mehrfacherkrankungen haben, leiden nicht alle an Diabetes oder Bluthochdruck. Und keinesfalls alle an Demenz oder Depression. Es wäre also völlig falsch, Alter automatisch mit bestimmten Erkrankungen gleichzusetzen oder zu erwarten, dass alle alten Menschen dement seien. In jedem Fall gibt es viele Aspekte eines Menschen – seine Gefühle, seine Motive, seine Interessen, sein Selbstbild, sein Wissen, sein Besitz und sein Einkommen, seine sozialen Aktivitäten, seine Bildung, seine Einstellungen und Werte, seine transzendentalen Orientierungen, seine politischen Ansichten, seine praktischen Fähigkeiten, die gerade auch durch ihre Kontinuität zu seiner Persönlichkeit und seiner Vorstellung von sich selbst beitragen und die auch seine Beziehung zu anderen Menschen beeinflussen – ob er von anderen geliebt, geachtet, abgelehnt, gehasst oder geschätzt wird. Die körperlichen und geistigen Veränderungen und Erkrankungen tragen also nur zum Teil zu einer Gesamtpersönlichkeit bei. Sie sind jedoch wichtig, um zu verstehen, wie es zu einem vermehrten Hilfe- und Unterstützungsbedarf im Alter kommen kann.

Hilfebedarf

Krankheiten und Veränderungen führen nicht automatisch zu Hilfebedarf. Viele Menschen haben chronische Krankheiten und sind damit noch lange nicht auf die Unterstützung durch andere angewiesen. Allerdings können in der Folge von psychischen und physischen Veränderungen und Erkrankungen Funktionseinbußen auftreten. D.h. der Körper oder die Psyche können bestimmte Aufgaben nicht mehr wirkungsvoll erledigen. Aufgrund von Durchblutungsstörungen in den Fingern und grauem Star ist es z.B. nicht mehr möglich, feine Näharbeiten mit einer kleinen, dünnen Nadel auszuführen, um das ausgerissene Futter einer Jacke wieder festzunähen. Die Herzinsuffizienz führt dazu, dass die Gartenarbeiten im Frühjahr und im Herbst zu anstrengend werden. Krankheiten, die zu Leistungseinbußen führen, werden von den Betroffenen oft subjektiv als schwerer erlebt als andere, unter medizinischen Gesichtspunkten ähnlich gravierende. So führen z. B. Erkrankungen des Bewegungsapparates und Osteoporose aufgrund der damit verbundenen Schmerzen und Bewegungseinschränkungen zu mehr Beschwerden als Herz-Kreislauf-Erkrankungen (BMFSFJ, 2002). Auch ein Nachlassen geistiger Fähigkeiten kann zu Funktionseinbußen führen: Frau Miesen etwa war eine begnadete Köchin. Ihre Kinder schwärmen noch heute davon. Wenn der älteste Sohn zu Besuch kommt, wünscht er sich, seine Mutter möge Rheinischen Sauerbraten zubereiten, so wie früher. Einerseits möchte Frau Miesen dem Wunsch gerne nachkommen. Andererseits strengt sie schon die Planung sehr an. Vor dem letzten Besuch war sie aufgeregt, vergaß, Zutaten einzukaufen, was ihr erst beim Kochen auffiel. Da sie dieses aufwändige Gericht nur noch selten zubereitet, konnte sie die Arbeitsschritte nicht mehr koordinieren. Als ihr Sohn kam, fand er seine Mutter erschöpft, beschämt und wütend vor, inmitten von Küchengerät und dem nur teilweise gekochten Essen.

Über eine Beeinträchtigung der Leistungsfähigkeit hinaus können Menschen im hohen Alter durch körperliche und/oder psychische Veränderungen so gebrechlich werden, dass sie nicht mehr in der Lage sind, ihr bisheriges Leben selbständig weiter zu führen. Außerdem rufen unzureichende oder falsche medikamentöse Versorgung oder Nebenwirkungen von Medikamenten ebenfalls Funktionseinbußen hervor (Steinhagen-Thiessen und Borchelt, 1996). Manchmal haben Menschen in ihrem Leben bestimmte Fähigkeiten auch gar nicht erworben, was vielleicht nicht nötig war, weil der Ehepartner im Rahmen der gesellschaftlichen Rollenmuster und der familiären Arbeitsteilung diese Aufgaben übernommen hatte. Stirbt der Partner oder die Partnerin, fehlen diese Kompetenzen und können vielleicht auch aufgrund eigener Leistungsbeeinträchtigungen nicht mehr so schnell oder gar nicht mehr erworben werden. Männer der heute älteren Generation können z. B. ihren Haushalt häufig nicht selbstständig führen. Sie büßen dann in dieser Hinsicht keine eigene Funktion ein, weil sie sie nie besaßen, vielmehr fehlt diese Fähigkeit, weil ihre Frau gestorben ist. Frauen dagegen können manchmal kleinere Reparaturen im Haushalt nicht durchführen, weil dies zu den Aufgaben des verstorbenen Mannes gehörte (Gilberg, 2000).

Körperliche und psychische Veränderungen, Erkrankungen, unzureichende medikamentöse Versorgung oder Nebenwirkungen von Medikamenten können also Einschränkungen der Leistungsfähigkeit und damit bei der alltäglichen Lebensführung hervorrufen. Dies ist der entscheidende Punkt, der zu Hilfebedarf führt: Dass ältere Menschen ihr Alltagsleben nicht mehr selbständig so regeln und besorgen können, wie sie es bislang taten, wie sie es gerne möchten und wie es ihren Vorstellungen von einer in unserer Gesellschaft üblichen Lebensweise entspricht. Die meisten älteren Menschen sind nämlich zunächst einmal in der Lage, ihr alltägliches Leben effektiv zu führen. Dies ermöglicht es, relativ selbstbestimmt und selbstständig zu leben, was bei vielen Menschen mit Zufriedenheit und Wohlbefinden verbunden ist. Dabei spielen zum einen sehr grundlegende Kompetenzen eine Rolle, mit denen sie teils routinemäßig Handlungen durchführen, die für das tägliche Überleben notwendig sind, wie essen, den Körper pflegen, sich ankleiden, die Wohnung sauber halten. Dies sind die Voraussetzungen für erweiterte Kompetenzen, die uns komplexere Handlungsabläufe ermöglichen, Handlungen, die Planungen erfordern und durch die wir unsere individuellen Vorlieben, Motivationen, Werte und Ziele umsetzen. Sich überlegen, was man der Enkelin zum Geburtstag schenken möchte, den Einkauf zu planen und durchzuführen sowie das Geschenk zu überbringen ist z. B. eine höchst komplexe Tätigkeit. Auch Mahlzeiten zu planen, die Lebensmittel zu besorgen, zu kochen, geht über grundlegende Kompetenzen hinaus (Baltes u. a., 1996). Wenn Menschen diese Kompetenzen besitzen und ohne fremde Hilfe ihr Alltagsleben gestalten können, dann sind sie selbstständig. Dabei ist es wichtiger, dass Menschen in der Lage sind, ihren Alltag zu planen, zu organisieren und die Ergebnisse zu bewerten. Ohne diese dispositiven Fähigkeiten ist eine selbstständige Haushaltsführung nicht möglich. Darüber hinaus gehört zur Selbstständigkeit auch die Ausführung der geplanten Tätigkeiten (Blosser-Reisen, 1982; Schneekloth und Potthoff, 1993). Hier gibt es allerdings graduelle Unterschiede: Ist jemand, der eine Putzhilfe hat, unselbstständig? Zumindest wird der Begriff «selbstständig» unterschiedlich interpretiert. Manche verstehen darunter, dass jemand all seine täglichen Aktivitäten ohne fremde Unterstützung durchführt, andere meinen damit, dass er sie prinzipiell durchführen könnte, wieder andere verstehen darunter, dass jemand seinen

Alltag plant und organisiert, aber nicht, dass er das Notwendige tut. Ältere Menschen meinen damit manchmal, dass sie ihrem eigenen Haushalt vorstehen, also in ihrer eigenen Wohnung wohnen, aber durchaus Unterstützung von anderen bei der Ausführung der Alltagsaufgaben bekommen. Selbstständigkeit ist also nicht eindeutig, und es kann so zwischen älteren Menschen und ihren Angehörigen zu unterschiedlichen Meinungen darüber kommen, ob dieser ältere Mensch sein Leben noch selbstständig gestalten kann oder nicht. Meta Baier (s. Kapitel 7) z. B. ist stolz darauf, dass sie selbständig in ihrer Wohnung lebt und alles noch selbst macht, wenn auch nicht mehr so gründlich wie früher. Ihre Tochter dagegen findet, dass die Mutter überfordert ist und ihren Haushalt nicht mehr ohne fremde Hilfe führen kann.

Welche Funktionseinbußen und Beeinträchtigungen können denn nun auftreten? Manche ältere Menschen können z. B. nicht mehr schwer tragen, nur mit Mühe oder nicht mehr Treppen steigen, keine feinmotorischen Handlungen durchführen, nichts körperlich Anstrengendes mehr tun, nicht auf Leitern steigen, nicht auf dem Boden knien, nicht mehr alleine aus der Badewanne steigen, nicht mehr planen oder Pläne in Handlungen umsetzen, nicht mehr gut sehen, sind schwerhörig, empfinden keinen Hunger mehr oder keinen Durst, haben keine Motivation. Fällt eine dieser Handlungen schwer, ist davon im Alltag manchmal ein ganzer Handlungszusammenhang betroffen. Wenn ich nicht mehr alleine die Badewanne verlassen kann, kann ich nicht mehr alleine baden, selbst wenn ich noch in die Wanne einsteigen, mich waschen und das Baden genießen kann. Wenn ich nicht mehr Treppen steigen und Schweres tragen kann, kann ich nicht mehr alleine einkaufen gehen, selbst wenn ich noch planen, rechnen und organisieren kann und so gerne einmal selbst meine Lebensmittel, meine Hygieneartikel und meine Kosmetika aussuchen möchte. Die Beeinträchtigungen sind dabei oft nicht exakt einer Krankheit oder einer Veränderung zuzuschreiben. Probleme mit dem Treppensteigen können ganz unterschiedliche Ursachen haben: Arthrose in den Knien, Herzinsuffizienz, die Folgen eines Schlaganfalls mit halbseitiger Lähmung.

Die meisten älteren Menschen versuchen zunächst einmal, mit diesen Einschränkungen selbst zu Rande zu kommen. Sie passen sich ihren Problemen an und entwickeln hohe Fähigkeiten, die Belastungen zu bewältigen. Oft versuchen sie neue Lösungen, um sich auf die neue Situation einzustellen. Sie gehen z.B. täglich einkaufen, um nicht so schwer tragen zu müssen. Oder sie reduzieren ihr Anspruchsniveau, wie Frau Baier. Inzwischen findet sie es nicht mehr so wichtig, «dass man vom Boden essen kann» (BMFSFJ, 2002; Künzel-Schön, 2000). Manchmal leben sie auch in Wohnungen, die ihnen eine selbstständige Lebensführung eher gestatten. Sind alle Räume ohne Stufen zu erreichen oder vielleicht sogar ebenerdig, können sie von einem gehbehinderten älteren Menschen besser genutzt werden. Entspricht die Wohnung von ihrer Größe her den Bedürfnissen, ist sie von der Bewohnerin einfacher in Ordnung zu halten. Das Alltagshandeln kann ebenfalls durch Hilfsmittel erleichtert werden, z.B. durch Haltegriffe bei der Badewanne oder einen Treppenlift. Natürlich können auch finanzielle Ressourcen und die Bereitschaft, sie entsprechend zu nutzen, das Leben vereinfachen. Wer sich ein Taxi leisten kann, um von der Geburtstagsfeier bei der Freundin nach Hause zu kommen und nicht auf die Fahrdienste der Tochter zurückgreift, ist unabhängiger (BMFSFJ, 2002). Viele ältere Menschen versuchen so, trotz Beeinträchtigungen und körperlicher Beschwerden, ihr Alltagsleben möglichst ohne oder mit wenig fremder Hilfe zu regeln.

Unterstützungsleistungen

Dennoch können ältere Menschen auf die Unterstützung durch andere angewiesen sein. Sei es, dass die eigenen «Überlebensstrategien» nicht mehr ausreichen und nach und nach immer öfter Hilfe erforderlich wird. Sei es, dass durch einen Unfall oder eine akute Krankheit ein plötzlicher Bedarf an Unterstützung durch andere entsteht. Manchmal brauchen auch Betroffene nach einer chemotherapeutischen Behandlung bei einer Krebserkrankung oder nach einer akuten Krankheit nur für eine begrenzte Zeit Unterstützung und können danach ihren Haushalt wieder selbstständig führen. Der Hilfebedarf kann sich auf die grundlegende tägliche Versorgung, die «Aktivitäten des täglichen Lebens» beziehen wie an- und ausziehen, waschen oder duschen, alleine die Toilette benutzen, zu Bett gehen, das Bett verlassen, Mahlzeiten einnehmen, trinken. Er kann auch komplexere Anforderungen betreffen, die «instrumentellen Aktivitäten des täglichen Lebens». Damit sind Tätigkeiten gemeint wie Mahlzeiten zubereiten, Medikamente richten und einnehmen, die Wohnung sauber machen, einkaufen, telefonieren, öffentliche Verkehrsmittel benutzen, finanzielle Angelegenheiten regeln. Dabei muss man neben der praktischen Durchführung auch planen, den Überblick behalten und organisieren können. Mit zunehmendem Altern nimmt der Bedarf an Hilfe in beiden Bereichen zu. So zeigte eine große, repräsentative Befragung, dass ein Teil der 65–79-Jährigen, die in Privathaushalten leben, bereits regelmäßig unterstützt wird:

Beim Sauberhalten der Wohnung bekommen 8 % dieser Altersgruppe Hilfe,
beim Einkaufen von Lebensmitteln ebenfalls 8 %,
beim Benutzen von Verkehrsmitteln 6 %,
beim Baden 5 %,
5 % erhalten Unterstützung, wenn sie andere besuchen.
Beim Regeln von Finanzen wird 4 % geholfen,
bei der Zubereitung von Mahlzeiten ebenfalls 4 %,
beim Treppensteigen 4 %,
beim Heizen der Wohnung 4 %,
beim Duschen oder Waschen 4 %,
beim An- und Ausziehen 3 % und
beim Zurechtfinden außerhalb der Wohnung 3 %.

Dabei kann eine Person mehrfach Hilfe benötigen. Etwa ein weiteres Drittel ist so beeinträchtigt, dass sie ebenfalls Unterstützung bräuchten, sie aber nicht in Anspruch nehmen.

Bei den über 80-Jährigen ist der Anteil derjenigen, die regelmäßig Hilfe erhalten, deutlich höher:
31 % brauchen Unterstützung beim Sauberhalten der Wohnung,
31 % beim Einkaufen von Lebensmitteln,
22 % bei der Benutzung von Verkehrsmitteln,
22 % erhalten Hilfe beim Regeln von Finanzen,
20 % beim Baden,
19 % wenn sie andere besuchen.
19 % bei der Zubereitung von Mahlzeiten,
16 % beim Duschen oder Waschen,
16 % beim Zurechtfinden außerhalb der Wohnung,
15 % beim Treppensteigen,
15 % beim Heizen der Wohnung und
11 % beim An- und Ausziehen.

Auch hier ist der Anteil der Beeinträchtigten wieder deutlich höher als der Teil derjenigen Personen, die Unterstützung bekommen. Das heißt, ein Teil der Betroffenen versucht entweder, selbst zurecht zu kommen, oder hat niemanden, der hilft (Schneekloth und Potthoff, 1993).

Der Begriff «regelmäßig» meint in dieser Untersuchung, dass die Hilfen mehrfach wöchentlich erfolgen (Schneekloth und Potthoff, 1993). Im Alltagsleben kann «regelmäßig» ein- oder mehrmals wöchentlich bedeuten. Oft werden ältere Menschen z. B. einmal wöchentlich beim Baden oder Duschen unterstützt. Die Tochter von Herrn Gruber etwa kauft alle zwei Wochen mit ihrem Vater ein und putzt seine Wohnung (s. S. 87). Je nachdem, was anfällt, werden Finanzangelegenheiten noch seltener geregelt. Hilfen können aber auch täglich oder mehrmals täglich erfolgen – z. B. beim Waschen oder beim Essen. Manche Menschen können auch mehrere oder alle dieser Tätigkeiten nicht mehr selbständig durchführen. Und manche – vor allen Dingen demenzkranke Menschen – können nicht mehr ohne eine Begleitperson alleine zu Hause bleiben, da sie sonst Angst bekommen, sich oder andere gefährden, die Einrichtung der Wohnung erheblich durcheinander bringen oder auch Gegenstände zerstören, ohne die Folgen bedenken zu können.

Diese Zahlen besagen allerdings nicht, wer die Unterstützung gibt: Sind es der Ehepartner oder die Partnerin, die Kinder, entferntere Verwandte, die Nachbarn, ambulante hauswirtschaftliche Dienste oder Pflegedienste? Wie sehr sind Töchter und Söhne bei der Hilfe für ihre Eltern beteiligt? Unterstützen sie sie regelmäßig im Haushalt? Pflegen sie sie? Betreuen sie ihre dementen Eltern? Wie umfangreich ist die Versorgung? Welche Auswirkungen hat dies für sie, ihre Familien und die hilfebedürftigen Eltern selbst?

9. Hilfe und Pflege durch die erwachsenen Kinder

Beginnen durch physische und psychische Veränderungen und durch Erkrankungen die Einschränkungen der Leistungsfähigkeit langsam, so versuchen viele ältere Menschen zunächst selbst zurecht zu kommen. Sie möchten selbständig in ihrem eigenen Haushalt leben und möglichst nicht von anderen abhängig sein. Sie beißen die Zähne zusammen, tragen Mineralwasserflaschen, graben im Garten, klettern auf Stühle oder Leitern, um Fenster zu putzen, haben Mühe, sich die Zehennägel zu schneiden und den Rücken zu waschen und einzucremen. Leben sie alleine, sagen sie ihren Kindern oft nichts von ihren Problemen, einerseits aus Rücksichtnahme, andererseits, um die eigene Unabhängigkeit und Autonomie zu wahren. Leben sie mit ihrem Partner zusammen, dann wenden sie sich in der Regel zunächst an diesen, wenn sie Hilfe brauchen (Diewald, 1991). So werden 20 % der Pflegebedürftigen von ihrer Partnerin, 12 % von ihrem Partner versorgt (Schneekloth und Müller, 2000).

Manchmal habe ich den Eindruck, die Unterstützung werde von den Betroffenen als vorübergehend, noch nicht wirklich ernsthaft, noch nicht als Hilfebedürftigkeit betrachtet, solange sie privat, innerhalb der eigenen vier Wände stattfindet. Erst wenn der Partner stirbt oder die Pflege nicht mehr übernehmen kann, weil er selbst Unterstützung braucht, treten die Kinder an die Stelle. Sie versorgen ihre Mutter oder ihren Vater natürlich auch dann, wenn diese bereits alleine leben. Tritt der Fall ein, reagieren die Kinder manchmal bestürzt, wenn sie feststellen, dass Mutter oder Vater sich eigentlich schon seit einiger Zeit nicht mehr so wie früher versorgen kann. Sie wundern sich, warum die Eltern nicht schon eher etwas gesagt haben, wollen einschreiten und helfen, auch wenn dies dann der Beginn einer langdauernden Hilfe und Pflege sein kann. Allerdings sind nicht alle Eltern so zurückhaltend, manche bitten um Hilfe, wenn sie nicht mehr zurechtkommen, manche fordern und klagen auch, selbst wenn die Einschränkungen langsam beginnen. In jedem Falle unterstützen die Kinder bei einem langsamen, schleichenden Eintreten von Hilfebedürftigkeit die Eltern oft wie selbstverständlich und übernehmen Aufgaben, ohne darüber nachzudenken oder über die Belastung, die Hilfe und Pflege für sie selbst und ihre eigene Familie mit sich bringt.

Manchmal tritt die Hilfebedürftigkeit auch plötzlich ein, durch eine akute Erkrankung, einen Unfall, einen Sturz oder durch den Ausfall der Pflegeperson, deren eigene Erkrankung oder deren Tod. Zwar wird dann der Hilfebedarf deutlich, häufig muss aber ziemlich schnell entschieden werden, was geschehen soll, so dass auch in diesen Fällen erwachsene Kinder die Versorgung übernehmen, ohne sich darauf eingestellt zu haben oder zu wissen, welche Verpflichtung sie eingegangen sind. Nicht selten versorgen Erwachsene dann ihre Eltern in der Hoffnung, dass dies nur vorübergehend sei, dass alles wieder gut, so wie vorher wird. Gerade nach einem Krankenhausaufenthalt aufgrund einer plötzlichen Erkrankung – z. B. eines Schlaganfalls oder eines Sturzes – glauben auch die Eltern häufig, dass ihre früheren Fähigkeiten nach einer kurzen Phase der Rehabilitation und häuslichen Versorgung wieder hergestellt werden könnten. Das kann durchaus der Fall sein, manchmal aber auch nicht. Aus der spontanen Entscheidung, die Mutter in ihrer häuslichen Umgebung zu betreuen, wird dann vielleicht eine langfristige Pflege, die auch von der Mutter so nicht gewollt war (BMFSFJ, 2002).

Häufigkeit der Unterstützung

Werden Mutter oder Vater von Angehörigen versorgt, erleben die Beteiligten dies meist als individuelles Schicksal, das nur von wenigen anderen geteilt wird. Zwar gibt es immer häufiger Berichte in den Medien über pflegebedürftige ältere Menschen, über Menschen mit Alzheimer-Krankheit und über deren Versorgung, im Vergleich zu den vielen anderen Themen, die wir tagtäglich außerdem noch aufnehmen, werden sie aber kaum wahrgenommen. Hinzu kommt das gern gepflegte Vorurteil, heute würden alte Menschen von der egoistischen Nachfolgegeneration im Stich gelassen. Wenn ich mit meinen Studenten darüber rede, wie viele ältere Menschen zu Hause unterstützt werden, sind sie ziemlich überrascht. Tatsächlich werden knapp 70 % der im Rahmen der sozialen Pflegeversicherung eingestuften Pflegebedürftigen in Privathaushalten versorgt, ca. 90 % von ihnen in erster Linie von ihren Partnern und ihren Kindern (BMFSFJ, 2002; Statistisches Bundesamt Deutschland, 2003). Mit «pflegebedürftig» ist dabei gemeint, dass sie die einfachen, grundlegenden Aktivitäten des täglichen Lebens nicht mehr selbstständig ausführen können, wie waschen, kämmen, Toilette benutzen, rasieren, essen. Dann sind körpernahe, pflegerische Hilfen erforderlich.

Darüber hinaus erhalten 80 % der Personen, die hilfebedürftig sind, von ihren Angehörigen, Nachbarn oder Freunden Unterstützung. Mit «hilfebedürftig» ist gemeint, dass sie Probleme mit den komplexeren «instrumentellen» Aktivitäten des täglichen Lebens haben. In diesem Falle sind im weitesten Sinne hauswirtschaftliche Hilfen erforderlich: beim Einkaufen, putzen, Wäsche waschen, bei der Zubereitung von Mahlzeiten (Schneekloth und Müller, 2000; Schneekloth und Potthoff, 1993).

Was bedeuten diese Zahlen? Zunächst einmal: Viele ältere Menschen sind nicht hilfe- oder pflegebedürftig. Dann findet ein Geben und Nehmen zwischen den Generationen statt, so wie ich es in den ersten Kapiteln beschrieben habe. Erst ab dem 75. bis 80. Lebensjahr steigt der Hilfe- und Pflegebedarf deutlich (Schneekloth und Müller, 2000). Ab diesem Zeitpunkt beteiligen sich die Familienangehörigen in hohem Maße an der Versorgung. Dabei gibt es meistens eine Person, die sich vorrangig um den Hilfe- oder Pflegebedürftigen kümmert. Manche führen die Hilfe und Pflege alleine durch, andere werden dabei von Angehörigen, Freunden, Bekannten, Nachbarn oder professionellen ambulanten Diensten unterstützt. Diese «Hauptpflegeperson» ist zunächst einmal der Ehepartner oder die Ehepartnerin. Ist er oder sie nicht da oder fällt als Pflegeperson aus, übernehmen oft die Kinder die Versorgung. Dabei sind die Kinder nicht zu gleichen Teilen mit der Pflege befasst: 23 % der Pflegebedürftigen werden von ihren Töchtern versorgt, nur 5 % von ihren Söhnen. Dazu kommen noch 10 %, die von ihren Schwiegertöchtern unterstützt werden, während Schwiegersöhne nicht nennenswert beteiligt sind (Schneekloth und Müller, 2000).

Bereits bei den Ehepartnern, vor allem aber bei der Generation der Kinder, sind es also in erster Linie die Frauen, die sich in der Hilfe und Pflege engagieren. Auch in der Art der Versorgung unterscheiden sich Töchter und Söhne: Während die Töchter praktische Hilfe im Haushalt und in der Pflege leisten, unterstützen Söhne eher mit Ratschlägen und durch finanzielle Zuwendung (Ikking u. a., 1999). Für die Schwiegertöchter kann sich die Situation dann zusätzlich schwierig gestalten, wenn der Sohn die Pflege eines Elternteils wünscht, an der praktischen Durchführung aber nicht beteiligt ist. Hat er selbst Vorstellungen davon, wie seine Frau pflegen soll, dann hat sie möglicherweise wenig Entscheidungsspielraum für ihre eigenen Unterstützungsleistungen – obwohl sie die wesentliche Arbeit leistet. Dies kann zu zusätzlichen Konflikten und Belastungen führen (Gunzelmann, 1991).

Je älter also ein pflegebedürftiger Vater oder eine Mutter ist, um so eher wird er bzw. sie von einem der Kinder unterstützt. Diese Kinder können dann durchaus selbst schon der älteren Generation angehören: Wenn die Mutter 93 Jahre alt ist, kann die Tochter auch bereits 70 Jahre oder älter sein und hat dann selbst schon mit altersbedingten Veränderungen und eventuell auch bereits mit chronischen Erkrankungen zu tun (BMFSFJ, 2002).

Wie kann man sich nun diese Unterstützung und Pflege vorstellen? Wie wir gesehen haben, «schlittern» viele Eltern und Kinder in die Versorgungssituation hinein, ohne sich über die Tragweite bewusst zu sein. Vielfach besteht die Hoffnung, dass die Unterstützung nur vorübergehend sei. Manchmal ist dies auch so. Manchmal wird aber der frühere Zustand nicht mehr ganz erreicht, der Bedarf an Unterstützung tritt immer häufiger und intensiver auf.

So ähnlich verlief die Entwicklung bei Christa Thaler und ihrem Vater, Klaus Mergentheimer. Der 76-Jährige, seit drei Jahren verwitwet, lebte in seiner eigenen Wohnung und kam mit seinem Haushalt einigermaßen zurecht. Außer Diabetes mellitus, den er mit Diät seit Jahren gut ohne Medikamente im Griff hatte, war er selten krank und noch sehr rüstig. Er wanderte gerne, dabei traten allerdings schmerzhafte Durchblutungsstörungen im Fuß auf, so dass er sich setzen und den Fuß massieren musste, bevor er weitergehen konnte. Und er las viel. In dieser Zeit verletzte er sich beim Schneiden der Nägel an einem Zeh. Die Wunde wurde zwar behandelt, heilte aber nicht, sondern vergrößerte sich. Die Durchblutung dieses und zweier weiterer Zehen wurde immer schlechter, so dass sie sich verfärbten und amputiert werden mussten. Nach dem Krankenhausaufenthalt zog Herr Mergentheimer zu seiner Tochter, die ihm das Zimmer ihres ältesten, nicht mehr zu Hause lebenden Sohnes zur Verfügung stellte. Der Vater wurde herzlich in der Familie von Christa Thaler aufgenommen, auch ihr Mann und der jüngere Sohn waren mit dem «Familienzuwachs» einverstanden. Die Wunde wurde täglich von Frau Thaler gepflegt, sie hatte sich im Krankenhaus über eine fachgerechte Behandlung informiert. Der Vater konnte anfänglich nur mit Gehhilfen gehen und war froh, dass ihn die Tochter in ihrem Haushalt mitversorgte. Als sich die Wunde nach einiger Zeit doch geschlossen hatte, wollte Herr Mergentheimer dringend wieder nach Hause. Mit einem orthopädischen Schuh und Gehhilfen übte er sich im Gehen. Für seine Wohnung akzeptierte er eine Putzhilfe und einen Zivildienstleistenden, der für ihn die Einkäufe tätigte. Allerdings begann die Wunde wieder zu nässen, deshalb wurde sie von einer Pflegerin versorgt, die einmal am Tag vorbeikam. Auch die Durchblutungsstörungen nahmen zu, und der Zustand des Fußes verschlechterte sich so, dass Herr Mergentheimer wieder ins Krankenhaus kam, wo der Fuß teilweise amputiert werden musste. Wieder zog er nach dem Krankenhausaufenthalt zu seiner Tochter und ihrer Familie. Dieses Mal konnte er sich zunächst nur im Rollstuhl fortbewegen, er litt unter starken Schmerzen, so dass er entsprechend starke Schmerzmittel nehmen musste, die Wunde heilte nicht mehr zu. Christa Thaler versorgte ihren Vater liebevoll. Sie badete und verband die Wunde jeden Tag, der Vater war in den Haushalt integriert, sie kochte für ihn mit, wusch seine Wäsche, putzte sein Zimmer und fuhr ihn möglichst jeden Tag, wenn es das Wetter erlaubte, spazieren. Halbtags arbeitete sie nach wie vor bei einer Bank. Der Vater kämpfte sehr gegen seine Abhängigkeit. Trotz der Schmerzen übte er immer wieder, so dass er es schaffte, sich ohne den Rollstuhl, nur mit einer Gehhilfe fortzubewegen und alleine draußen spazieren zu gehen; dieser kleine Schritt zu mehr Selbstständigkeit machte ihn sehr stolz. An eine Rückkehr in seine Wohnung war allerdings nicht mehr zu denken. In der Zwischenzeit hatte er Herzbeschwerden bekommen, vermutlich aufgrund der anderen Medikamente, die er nehmen musste. Der Zucker wurde nun ebenfalls medikamentös behandelt, da er mit Diät alleine nicht mehr zu kontrollieren war. Alle kamen schließlich überein, dass es besser sei, wenn Herr Mergentheimer seine Wohnung auflöste und zumindest mit einem Teil seiner vertrauten Möbel das Zimmer einrichtete, in dem er jetzt wohnte. Obwohl er einerseits froh über diese Lösung war, bedeutete dies doch einen schweren Schritt für ihn. Die Erkenntnis, dass sich sein Zustand nicht mehr verbessern wird, die Aufgabe der Wohnung, die nur mit Medikamenten einigermaßen einzudämmenden dauernden Schmerzen und die großen Schwierigkeiten, die er nun beim Gehen hat, setzen Herrn Mergentheimer zu. Er spürt, dass Gefühle von Trauer und Nutzlosigkeit in ihm aufkommen. Er sehnt sich nach seiner verstorbenen Frau und würde ihr am liebsten nachfolgen. Es fällt ihm schwer, genügend Energie aufzubringen, das zu tun, was er noch kann: sich waschen, anziehen, essen, lesen, fernsehen, spazieren gehen. Seine Tochter hilft ihm einmal in der Woche beim Duschen, was ihm zunächst sehr peinlich war. Die Verluste, die er nun verkraften muss, tragen zu seiner depressiven

Verstimmung bei. Er versucht dagegen anzukämpfen, er will sich nicht hängen lassen. Immerhin kann er sein Geld noch selbst von der Bank holen und beteiligt sich finanziell am Haushalt. Und er trainiert nach wie vor täglich, selbstständig draußen zu gehen. Durch Lesen, Fernsehen, Gespräche und Kreuzworträtsel hält er sich geistig fit. Frau Thaler spürt die leichte Depression bei ihrem Vater und versucht, seine Stimmung aufzuhellen. Gleichzeitig merkt sie aber auch, dass sie nach einiger Zeit den ständigen «nihilistischen Äußerungen» ihres Vaters nicht mehr zuhören möchte. Sie kommt selbst in eine niedergedrückte Stimmung, versucht aber den Vater gegen ihren Mann in Schutz zu nehmen, den die häufigen Klagen des Schwiegervaters und dessen negativ getönte Weltsicht inzwischen sehr stören. Im Moment hat Frau Thaler den Eindruck, dass die gedrückte Stimmung des Vaters sie fast mehr belastet als seine praktische Versorgung und die Pflege des nach wie vor offenen Fußes. Sie stellt fest, dass ihr Leben einen anderen Rhythmus bekommen hat: Abends ist sie oft müde, sie bügelt noch spät oder schläft vor dem Fernseher ein. Sie schafft es nicht mehr, regelmäßig schwimmen zu gehen, was sie wegen ihres Rückens eigentlich machen wollte. Auf ihre Teilnehme am Chor einmal in der Woche will sie auf keinen Fall verzichten. Die größten Sorgen bereitet ihr im Moment der 17-jährige Sohn Sebastian, der noch zu Hause lebt. Seine schulischen Leistungen haben im letzten Jahr sehr nachgelassen, und er kommt schlecht mit seinem Vater aus. Wenn die beiden sich streiten, versucht Frau Thaler zu vermitteln. Sie möchte sich gerne mit ihrer Freundin über ihre familiäre Situation aussprechen, aber sie traut sich nicht mehr so recht, dieser immer wieder «etwas vorzujammern», ohne dass sich die Situation seit dem letzten Mal gebessert hätte. Für Frau Thaler und ihren Vater hat sich alles «einfach so ergeben». Sie fühlen sich nicht besonders wohl, so wie sie jetzt leben, aber sie hätten sich auch nicht anders entscheiden wollen.

Wie wir bereits in Kapitel 7 gesehen haben, ist die Bereitschaft, sich gegenseitig zu unterstützen und zu helfen, die Solidarität, in Familien hoch. Dies trifft auch auf die Hilfe und Pflege für alte Eltern zu: So würden über die Hälfte der Männer und 80–90 % der Frauen ihre Eltern pflegen (BMFSFJ, 2002). Viele Menschen fühlen sich verpflichtet, ihre Angehörigen zu unterstützen (Szydlik, 2000). Allerdings zeigt sich, dass vor allem Menschen mit geringerer Bildung und geringeren finanziellen Möglichkeiten zur praktischen Ausführung von Pflege bereit sind. Personen mit höherer Bildung und besseren finanziellen Ressourcen, die Selbstverwirklichung und Partizipation auch für Frauen als wichtige Werte erachten, sind zusätzlich professionellen Hilfen gegenüber eher aufgeschlossen (Blaumeiser und Klie, 2002; Gilberg, 2000). Die Bereitschaft besagt auch noch nicht, ob Menschen dann, wenn es darauf ankommt, wirklich pflegen. Wenn die Situation weit weg scheint, mag mancher eine andere Position vertreten, als wenn die Entscheidung ansteht: Erwachsene und ihre Eltern sind dann in unterschiedlichen Lebensphasen und mit unterschiedlichen Aufgaben konfrontiert: Die Eltern wollen ihre Lebensweise aufrechterhalten, was nicht mehr ohne Unterstützung geht. Sie müssen Lösungen für diese Situation finden. Die erwachsenen Kinder sind vielleicht gerade mit der Erziehung ihrer eigenen Kindern beschäftigt oder unterstützen diese, wenn sie bereits wieder eine Familie gegründet haben, hüten z. B. die Enkel. Vielleicht wollten sie – nachdem Jahre und Jahrzehnte ihre Familie im Vordergrund stand – endlich auch einmal ihrer beruflichen Entwicklung oder ihren eigenen Interessen nachgehen oder etwas weniger gestresst leben, weil die eigene Gesundheit angegriffen ist. Bei so unterschiedlichen Lebensentwürfen fällt die Entscheidung schwer, die Eltern zu unterstützen und sie damit wieder enger an sich zu binden. Sei es, dass in der konkreten Situation trotz der allgemeinen Bereitschaft zur Pflege die Lebensumstände der Kinder sich geändert haben, der Sohn, der sich um die Eltern kümmern wollte, vielleicht wieder geschieden ist, die Tochter beruflich gezwungen ist, täglich weite Strecken zu pendeln, die Wohnungen zu weit auseinander liegen oder am Wohnort der Kinder keine geeignete Wohnung zu finden ist. Sei es, dass die Tochter, die vorher die Übernahme der Pflege abgelehnt hatte, nicht «nein» sagen kann, wenn die Mutter wirklich auf Hilfe angewiesen ist.

Ablehnen der Pflege

Ein Teil der erwachsenen Kinder entscheidet sich dagegen, die Eltern zu pflegen, auch wenn sie bereit sind, andere Formen von Unterstützung zu leisten. Manche Eltern ziehen auch die Versorgung durch einen Pflegedienst, betreutes Wohnen oder ein Pflegeheim vor, weil sie ihre Kinder nicht belasten wollen oder meinen, dass sie so noch einen Rest Autonomie wahren.

Die Entscheidung gegen eine Übernahme der Pflege wird aus ganz verschiedenen Gründen getroffen: Es sind kleine Kinder zu versorgen, ein Angebot für einen Auslandsjob liegt vor oder die Tochter, die ihre Mutter versorgen würde, ist Haupternährerin der Familie (Gilberg, 2000). Neben solchen Gründen, die in äußeren Umständen liegen, entscheiden manche Erwachsenen sich ganz bewusst für ihren eigenen Lebensentwurf. Sie wollen sich zwar um ihre Mutter oder ihren Vater kümmern, aber nicht selbst pflegen. Oder aber die Beziehung zur Mutter ist so problematisch, dass die Tochter sie nicht pflegen möchte.

Barbara Kaminski hat sich ihre Entscheidung nicht leicht gemacht. Ihre Mutter, Hildegard Röhl, war 72 Jahre alt, als der Vater starb. Sie trauerte sehr um ihren Mann, fand aber nach und nach wieder zu einer eigenen Lebensweise als alleinstehende Witwe. Zwar litt sie unter Arthrose und Herzkranzgefäßverengung, kam aber mit ihrem kleinen Haushalt gut zurecht. Mit 78 Jahren wurde sie wegen Brustkrebs operiert. Obwohl die Operation erfolgreich verlief und die Nachsorgetermine keine neuen Befunde erbrachten, hatte sie nun mehr Angst davor, weiterhin alleine zu leben und eventuell wieder zu erkranken. Barbara Kaminski, ihre einzige Tochter, hat noch zwei Brüder, fühlte sich aber im Gegensatz zu diesen für die Mutter verantwortlich. Frau Kaminski überlegte sich gut, was sie sich zutrauen konnte und was nicht. Obwohl die Mutter freundlich und rücksichtsvoll war, hatte die Tochter ein distanziertes Verhältnis zu ihr. Sie konnte sich vorstellen, ihrer Mutter zu helfen, solange diese mit der Unterstützung von Haushilfen und Pflegediensten in ihrem eigenen Haushalt leben könnte. Auf keinen Fall wollte sie, dass die Mutter mit in die Wohnung zieht, in der Barbara Kaminski mit Mann und Tochter lebt. Sie hatte das Gefühl, dass sie nicht wieder auf so engem Raum mit ihrer Mutter zusammen leben könnte. Zwar konnte sie als Grund angeben, dass ihre Familie nicht auf ihr Einkommen verzichten könnte, da sie eine feste Stelle, ihr Mann als freischaffender Künstler jedoch nur unregelmäßige Einnahmen hatte. Tatsächlich war ihr schon in der Vorstellung die Pflegebeziehung zu ihrer Mutter zu eng. Als Jugendliche hatte sie die Mutter, die früher oft krank war, mehrfach versorgt und in dieser Zeit den Haushalt für die Familie geführt.

Obwohl es ihr sehr schwer fiel, unterbreitete sie diesen Vorschlag: Sie und ihr Mann boten der Mutter an, zu ihnen in dieselbe Stadt, in eine Wohnung in der Nähe zu ziehen. Sie würden sich freuen, wenn sie sich wechselseitig besuchten. Sie würde sie gerne unterstützen. Sie könne sie aber nicht pflegen und würde die Mutter bitten, dann gegebenenfalls in ein Pflegeheim zu ziehen. In der Tat verlief die Beziehung so ganz harmonisch. Anfänglich trafen sich Mutter und Tochter oder Schwiegersohn ein- bis zweimal in der Woche, sie telefonierten fast täglich miteinander, die Enkelin liebte die Oma (und umgekehrt) und war oft bei ihr. Mit dem sicheren Abstand zwischen sich und der Mutter konnte Frau Kaminski die Mutter auch unterstützen, als diese zunehmend vergesslicher wurde und geistig und körperlich immer mehr abbaute. Sie besuchte sie dann täglich, regelte für sie den Schriftverkehr, machte mit ihr Besorgungen und Fahrten zum Arzt, kümmerte sich um die Wäsche. Die Wohnung wurde von Anfang an von einer Putzhilfe gereinigt, so dass hier keine weitere Unterstützung erforderlich war. Ein Pflegedienst kontrollierte täglich die Tabletteneinnahme und half einmal in der Woche beim Duschen. Schon bald nach dem Umzug der Mutter hatte Frau Kaminski diese gebeten, sich einen Heimplatz zu suchen, solange sie dies noch selbst gut entscheiden konnte. Die Tochter begleitete die Mutter zu verschiedenen Heimen. Frau Röhl fand eines, das ihr einigermaßen zusagte und meldete sich an. Der Tochter gab dies Sicherheit, und sie konnte sich weiter um die Mutter kümmern ohne Angst vor größerer Vereinnahmung. Für die Mutter war es beruhigend festzustellen, dass sie bei Anfragen des Heims immer wieder mitteilen konnte «Ich habe jetzt noch keinen Bedarf», aber weiterhin auf der Warteliste vermerkt war und ihren Platz sicher hatte. Als Frau Röhl unter Angstzuständen zu leiden begann, wenn sie nachts alleine in der Wohnung war, entschied sie sich für den Umzug ins Heim. Ihre Tochter unterstützte sie dabei, so gut sie konnte, und besuchte sie anschließend fast täglich. Für Frau Kaminski war diese Regelung das, was für sie machbar und möglich war. Allen Beteiligten brachte die gemeinsame Zeit gute Erfahrungen. Für Mutter und Tochter gab es jedoch nicht nur positive Seiten: Frau Röhl wäre lieber zu ihrer Tochter gezogen und von dieser im gemeinsamen Haushalt versorgt worden. Sie litt darunter, was die Nachbarn über sie und ihre Tochter denken könnten. Vor allen Dingen war es ihr unangenehm mitzuteilen, dass sie in ein Pflegeheim ziehen würde. Frau Kaminski fühlte sich zeitweise ziemlich belastet, war allerdings ihrer Mutter sehr dankbar, dass diese nicht fordernd, sondern rücksichtsvoll war. Sie litt unter Schuldgefühlen, konnte aber gleichzeitig nicht mehr geben, ohne Angst zu bekommen und sich überfordert zu fühlen.

Die Norm, dass Kinder verpflichtet seien, sich um ihre hilfebedürftigen Eltern zu kümmern, ist sehr stark. Dies führt leicht dazu, dass man diejenigen verurteilt, die sich gegen diese Norm entscheiden. Ich finde, man sollte mit diesen Einschätzungen sehr vorsichtig sein. Die meisten Menschen haben gute Gründe für ihre Entscheidung. Oft ist der Ablehnung von Versorgung und Pflege ein längerer Entscheidungsprozess vorangegangen, mit Zweifeln, Schuldgefühlen und der Auseinandersetzung mit dem sozialen Druck von Verwandten, Freunden, Bekannten und Nachbarn, die Pflege doch zu übernehmen. Das sollte man m. E. respektieren. Wenn man näheres über die Umstände weiß, kann man die Entscheidung oft auch nachvollziehen. Im Vergleich zu denen, die die praktische Unterstützung eines Elternteils übernehmen, ist die Zahl derer, die dies ablehnen, gering. Allerdings muss man dabei berücksichtigen, dass die Übernahme der Pflege durch ein Kind nicht unbedingt heißt, die Geschwister würden sich ebenfalls so entscheiden. Möglicherweise sind sie ebenfalls zu denen zu rechnen, die sich eher gegen eine praktische Versorgung der Eltern entschieden hätten.

Häusliche Pflege

Betrachten wir nun die Situation, wenn sich die Kinder entschließen, die hilfebedürftigen Eltern zu versorgen und diese das auch wünschen. Das muss zunächst einmal organisiert werden. In der Regel wohnen Erwachsene und ihre Eltern nicht zusammen. Regelmäßig helfen kann man aber nur dann, wenn die Eltern in der Nähe wohnen. So passiert es zwar nicht selten, dass der Sohn bzw. die Tochter alle vierzehn Tage die ein oder zwei Stunden Fahrzeit entfernt wohnenden Eltern besuchen. Sie organisieren Hilfen, versuchen den Haushalt in Ordnung zu halten und kaufen ein, regeln Schriftverkehr und Finanzen. Mehr scheint mir aber nicht möglich und auch das nur für eine begrenzte Zeit. Kurze Wege sind also eine Voraussetzung für praktizierte Solidarität (Szydlik, 2000). Dann können auch getrennte Haushalte aufrechterhalten werden. So fungierten in der Berliner Altersstudie 10 % der Kinder als Helfer, die nicht mit ihrem Elternteil in einem Haushalt wohnen. 60 % dieser Kinder kommen ein- bis zweimal in der Woche, 16 % drei- bis sechsmal, 11 % kommen täglich. Im Durchschnitt unterstützen diese erwachsenen Kinder seit fünf Jahren ihre Eltern (Gilberg, 2000). Nicht selten geben jedoch Pflegebedürftige ihre Wohnung auf, wie Herr Mergentheimer, und ziehen mit dem Kind, das die Unterstützung übernommen hat, und dessen Familie zusammen. So leben 46 % der Pflegebedürftigen und 23 % derjenigen, die Hilfe, aber noch keine Pflege brauchen, in Haushalten mit drei und mehr Personen (Schneekloth und Potthoff, 1993). Offensichtlich versprechen sich die Beteiligten davon eine Erleichterung der Versorgung, vielleicht mit der Vorstellung, dass man so das Leben der hilfe- oder pflegebedürftigen Person besser in den Tagesablauf der Familie integrieren könnte. Tatsächlich hat sich jedoch gezeigt, dass die Pflege weniger belastet, wenn getrennte Haushalte aufrechterhalten werden können (BMFSFJ, 2002).

Die Versorgung hilfebedürftiger Eltern lässt sich in keinem Schema darstellen. Jeder versucht, seine eigene Lösung zu finden, in Orientierung an den Bedürfnissen und den Lebensbedingungen der Beteiligten. Grundlegende Aktivitäten des täglichen Lebens und komplexe Leistungen, um den Alltag zu bewältigen, werden nicht fein säuberlich getrennt, sondern gehen ineinander über: Pflegende unterstützen bei hauswirtschaftlichen Aufgaben, beim Waschen, Baden, bei Toilettengängen, bei der Medikamenteneinnahme, beim Betten, insbesondere bei bettlägerigen Eltern, sie führen Gespräche, sie gehen mit dem Elternteil spazieren und fördern den Kontakt zu Freunden und Bekannten. Sie können auch durch Gespräche oder den Besuch von Gottesdiensten in spiritueller Hinsicht unterstützen. Sie erledigen Behördengänge und Schriftverkehr, helfen bei Telefongesprächen, geben emotionale Unterstützung, vermitteln Nähe und Zugehörigkeitsgefühle und besorgen professionelle Helfer. Mit ihrer Anwesenheit begleiten sie demente Angehörige durch den Tag und die Nacht. Sie versuchen ihnen strukturierende Hilfen zu geben, sie an einfachen hauswirtschaftlichen Arbeiten wie z. B. Kartoffeln schälen zu beteiligen, sie zu beruhigen und zu orientieren. Manche Pflegenden erledigen viele dieser Hilfeleistungen und mehr, andere machen weniger, bei manchen fängt die Unterstützung erst an, bei anderen ist sie weit fortgeschritten.

Bei Christine Rambow hat die Pflege erst begonnen. Vor einem halben Jahr fand sie ihre 83-jährige Mutter ohnmächtig in der Wohnung liegend. Katharina Wolgast kam ins Krankenhaus, ihr Kurzzeitgedächtnis war außerordentlich beeinträchtigt, das Langzeitgedächtnis funktionierte jedoch noch. Die Ärzte konnten bislang die Ursache nicht feststellen. Ein Verdacht auf Tumor wurde nicht bestätigt, ebenso wenig auf Schlaganfall. Die Mutter wurde zunächst nach Hause entlassen, konnte dort aber nicht mehr alleine leben. Sie konnte keine zusammenhängenden Tätigkeiten mehr durchführen: nicht mehr ihr Essen zubereiten, geschweige denn einkaufen, nicht mehr putzen. War sie alleine zu Hause, geriet sie in Panik. Sie wusste zwar, wo sie war und dass sie an einer Störung ihres Kurzzeitgedächtnisses litt. Aber sie konnte sich nicht mehr erinnern, ob jemand gegangen war, ob jemand kommen würde. Zwar erkannte sie alle Personen, wusste, wo sie sich befand, aber ihr Tagesablauf war ihr entglitten. In ihrer Panik bekam sie Asthmaanfälle, und vor Aufregung musste sie so häufig und schnell zur Toilette, dass sie ihren Urin oft nicht mehr ausreichend kontrollieren konnte, so dass immer wieder «etwas daneben ging». Frau Rambow, die mit ihrem Mann in einem Einfamilienhaus wohnt, holte die Mutter zu sich, ihr Mann war einverstanden. Die Mutter wohnt nun in der Einliegerwohnung, die durch einen Mauerdurchbruch mit dem übrigen Haus verbunden ist. Nachdem die Mutter einen Krampfanfall mit anschließender Ohnmacht hatte, wurde sie wieder ins Krankenhaus eingeliefert, eine Diagnose konnte aber auch da nicht erstellt werden. In zwei Monaten ist eine Untersuchung bei einer medizinischen Kapazität vorgesehen, die Tochter verspricht sich davon eine Aufklärung der Krankheitsursache. Die Symptome haben sich nach wie vor kaum geändert. Die Mutter kann sich nicht mehr an unmittelbar Zurückliegendes erinnern, sie kann ihren Tagesablauf nicht mehr selbst gestalten und sich nicht mehr versorgen. Die Tochter ist für sie rund um die Uhr da. Sie zeigt der Mutter morgens, wo sie sich waschen kann; das erledigt sie nämlich noch selbst. Nachdem sie mehrfach nachts nicht mehr rechtzeitig zur Toilette kam, benutzt sie nun Vorlagen. Sie vergisst aber immer wieder, die gebrauchte Vorlage morgens in einen dafür vorgesehenen Eimer zu räumen, lässt sie oft einfach liegen oder legt sie irgendwo im Haus ab. Das Frühstück kann sie sich nicht selbst zubereiten, weil sie vergisst, was sie machen wollte. Essen kann sie aber selbstständig, wenn jemand dabei ist und sie etwas anleitet. Frau Rambow versucht, die Mutter – so gut es geht – in ihren Haushalt zu integrieren und ihr auch kleine Aufgaben zu übertragen, die ihre Handlungsfähigkeit und ihr Gedächtnis trainieren. Sie hat eine liebevolle Beziehung zu ihr und gibt sich viel Mühe. Alles dauert aber viel länger als früher. Die Mutter ist sehr ängstlich und anhänglich geworden. Verlässt Frau Rambow für kurze Zeit das Zimmer oder gar das Haus, folgt die Mutter ihr oder sucht sie. Kann sie sie nicht finden, gerät sie in Panik, weint, zittert und bekommt Atemnot. Überhaupt ist sie oft deprimiert, weil sie weiß, dass sie sich so schlecht erinnern kann und auf die Hilfe ihrer Tochter angewiesen ist. Sie weint oft. Frau Rambow versucht sie dann zu trösten, obwohl ihr selbst zum Heulen zumute ist. Da die Diagnose nicht klar ist, hofft Frau Rambow noch auf eine Heilung und sucht immer wieder nach Möglichkeiten, die Gedächtnisleistung ihrer Mutter zu verbessern. So besucht sie mit ihr zweimal in der Woche auf eigene Kosten eine Ergotherapeutin, die mit Frau Wolgast Gedächtnisübungen durchführt. Im Augenblick hat sie sich völlig auf ihre Mutter eingestellt, was nur möglich ist, weil sie nicht berufstätig ist. Ihr Mann hat ein gutes Verhältnis zu seiner Schwiegermutter, beteiligte sich auch an der Renovierung der Wohnung und am Umzug. Frau Rambow möchte ihn aber möglichst mit der Betreuung verschonen, sie findet, dass sie schon genug von ihm verlangt. Sie sieht sich in einer ausweglosen Situation. Durch die unklare Diagnose macht sie sich immer noch Hoffnung, dass alles wieder besser wird und kann sich mit der Endgültigkeit der Situation nicht abfinden. Sie versucht, die Kontrolle zu behalten, indem sie möglichst alles selbst macht und niemanden als Entlastung akzeptiert. Auf keinen Fall möchte sie, dass die Mutter in ein Heim ziehen muss – gleichzeitig fühlt sie sich schon jetzt sehr belastet und weiß nicht, wie es weitergehen soll.

Christine Rambow ist sehr plötzlich aus ihrem Alltag in eine zeitintensive Versorgung für ihre Mutter geraten, die ihr Leben bestimmt, aber auch das ihres Mannes und ihr Verhältnis zueinander beeinflusst. Im Augenblick ist sie eher Opfer der Verhältnisse, auch wenn sie sich bewusst dafür entschieden hat, ihre Mutter zu sich zu holen. Sie hat noch keine Möglichkeiten gefunden, bei der Gestaltung ihres Tagesablaufs ihre eigenen Bedürfnisse stärker zu berücksichtigen und sich Entlastungen zu verschaffen. Sie versucht zunächst einmal, ihren eigenen Weg hinsichtlich der neuen Anforderungen zu finden. Auch die betroffenen Eltern müssen lernen, mit der neuen Situation umzugehen. Manche – wie Herr Mergentheimer (s. S. 102 ff.) – geben sich große Mühe, ihre Selbstständigkeit zu erhalten, andere wollen oder können dies nicht so gut. Viele Hilfebedürftige sind froh und dankbar für die Unterstützung, die sie erfahren, fühlen sich selbst aber auch als Belastung. Können sie wertschätzen, was ihr erwachsenes Kind für sie leistet und dies auch mitteilen, so ist das eine wichtige emotionale Unterstützung für die pflegende Person (Keefe und Fancey, 2002).

Nicht jede Unterstützung ist gleich intensiv. Hilfe im Haushalt lässt sich in einigen Bereichen relativ klar definieren: Wäsche waschen, Treppe oder Wohnung reinigen, einkaufen und auf bestimmte Zeiten festlegen. Sie ist auch bei getrennten Wohnungen oder durch Hilfsdienste gut zu organisieren. Zwar lässt sich für die Unterstützung beim Baden oder Duschen einmal in der Woche ein Termin vereinbaren. Hilfen bei der Körperpflege wie Hilfe beim Waschen, Aufstehen, Zubettgehen, Essen und andere körpernahe Verrichtungen sind für Angehörige oft auch mit Gesprächen, menschlicher Nähe und Zuwendung verbunden und stärker am Tagesablauf der Hilfebedürftigen orientiert. Körperlich sehr kranke Menschen, vor allem Demenzkranke, brauchen ab einem bestimmten Schweregrad die dauernde Anwesenheit einer Pflegeperson. So ist bei 41 % der über 80-jährigen Hilfebedürftigen, d. h. solchen, die im Haushalt unterstützt werden, die Hauptpflegeperson andauernd verfügbar, bei 29 % täglich für mehrere Stunden, bei 19 % mehrmals und bei 7 % einmal wöchentlich. Pflegebedürftige brauchen eine deutlich intensivere Versorgung: Bei 71 % der über 80-jährigen Pflegebedürftigen ist die Hauptpflegeperson andauernd verfügbar, bei 24 % täglich für mehrere Stunden, bei 3 % mehrmals und bei 1 % einmal wöchentlich (Schneekloth und Potthoff, 1993). Die reine Pflegezeit beträgt im Durchschnitt drei bis sechs Stunden täglich. Über die Hälfte der Pflegenden helfen auch nachts, viele mehrmals pro Nacht (Gräßel, 1998). Dabei steigt die Intensität der Versorgung mit dem Hilfe- und Pflegebedarf des Elternteils. Zwar spielen Zuneigung und Pflicht auch eine Rolle: Je mehr ich meinen Vater mag, um so intensiver betreue ich ihn auch, und je stärker ich mich verpflichtet fühle, um so mehr kümmere ich mich um seine Versorgung. Unabhängig von Zuneigung und Pflichtgefühl ist aber der wichtigste Faktor für eine zeitintensive Hilfe und Pflege, dass der betreffende Elternteil die Unterstützung braucht (Cicirelli, 1993). Je höher der Pflegebedarf, um so eher sind Angehörige selbst an der Pflege beteiligt und überlassen die Unterstützung nicht alleine ambulanten Diensten (Gilberg, 2000). Kinder stellen dann ihre eigenen Bedürfnisse hintan. Wenn man diese Zahlen sieht, kann man sich vorstellen, dass intensivere Pflege nicht so ohne weiteres in den Haushalt integriert werden kann, sondern den Alltag mehr oder weniger stark verändert. Ein schwieriger Prozess, den man erst angehen kann, wenn man sich über die Veränderungen im Klaren ist und nicht versucht, an der bisherigen Normalität festzuhalten. Viele wollen das nicht wahrhaben und definieren sich noch lange nicht in der Rolle der Pflegenden, obwohl sie es de facto längst sind (BMFSFJ, 2002). Meist ist es den Eltern nicht recht, dass sich ihre Kinder für ihre Pflege einschränken müssen. Sie möchten nicht, dass ihre Kinder wegen ihrer Versorgung finanzielle Ausgaben oder Einbußen erleben, und wollen eigentlich nicht, dass sich das Familienleben nach ihnen richtet. Nicht selten gehen sie jedoch davon aus, dass die Kinder ihre Arbeit anders organisieren, um sie versorgen zu können (Ikking u.a., 1999).

Berufstätigkeit und häusliche Pflege

Die Frage ist wirklich, wie die Zeiten, die für Versorgung und Pflege erforderlich sind, mit Berufstätigkeit vereinbar sein können. Und in der Tat sind 61 % der pflegenden Angehörigen nicht erwerbstätig, allerdings sind in dieser Zahl auch pflegende Eltern und Ehegatten enthalten (Fuchs, 1999). Betrachtet man nur die Pflegenden im erwerbsfähigen Alter, dann waren zu Beginn der Pflege 39 % nicht berufstätig, 16 % geben die Erwerbstätigkeit wegen der Pflege auf, 14 % schränken sie ein und 29 % setzen sie unverändert fort (Schneekloth und Müller, 2000). Vor allen Dingen die Angehörigen von Demenzkranken sind seltener berufstätig (Gräßel, 1998). Die Mehrzahl der Pflegenden im erwerbsfähigen Alter sind Frauen. Sie begeben sich in einen Kreislauf, der sich in vielen gesellschaftlichen Bereichen, aber eben auch in der Pflege zeigt: Einerseits wird von Frauen in unserer Gesellschaft nach wie vor erwartet, dass sie sich mehr als Männer für die Belange anderer Menschen interessieren und engagieren, andererseits wünschen dies auch viele Frauen und nehmen ihre eigene berufliche Entwicklung nicht so wichtig. Im Zweifelsfall ergänzt die Frau das Familieneinkommen, so dass auf ihre Einkünfte leichter verzichtet werden kann. Sie ist es dann auch eher, die im Falle der Pflege eines Elternteil ihre Berufstätigkeit ganz oder teilweise einschränkt.

Umgekehrt unterstützen viele Frauen ihre alten Angehörigen und behalten ihre Erwerbstätigkeit bei, was sicherlich zu einer erheblichen Belastung führen kann. Warum tun sie das? Tatsächlich hat die Berufstätigkeit zwei Gesichter: Einerseits wird die Zeit dadurch sehr knapp, so dass die Pflegenden nicht immer so helfen können, wie sie es gerne möchten. Viele von ihnen fühlen sich zwischen der pflegebedürftigen Person, den übrigen Familienangehörigen und ihren eigenen Bedürfnissen hin- und hergerissen, sind überlastet, was nicht nur für sie selbst, sondern auch für die Pflegebedürftigen zum Problem wird. Schnell fühlt sich dann die Mutter als Belastung für ihre Tochter – was sie durch ihren Hilfebedarf in gewissem Sinne ja auch ist. Dies offen anzusprechen fällt aber nicht wenigen Töchtern und Söhnen schwer. Oft beteuern sie: «Nein, nein, wirklich nicht, ich mache das doch gerne», wenn ein Elternteil das Gefühl hat, er sei für seine Angehörigen «ein Klotz am Bein». Auch bei der Arbeit selbst gibt es Probleme, weil Pflegende nicht mehr so flexibel über ihre Zeit verfügen, Arbeitskollegen und Vorgesetzte aber nicht immer geneigt sind, darauf Rücksicht zu nehmen. Andererseits trägt die Berufstätigkeit auch zur Stabilisierung des inneren Gleichgewichts bei: Man kommt auf andere Gedanken, sieht andere Menschen, erfährt Selbstbestätigung und Anerkennung, kann berufliche Kompetenzen erweitern, die ja auch ein Teil der Persönlichkeit sind. Last not least trägt die Berufstätigkeit auch zu einem erhöhten Einkommen bei, das wiederum den Spielraum erweitert, sich Entlastungen von der Pflege zu verschaffen (Keefe und Fancey, 2002; Whitbeck, u.a., 1991). Berufstätigkeit ermöglicht es darüber hinaus, sich emotional etwas von der häuslichen Situation zu distanzieren und damit dort entstandene Konflikte und Sorgen eher zu ertragen (Carpenter, 2001).

Die Beziehung

Nicht nur der eigene Haushalt muss neu sortiert werden, auch das Verhältnis zwischen den hilfebedürftigen Eltern und ihren Kindern ändert sich. Oft ist das Verhältnis von gegenseitiger Rücksichtnahme und Zurückhaltung geprägt. Viele Eltern wollen ihre Kinder nicht belasten und sind selbst unglücklich, wenn sie auf deren Unterstützung angewiesen sind. Viele Erwachsene fangen aber auch an, Verantwortung für ihre Eltern zu übernehmen, gelegentlich unabhängig davon, ob diese geistig beeinträchtigt sind oder nicht (BMFSFJ, 2002). Manchmal fühlen sie sich dann in die Rolle der «Eltern ihrer Eltern» versetzt. Allerdings sind die Eltern erwachsene Menschen und keine kleinen Kinder. Sie haben eine eigene Biographie und eigene Bedürfnisse. Wenn sie ihren Kindern Verantwortung übertragen oder ihnen gestatten, Verantwortung für sie zu übernehmen, dann bedeutet dies, dass sie Vertrauen zu ihren Kindern haben. Vertrauen, dass sie diese ihre Schwäche und nachlassende Leistungsfähigkeit nicht für ihre eigenen Zwecke missbrauchen oder sie entmündigen. Deshalb ist es wichtig, die Verflechtungen von Bedürfnissen, die sich bei einem engen Zusammenrücken von Pflegenden und Pflegebedürftigen ergeben, genau zu betrachten und zu überprüfen: Was sind meine Bedürfnisse und was sind deine. Sonst kann es den erwachsenen Kindern passieren, dass sie dabei gelegentlich das Recht auf Selbstbestimmung der Eltern überschreiten. Ihre eigene Sichtweise der Dinge scheint ihnen möglicherweise als die einzig vernünftige, sie verstehen nicht, dass die Mutter oder der Vater zu einer anderen Entscheidung kommt, dass sie die Welt nicht objektiv, sondern aus ihrer Perspektive sehen.

Lena Walter etwa unterstützte ihre leicht hilfebedürftige, herzkranke Mutter, die am selben Ort in einer eigenen Wohnung lebte. Als sie mit ihrer Familie in Urlaub fahren wollte, immer in Sorge, der Mutter könnte in dieser Zeit etwas zustoßen, beschloss die alte Frau, sich für diese Zeit ein bisschen Gesellschaft zu besorgen. Sie lud ihre gehbehinderte Freundin ein. Lena Walter lag nachts wach im Bett und malte sich Schreckensszenarien aus: Die eine stürzt, die andere bekommt einen Herzanfall – und sie selbst mit der übrigen Familie in Südfrankreich. Unter diesen Bedingungen meinte sie, nicht in Urlaub fahren zu können, obwohl sie ihn bitter nötig hatte. Schließlich «bearbeitete» sie ihre Mutter, die Einladung zu verschieben, was diese wiederum in Panik versetzte. Sollte sie denn vierzehn Tage alleine am Ort sein, ohne eine Vertrauensperson? Schließlich handelten beide einen Kompromiss aus: Eine Nachbarin erklärte sich bereit, in dieser Zeit für die beiden älteren Damen als Ansprechpartnerin zu fungieren. Die Tochter konnte sich bei ihren

Anrufen aus dem Urlaub überzeugen, dass es keine Probleme gab und die dringend notwendige Erholung genießen.

In manchen Fällen werden jedoch keine Kompromisse angestrebt: Kinder glauben entscheiden zu müssen, dass die Mutter zum Arzt sollte, weil ihr öfter schwindlig ist, obwohl diese das nicht einsieht. Und im Gespräch mit Ärzten, Altenpflegerinnen oder Putzhilfen wird nicht selten mit den Angehörigen statt mit den betroffenen älteren Menschen verhandelt. Auch die Angehörigen ihrerseits verhalten sich oft ganz ähnlich.

Wie selbstverständlich werden Verantwortlichkeiten übernommen und übertragen, auch von den älteren Menschen selbst: Mathilde Ritter hört meistens auf die medizinischen Ratschläge ihrer Tochter, und bei Gesprächen mit Ärzten möchte sie, dass diese sie führt und für sie entscheidet. Manchmal aber will sie ihre Ruhe haben, nicht schon wieder zum Arzt müssen und verschweigt ihrer Tochter lieber die Schmerzen in Hüfte und Knie. Kommt diese dann doch dahinter, ist sie fassungslos, wie ihre Mutter so wenig Verantwortung für ihre Gesundheit zeigen konnte: «Bei den Schmerzen im Bein geht die Mutter nicht gerne raus, sie bewegt sich möglichst wenig, die Gelenke und die Muskeln werden steifer, für den Kreislauf und das Herz ist es schlecht. Sie weiß das doch ganz genau», beklagt sich die Tochter und fährt ihre Mutter zum Hausarzt.

Warum übernehmen Erwachsene die Verantwortung für ihre Eltern? Warum lassen sie sich dazu hinreißen, über die Eltern bestimmen zu wollen? Ein Grund sind sicherlich die Sorgen, die sie sich um das Wohlergehen eines geliebten Menschen machen. Der Gerontologe Cicirelli meint sogar, dass Kinder deshalb ihre Mutter oder ihren Vater unterstützen, weil sie die vertraute Bindungsperson nicht verlieren möchten (Cicirelli, 1993). Ein anderer Grund steckt vermutlich in der «Tandemsituation» von Hilfebedürftigem und Helfer oder Pflegebedürftigem und Gepflegtem: Was immer die eine Person für sich entscheidet, betrifft in der Regel auch die andere. Wenn Frau Ritter sich nicht um ihre Schmerzen kümmert und nicht versucht, ihre Beweglichkeit zu erhalten, hat auch die Tochter die Folgen auszubaden. Sie muss dann nämlich einkaufen gehen und vermehrt im Haushalt helfen. Es ist also beides: Die Sorge um den Elternteil und die Sorge um die eigene Person, um die Pflegende und Helfende, die mehr Aufgaben übernehmen wird, wenn die Leistungsfähigkeit des Elternteils noch mehr nachlässt.

Übergriffe auf die Selbstbestimmung können aber ebenso in umgekehrter Richtung stattfinden: Eltern wollen über ihre erwachsenen Kinder verfügen. Vorsichtig und zurückhaltend aber erfolgreich war Christine Rambows Mutter (s. S. 110f.), die unter einem Verlust ihres Kurzzeitgedächtnisses leidet. Als die Mutter bei ihr einzog, fand Frau Rambow einen Platz in einer Tagespflegeeinrichtung, in der demente Menschen betreut werden. Sie besuchte mit der Mutter die Einrichtung und vereinbarte mit ihr, nachdem diese sich wohl zu fühlen schien, dass sie einen Tag in der Woche dort verbringen sollte. Der einzige Tag, an dem sie auch einmal alleine einige Dinge erledigen konnte. Nachdem die Mutter morgens mehrmals flehentlich: «Muss ich da wirklich hin?» fragte und einmal sogar weinte, bringt es die Tochter nicht mehr übers Herz, ihre Mutter zu der Einrichtung zu fahren. Sie selbst verliert dadurch vollends Zeit und Raum für sich.

Deutlicher äußern sich die Eltern von Gabriele Deiters, die eigentlich nur bereit sind, die Hilfe ihrer Tochter zu akzeptieren, nicht aber die von Haushilfen oder Pflegediensten. Hans-Georg Meinhard (88 Jahre) und seine Frau Cornelia haben gerade dem siebten ambulanten Dienst innerhalb von zwei Jahren gekündigt. Um ehrlich zu sein: Sie haben die Mitarbeiterin des Pflegedienstes beschimpft und regelrecht «rausgeschmissen». Sie wollten mehr Leistungen und mehr Anwesenheit, ohne dafür mehr zu bezahlen. Eigentlich wollen sie überhaupt keinen professionellen Dienst, sie erwarten, dass ihre Tochter diese Arbeiten für sie übernimmt. Gabriele Deiters, die Tochter, lehnt das ab. Sie ist voll berufstätig, geschieden, hat zwei Kinder im Jugendalter zu versorgen und ist mit ihren eigenen Anforderungen voll ausgelastet. Das emotionale Verhältnis zu ihren Eltern ist auch nicht so, dass sie sie selbst praktisch versorgen möchte. Sie kümmert sich um ihre Eltern, aber sie will nicht deren Wohnung putzen, den Garten in Ordnung halten, der Mutter beim Waschen, Duschen, Aufstehen und Zubettgehen helfen und beiden Eltern täglich Gesellschaft leisten. Die Eltern waren auch früher fordernd, nun hat Frau Deiters das Gefühl, von ihnen überfordert zu werden. Sie muss immer wieder von neuem aushalten, dass ihre Eltern möglicherweise für eine Weile unzureichend versorgt sind, ihre eigenen Grenzen deutlich machen und beleidigte

Reaktionen akzeptieren, um mit den beiden für eine gewisse Zeit eine neue Versorgungssituation auszuhandeln. Auch sie hat ihr Vertrauen zu ihren Eltern eingeschränkt. Sie muss auf sich aufpassen, damit ihre Eltern nicht ihr Pflichtgefühl ausnutzen und sie so zu mehr Hilfeleistungen bewegen, als sie sich selbst zutraut.

Für alle Beteiligten kann es leicht zu Konflikten kommen, wenn die Zuständigkeiten wechseln: die Tochter mal für bestimmte Bereiche Verantwortung übernehmen soll, ein anderes Mal nicht, wie bei Mathilde Ritter und ihrer Tochter, die mal bei medizinischen Fragen entscheiden soll, mal nicht. Abgesehen von den dabei auftretenden Missverständnissen müssen auch dauernd neue Zuständigkeiten ausgehandelt werden. Manchmal wird die Verantwortung auch für bestimmte Fragen übergeben und für andere nicht. Diese Regelung ist zwar klarer, führt aber «im Eifer des Gefechts» leicht zu Grenzüberschreitungen in Bereichen, die die Eltern noch selbst entscheiden können und wollen. Das ist weiter kein Drama, erfordert aber vermehrte Wachsamkeit von beiden Seiten, damit Mutter oder Vater nicht nach einiger Zeit ihre ganze Verantwortung abgeben.

Anders stellt sich die Situation dar, wenn Eltern demenzkrank in einem fortgeschritteneren Stadium sind. Würde man sie sich selbst überlassen, könnten sie kaum Verantwortung übernehmen und würden sich selbst gefährden. So empfindet Bettina Kerns Mutter offenbar keinen Hunger mehr. Sie isst weitgehend selbständig, nimmt sich aber von alleine nichts zu essen, andererseits isst sie unbegrenzt weiter, wenn Essen auf dem Tisch steht. Sie kann sich auch nicht mehr räumlich orientieren. Manchmal wird sie sehr aktiv, möchte draußen herumlaufen, aber die Erfahrung hat gezeigt, dass sie dann nicht mehr nach Hause findet. Sie zeigt damit deutlich, was sie möchte, wenn aber gerade niemand mitgehen kann, ist dies zu gefährlich. Frau Kern versucht dann zu verstehen, was ihre Mutter antreibt, ihr andere Aktivitäten in der Wohnung anzubieten und sie abzulenken. Aber selbst in diesen Fällen heißt «Verantwortung übernehmen» nicht, dass immer die Kinder beschließen, was für den demenzkranken Elternteil gut und richtig ist, sondern sorgfältig dessen Bedürfnisse und die eigenen auseinanderhalten und berücksichtigen, was in dieser Situation möglich und machbar ist.

Bei Gabriele Deiters beeinflussen offensichtlich neben ihrer eigenen aktuellen Lebenssituation auch die frühere gemeinsame Zeit mit ihren Eltern ihre Entscheidungen. Welche Rolle spielen Erfahrungen aus der Kindheit für die gegenwärtige Bereitschaft von Erwachsenen ihre hilfebedürftigen Eltern zu pflegen? Diese frühen Erfahrungen gehen nicht spurlos vorüber: Waren die Eltern sehr streng, wirkt sich das offenbar kaum aus. Wenn Erwachsene als Kinder von ihren Eltern zurückweisend und feindselig behandelt wurden, können sie allerdings jetzt auch keine ungetrübte Beziehung zu den alten Eltern eingehen. Frühkindliche Bindungsstile – sichere, unsicher-ambivalente und vermeidende – scheinen sich dagegen nicht grundsätzlich auf die Bereitschaft auszuwirken, als Erwachsene die Eltern zu unterstützen. Hilfe und Pflege werden bei unsicher-ambivalentem oder vermeidendem Bindungsstil allerdings eher von Pflichtgefühl als von Zuneigung getragen. Erwachsene, die sich seit ihrer Kindheit als ungeliebt, überflüssig, unerwünscht, nicht den Vorstellungen der Eltern entsprechend erleben, sorgen also trotzdem aus Verantwortung und Pflichtgefühl für sie. In der Art der Versorgung zeigt sich dann der Unterschied zu denen, die sich geliebt, geachtet, erwünscht und sicher gebunden fühlen: Wer in erster Linie aus Pflichtgefühl seinen Eltern hilft, verhält sich dabei in der Regel unpersönlicher und kühler. Die Versorgung orientiert sich eher an äußeren Regeln als an den Bedürfnissen der Hilfebedürftigen. Für unsicher-ambivalent und vermeidend gebundene Erwachsene bietet die praktische Durchführung der Versorgung allerdings auch die Möglichkeit, sich nicht völlig zu distanzieren, sondern an der Pflege beteiligt zu sein und sich emotional sicher zu fühlen, weil sie sich innerlich wenig engagieren. Erwachsene mit sicherer Bindung und positiven Erfahrungen in der Kindheit pflegen aus Zuneigung und sind im positiven Sinne emotional stärker beteiligt (Carpenter, 2001; Whitbeck u.a., 1991).

Pflegende Kinder und pflegebedürftige Eltern stellen gemeinsam erlebte Situationen unterschiedlich dar: So betonen Töchter, wie sehr Mütter sie früher unterstützt hätten, und bagatellisieren ihre eigenen Hilfeleistungen. Umgekehrt bezeichnen die Mütter das, was sie ihren Töchtern früher gegeben haben, als «normal». Sie unterschätzen ihr früheres Engagement, stellen stattdessen heraus, was die Töchter heute für sie tun und empfinden sich eher als Last. Beide reden also ihre eigenen Leistungen klein und betonen die der anderen (Keefe und Fancey, 2002). In einer anderen Untersuchung schätzen Erwachsene sich als belasteter ein, betonen, was sie alles für die Eltern tun, diese wiederum unterstreichen, wie selbstständig und unabhängig und wie wenig auf die Hilfe anderer sie angewiesen seien (Ikking, u. a., 1999). Möglicherweise nehmen die Betroffenen die Situationen unterschiedlich wahr, vielleicht hat es auch etwas damit zu tun, wie sie sich anderen gegenüber darstellen möchten. Ich vermute, dass die unterschiedlichen Aussagen gar nicht so widersprüchlich sind: Kinder können würdigen, was ihre Eltern für sie getan haben und sich gleichzeitig belastet fühlen. Eltern können ihr positives Selbstbild als immer noch ziemlich selbstständige ältere Menschen aufrechterhalten und schätzen, was ihre Kinder für sie tun. Wichtig ist sich klarzumachen, dass jeder der Beteiligten seine eigene Wahrnehmung der Dinge hat, seinen eigenen Stolz und seine eigenen Verletzlichkeiten. Mir fällt auf, dass Eltern und erwachsene Kinder sich wenig darüber austauschen, wie sie die Pflegesituation einschätzen und erleben. Die Eltern haben vielleicht Angst davor zu erfahren, wie sehr die Kinder sich durch die Pflege belastet fühlen, und fürchten, diese könnten irgendwann einmal dem Ganzen nicht mehr gewachsen sein. Sie wollen sich vielleicht nicht eingestehen, wie sehr ihnen die Kontrolle über das eigene Leben entgleitet. Oder sie fühlen sich in ihrem Stolz verletzt, wenn sie zugeben müssen, wie sehr sie von ihren eigenen Kindern abhängig sind. Die Kinder lieben womöglich ihre Eltern. Sie wollen sie unterstützen, sie lehnen die Versorgung durch «Fremde» oder den Umzug in ein Pflegeheim ab. Sie teilen ihnen vielleicht mit, was sie als positiv an der derzeitigen Situation erleben, um die Eltern aufzumuntern und zu entlasten. Andererseits wissen sie vielleicht nicht, wie lange sie die Pflegesituation noch durchhalten können und wollen die Eltern mit ihren eigenen Klagen über die Situation nicht unnötig aufregen. Dies geht vermutlich so lange gut, wie der Status quo aufrechterhalten werden kann. Wie soll man aber bei so viel Sprachlosigkeit zu einer gemeinsamen Einschätzung der Situation und zu einer gemeinsamen Planung der Zukunft kommen?

Bevor wir dieser Frage nachgehen, müssten wir aber Genaueres darüber wissen, wie die Beteiligten, vor allen Dingen die erwachsenen Kinder, die Hilfe- und Pflegesituation wahrnehmen.

10. Belastungen

Die Versorgung und Pflege eines älteren Angehörigen hat viele positive Seiten, die im Alltag leicht übersehen werden. Die erwachsenen Kinder sind dann de facto in der Rolle desjenigen, der mehr kann und mehr weiß. Sie sind damit zumindest in bestimmten Bereichen ihren Eltern überlegen und erfahren so – auch unausgesprochen – eine Bestätigung ihrer Erwachsenenrolle und ihrer Kompetenz. Wollen die Eltern dies nicht zulassen und beharren auf ihrer angestammten Position, kommt es leicht zu Konflikten. Wenn die Eltern die neue Rollenverteilung akzeptieren, gibt das den erwachsenen Kindern Selbstbestätigung. Auch die moralische Verpflichtung, die für viele ein wichtiges Motiv zur Unterstützung darstellt, trägt zu dieser Selbstwahrnehmung bei: Habe ich von mir das Bild, dass ich meine Eltern nicht verlassen werde, wenn sie Hilfe brauchen, und handle danach, so kann mir dies direkte, persönliche Bestätigung geben. Ich kann mein eigenes Handeln akzeptieren und gutheißen, ich stehe vor mir selbst gut da. Wer sich gegen eine Versorgung entscheidet oder dagegen, über die Organisation von Hilfen und regelmäßige Besuche hinaus die Pflege selbst durchzuführen, kann leicht Schuldgefühle bekommen, da er die eigenen inneren Leitbilder von dem, was gut und richtig wäre, verletzt hat. Solche Menschen leiden auch dann unter Schuldgefühlen, wenn sie die eigene Entscheidung für gut und richtig halten.

Andere honorieren es ebenfalls, wenn Erwachsene sich um ihre Eltern kümmern. Oft werden diese Menschen geachtet, und Missbilligung trifft die, die sich ihrer Pflicht entziehen. Auch für die Gesellschaft ist das enorme von Angehörigen erbrachte Pflegeaufkommen sehr wichtig: Zum einen werden dadurch familiale Strukturen und Bindungen gestärkt, zum anderen erhebliche Kosten eingespart.

Einige Pflegende lassen sich auch von dem Bedürfnis leiten, etwas dafür zurückgeben zu wollen, was sie von ihren Eltern erhalten haben. Sie orientieren sich dabei an der in unserer Gesellschaft bestehenden Norm der Wechselseitigkeit. Auch hier gilt: Wenn ich so handle, wie es meinen Vorstellungen entspricht, erfahre ich Selbstbestätigung, fühle mich gut und trage zur Verbesserung meines Selbstwertgefühls bei.

Hilfe und Pflege kann sich auch positiv auf die Gefühle auswirken. Pflege ich aus Zuneigung, empfinde ich Empathie (einfühlendes Verstehen) für meinen pflegebedürftigen Vater oder die Mutter, dann ist dies angenehm und eine große innere Bereicherung. Wird die Zuneigung vom Elternteil erwidert, schätzt die gepflegte Person mich und das, was ich für sie tue, freue ich mich und kann die Pflege mit neuer Zuversicht weiterführen (Wilz, 2002). Wie wir gesehen haben, sind bei gleicher Pflege die Belastungen geringer, wenn sie durch Zuneigung motiviert ist.

Erwachsene, die ihre Eltern auch im Stadium schwerer Demenz pflegten, berichten in einer Studie der Gerontologen Thomas M. Meuser und Samuel J. Marwit über die positiven Seiten: Sie empfanden Empathie für den Gepflegten, sie hatten eine neue Weltsicht, soziale Beziehungen waren für sie wichtiger geworden. Sie bekamen ein umfassenderes Verständnis für den Alternsprozess, ihr Selbstwertgefühl wurde durch die Pflege gestärkt (Meuser und Marwit, 2001).

Hilfe und Pflege werden in der Regel nicht nur von einem, sondern von mehreren Motiven getragen. Versorge ich meine Eltern aus Zuneigung und Pflicht, will mich aber auch um meine eigene Familie kümmern und hätte gerne meine berufliche Entwicklung weiter betrieben, fällt es mir vermutlich schwer, die positiven Seiten der Pflege anzuerkennen. Wahrscheinlich steht dann eher der Konflikt zwischen «Ich kann doch meine Mutter nicht in ein Heim geben!», «Mein Sohn schreibt immer schlechtere Noten, ich muss mich darum kümmern!», «Wenn ich nicht zusage, das anstehende Projekt zu übernehmen, habe ich in der Firma in Zukunft schlechte Karten. Kann ich mir das bei der gegenwärtigen wirtschaftlichen Lage leisten?» und «Hoffentlich macht mein Mann das Ganze noch eine Weile mit!» im Vordergrund. Dennoch muss man gerade auch dann Prioritäten setzen und überlegen: Was ist mir in dieser Situation wichtig, was bewegt mich zu meinem Handeln, welche Bedeutung hat die Pflege für mich? Und damit auch: Welche positiven Seiten hat die Pflege für mich?

Was heißt «Belastung»?

Über die positiven Seiten der Pflege wird oft nicht nachgedacht und wenig geredet. Ohne gegenseitige Unterstützung könnten wir aber alle nicht existieren, sie vermittelt uns neben der Hilfe bei der praktischen Bewältigung von Anforderungen auch Gefühle von Gemeinsamkeit, Zugehörigkeit und Nähe. Sich diese positiven Seiten bewusst zu machen, heißt auch wertzuschätzen, was im Rahmen von Unterstützung und Pflege geleistet wird und dem menschlichen Miteinander einen hohen Wert beizumessen. Einfach ist das sicherlich nicht, da in unserer Gesellschaft andere Werte wie Besitz, Macht, beruflicher Status einen höheren Stellenwert haben.

Dies ist die eine Seite von Unterstützung. Die andere ist, dass durch die Übernahme von Hilfe und Pflege die Entscheidungs- und Handlungsspielräume zum Teil erheblich eingeschränkt werden und viele Pflegende belastet sind. Tatsächlich fühlen sich 46 % der Hauptpflegepersonen von über 80-Jährigen sehr stark, 43 % eher stark und nur 10 % eher wenig oder gar nicht belastet (Schneekloth und Potthoff, 1993). Aber was bedeutet: «Sie fühlen sich belastet»? Was ist eigentlich «Belastung»?

Man kann zwei Seiten der Belastungen unterscheiden: eine körperliche und eine psychische, die sich gegenseitig beeinflussen. Nimmt man etwas als Belastung wahr, dann reagiert der Körper: Die «Alarmglocken schrillen», ein Bündel von Reaktionen, das «Allgemeine Adaptationssyndrom» wird aktiviert, das die Belastung bewältigen und den «Normalzustand» wieder herstellen soll. Dabei werden auf hormonellem Wege über das Gehirn Energien freigesetzt, die unter anderem zu einer Erhöhung des Herzschlags, des Blutdrucks und der Atemfrequenz führen, zu einer Hemmung des Verdauungsapparats und des Immunsystems sowie zu einer Verbesserung von Sinnes- und Gedächtnisleistungen. Der ganze Körper «steht unter Strom» und ist darauf eingestellt, das Problem zu meistern. Ist dies gelungen, normalisieren sich die Körpervorgänge, der Ausgangszustand wird wieder erreicht. Hält der Zustand aber weiter an oder kommen neue Belastungen hinzu, setzt die Stressreaktion wieder ein. Hat sich der Körper von der ersten Stressreaktion nicht erholt, so mobilisiert jede weitere Stressreaktion Kraftreserven, so dass er zunehmend geschwächt wird. Man fühlt sich erschöpft, bestimmte Erkrankungen wie Diabetes oder Bluthochdruck können auftreten (Sapolsky, 1994). Praktisch bedeutet dies: Hat die Mutter einen grippalen Infekt, hütet das Bett und wird in dieser Zeit von ihrer Tochter versorgt, dann bewirkt die Stressreaktion, dass im Körper der Tochter zusätzliche Energiereserven zu Verfügung gestellt werden. Sie ermöglichen es ihr, die

Mutter z. B. vierzehn Tage lang zu versorgen. In der dritten Woche geht es schon besser, die Tochter erledigt nur noch die körperlich anstrengenden Dinge im Haushalt der Mutter. Ihre Unterstützung ist danach beendet, der Mutter geht es wieder gut, die Tochter kann sich bis zur nächsten «Stressattacke» erholen und Kräfte sammeln. Artet die Grippe aber zur Lungenentzündung aus, wird ein Krankenhausaufenthalt erforderlich, kommt die Mutter geschwächt nach Hause, muss zunächst längere Zeit versorgt werden, weil auch das Herz Probleme bereitet, endet die Stressphase für die Tochter möglicherweise nicht in absehbarer Zeit, sondern macht immer wieder neue Anstrengungen und Arrangements notwendig. Vielleicht wird der Mutter nun leicht schwindlig, sie stürzt öfter. Die Situation ist keineswegs dramatisch, aber von Normalität kann keine Rede sein. Die Tochter hilft nach wie vor und macht sich Sorgen, warum es der Mutter nicht besser geht und wie es weitergehen soll. Sie fängt an, von ihren Kraftreserven zu zehren.

Parallel zur körperlichen Stressreaktion findet auch auf psychischer Ebene ein Versuch statt, die Belastung zu bewältigen (Lazarus und Folkman, 1984; Künzel-Schön, 2000). Dies setzt voraus, dass die Belastung überhaupt als solche erkannt wird. Kommt eine Anforderung auf uns zu, überprüfen wir zunächst einmal, ob sie unsere vorhandenen Kräfte und Fähigkeiten aufzehren oder sogar übersteigen könnte. Kommen wir zu dem Schluss, dass von uns mehr verlangt wird, als wir üblicherweise leisten, betrachten wir die Anforderung als Herausforderung oder als Belastung. Sehen wir sie als Herausforderung, dann glauben wir, dass wir sie, wenn wir uns anstrengen, meistern können. Sie stellt eine Möglichkeit dar, uns unser Können zu beweisen. Sind wir der Herausforderung gewachsen, dann fühlen wir uns bestätigt, Glücksgefühle können auftreten (Csikszentmihalyi, [3]1993). Eine erfolgreich bewältigte Herausforderung stellt also eine persönliche Bereicherung dar und erhöht unser Selbstwertgefühl. Erreicht ein Bergsteiger einen Gipfel, so ist er vermutlich glücklich und stolz, obwohl er sich sicher gewaltig angestrengt hat. Den Gipfel zu bezwingen war eine Herausforderung für ihn. In diesem Sinne kann der Wunsch, die Mutter oder den Vater zu pflegen, die Sichtweise beeinflussen: Erlebe ich die Pflege als sinnstiftend, bin ich motiviert, sie gut durchzuführen, dann betrachte ich sie als Herausforderung, auch wenn sie mich anstrengt. Sie trägt zu meinem Selbstwertgefühl bei. Habe ich aber das Gefühl, dass mich die Anstrengung eigentlich überfordert, stärker als ich es jetzt gebrauchen kann, mich nicht persönlich bereichert, dann empfinde ich sie eher als Belastung.

Belastungen schließen immer den Vergleich zwischen Anforderungen einerseits und den eigenen Fähigkeiten und Möglichkeiten andererseits mit ein. Pflegt eine Krankenschwester ihre körperlich behinderte Mutter, so wird ihr die körperorientierte Pflege wesentlich leichter von der Hand gehen als jemandem, der so etwas noch nie gemacht hat. Sie wird sich vermutlich durch diesen Teil der Pflege weniger belastet fühlen. Hat sie aber eine unsicher-ambivalente Bindung zu ihr, so könnte für sie der tägliche Umgang mit der Mutter stressiger sein als für eine Tochter, die eine sichere Bindung mit ihrer Mutter erlebt, aber ungeübt ist. Man kann also Zeitmangel, dauernde Anwesenheit, körperliche Anstrengung quasi objektiv als belastende Momente von Hilfe und Pflege benennen, ob sie aber als Belastung erlebt werden und in welchem Maße, hängt im Wesentlichen von der subjektiven Einschätzung der Betroffenen ab.

Ist eine Anforderung als Belastung erkannt, wird man mehr oder weniger bewusst überprüfen, wie man sie bewältigen kann. Hat man eigene Reserven, die man mobilisieren kann? Kann man die eigene Zeit anders einteilen? Hat man Fähigkeiten, etwa im Umgang mit Krankenkassen, Behörden oder eben mit der hilfebedürftigen Person, die man einbringen könnte? Verfügt man über ein Auto, um schnell zur Wohnung von Mutter oder Vater zu gelangen oder steht vielleicht das Zimmer der erwachsenen Tochter leer und könnte vorübergehend vom Elternteil genutzt werden? Sind die Anforderungen eingrenzbar, versucht man meistens zunächst mit eigener Kraft die anstehenden Probleme zu bewältigen: geht für die Mutter einkaufen, hilft ihr, die Wohnung zu putzen, ist beim Baden oder Duschen anwesend, sucht verlegte Gegenstände. Stellen die Beteiligten fest, dass das Problem damit behoben ist, kann die Mutter ihre Angelegenheiten wieder weitgehend selbstständig regeln, ist die Belastung vorbei. Sind aber regelmäßige Hilfen erforderlich, sollte ich mir klar darüber werden, dass ich dauerhaft zusätzliche Energien aufbringen muss, um die Anforderungen immer wieder von neuem zu bewältigen. Stellt sich nach einiger Zeit Routine ein, werden die Belastungen vielleicht als weniger intensiv erlebt. Hören sie nicht auf, obwohl man dies erwartet hatte, werden dieselben Aufgaben auf die Dauer immer unangenehmer.

Viele Angehörige fangen – ohne groß darüber nachzudenken – mit hohem Engagement an, einen Elternteil zu unterstützen und merken dann nach einiger Zeit, dass ihnen «die Luft ausgeht». Sie erfüllen zwar weiterhin ihre Aufgaben, aber immer zügiger, ohne sich Zeit für ein Gespräch zu nehmen oder Zuwendung zu zeigen. Sie strengen sich immer wieder von neuem an, ohne dass die Belastungen aufhören, im Gegenteil – sie nehmen oft sogar noch zu. Sie erreichen dann mit ihren Bemühungen also nicht das, was sie beabsichtigten, nämlich das Problem aus der Welt zu schaffen und die Belastung zu beenden. Bleiben die Anforderungen gleich, nehmen sie zu oder sind sie – etwa nach einem Schlaganfall – plötzlich in erheblichem Umfang vorhanden, reichen möglicherweise die eigenen Kräfte nicht aus. Dann wird man vielleicht die Anforderungen neu bedenken und neben den eigenen Ressourcen zusätzlich weitere aktivieren. Man kann überlegen, ob andere Personen – zunächst denkt man meistens an Familienangehörige – mithelfen könnten. Auch materielle Hilfsquellen lassen sich nutzen: Kommt eine Eingruppierung in die Pflegeversicherung in Frage? Kann eine Haushaltshilfe eingestellt werden? Geht vielleicht ein Zivildienstleistender mit dem Elternteil spazieren oder einkaufen? Gibt es einen Pflegedienst, der bei der Morgentoilette hilft? Sind die Mutter oder der Vater damit einverstanden, dass ein Teil der Unterstützung durch Hilfs- und Pflegekräfte erfolgt, Fremde, die sie nicht kennen, an die sie sich erst gewöhnen müssen? Wieder werden Entscheidungen getroffen, um die Situation neuerlich in den Griff zu bekommen.

Vielleicht wird sich jetzt auch die Zielvorgabe ändern: Die Probleme lassen sich nicht beenden, sondern nur erträglicher gestalten. Das Vergleichsniveau hat sich geändert. Die anfängliche Hoffnung, wieder die Ausgangssituation herstellen zu können, ist der Akzeptanz gewichen, dass man ein pflege- oder hilfebedürftiges Familienmitglied hat. Man hat damit auch eine neue Vergleichsbasis für die Belastungen geschaffen, «Normalität» ist nun die von helfenden und pflegenden erwachsenen Kindern. Tatsächlich wurde festgestellt, dass mit der Dauer der Pflege und dem Übergang von leichter zu mittelschwerer und schwerer Pflege das Gefühl der Belastung und der depressiven Verstimmungen bei den Pflegenden etwas abnimmt (BMFSFJ, 2002; Gunzelmann, 1991). Dies hat sicher mit der zunehmenden Erfahrung zu tun, vermutlich aber auch damit, dass man die Situation akzeptiert und sich nicht immer mit früher oder mit anderen Personen vergleicht, deren Eltern keine Unterstützung brauchen – ähnlich wie junge Eltern nach und nach aufhören, sich mit kinderlosen Freunden zu vergleichen. Im Hilfe- und Pflegeprozess werden die Belastungen immer wieder aus ganz unterschiedlichen Gründen neu eingeschätzt: Sei es, dass sich der Zustand der Mutter verschlechtert, sei es, dass die mithelfende Schwester aus beruflichen Gründen an einen anderen Ort zieht, sei es, dass sich die eigene Einschätzung der Situation und der damit verbundenen Belastungen ändert. So hat vielleicht die pflegende Tochter das Gefühl, dass sie das alles nicht mehr alleine schafft oder dass das von ihr so heftig abgelehnte Pflegeheim die Rettung in einer überfordernden Situation bedeutet. Dabei ist es wichtig zu akzeptieren, dass die subjektiv erfahrene Belastung real ist.

Beate Schmidt z. B. war sehr betroffen vom plötzlichen Einbruch der Selbstständigkeit ihrer Mutter. Sie lebt mit ihrem Mann im Erdgeschoss des Hauses ihrer Eltern, die Eltern bewohnen den ersten Stock. Ihre Mutter ist 89 Jahre alt, der Vater 92. Auf Mallorca besitzen die Eltern eine kleine Ferienwohnung, in der sie früher die Hälfte des Jahres verbrachten. Auch in den letzten Jahren waren sie dort, allerdings nicht für so lange Zeit. Bis vor kurzem waren beide Eltern aktiv, gingen wandern und schwimmen, waren gesund und für ihr Alter erstaunlich rüstig. Frau Schmidt erlebte in ihrem Bekanntenkreis, dass Eltern krank und hilfebedürftig wurden oder starben. So wuchs die vage Furcht, auch bei ihnen könnte es bald so weit sein. Tatsächlich stürzte ihre Mutter gelegentlich, rappelte sich aber schnell wieder auf. Beim letzten Sturz brach sie sich allerdings den Oberschenkel. Der Bruch verheilte nicht gut, so dass sie längere Zeit im Krankenhaus und in einer Rehabilitationsklinik verbrachte. In dieser Zeit baute sie körperlich und geistig ab. Unmittelbar nach der Operation war sie ziemlich verwirrt, was sich aber nach einiger Zeit wieder legte. Die Zuversichtlichkeit, die sie bislang immer an den Tag gelegt hatte, war einer gewissen Ängstlichkeit gewichen. Wieder zu Hause machte sie ihre Gehübungen zwar klaglos, aber mit wenig Eigeninitiative und sie war vergesslicher als früher. Ihr Mann nahm das mit stoischer Ruhe auf: Plötzlich konnte er den Haushalt führen, weil ihm seine Frau nicht mehr alles abnahm. Er war der Meinung, dass alles wieder werden würde und verspürte keine Lust, mit seiner Tochter eventuelle zukünftige Komplikationen zu besprechen. Diese machte sich große Sorgen, die durch die

Unbekümmertheit des Vaters noch verstärkt wurden. Nachts grübelte sie, wie es weitergehen sollte. Offensichtlich war nun der Zeitpunkt gekommen, vor dem sie sich immer gefürchtet hatte. Wie könnte sie ihre Eltern in Zukunft am besten unterstützen? Ob sie wohl eine Haushaltshilfe akzeptieren würden? Zusätzlich zur Krankengymnastin übte sie mit der Mutter gehen. Die Mutter machte langsam, aber stetig Fortschritte. Mit einem Rollator konnte sie sich jetzt ganz gut fortbewegen. Da teilten die Eltern mit, dass sie für vier Wochen in ihre Ferienwohnung nach Mallorca fliegen wollten. Die Tickets seien schon gebucht. Frau Schmidt fiel aus allen Wolken, wollte aber auch die Eltern nicht hindern. Nach einer weiteren schlaflosen Nacht und langen Gesprächen mit ihrem Mann und ihrer Freundin beschloss sie, sich erst wieder richtig aufzuregen, wenn es auch einen Sinn machte. Zwar fielen nicht alle Sorgen sofort von ihr ab, und sie war sehr froh, als sie hörte, dass die Eltern wohlbehalten in ihrer Ferienwohnung angekommen waren. Aber sie sah ein, dass sie sich unnötig «verrückt gemacht» hatte. Vor lauter Gedanken darüber, wie es mit ihren Eltern und ihr selbst weitergehen sollte, wenn diese hilfebedürftig würden, war sie zeitweise nicht mehr in der Lage, die Fortschritte ihrer Mutter zu erkennen und die Kompetenzen zu würdigen, die ihr Vater während dieser Zeit entwickelt hatte. Für sie war das vergangene halbe Jahr psychisch zu einer ziemlichen Belastung geworden, obwohl sie praktisch noch gar nicht so sehr gefordert worden war.

Belastungen durch Pflege

Die Belastungen für Frau Schmidt bestanden in hohem Maße aus den Sorgen um ihre Eltern, dem Bemühen, sie bei der Wiedererlangung ihrer Selbstständigkeit zu unterstützen, und der Frage, wie sie mit den nun vermeintlich auf sie zukommenden Aufgaben umgehen würde. Denn dass sie ihre Eltern unterstützen will, wenn diese hilfebedürftig sind, steht für sie außer Frage. Dies waren im Wesentlichen Belastungen vor der Pflege. Man hat den Eindruck, dass sie sich mehr Sorgen machte als die Eltern selbst. Diese Sorgen waren aber ihre Wirklichkeit, sie waren wirklich belastend für sie. Unterstützen Erwachsene bereits ihre Eltern, dann erweisen sich – auch wenn man sie subjektiv unterschiedlich einschätzt – bestimmte Anforderungen und Ereignisse als besonders belastend:

Vor allen Dingen, wenn die Pflegenden nicht mehr über ihre Zeit verfügen können, sie sich dauernd angebunden fühlen. Wenn sie nicht mehr abschalten können und erkennen müssen, dass eine Verbesserung der Situation nicht mehr möglich ist, der Zustand des Pflegebedürftigen sich trotz ihrer Bemühungen verschlechtert. Sie sind beeinträchtigt durch das Leid, das sie miterleben, die Nähe zum Tod, haben Angst, den Elternteil zu verlieren. Die persönlichen Einschränkungen sind erheblich: Die eigene Lebensplanung muss geändert, Wünsche nach Selbstverwirklichung können nicht realisiert werden. Die körperliche und psychische Befindlichkeit ist unter anderem wegen des zeitlichen Drucks und der gestörten Nachtruhe beeinträchtigt. Sie haben Probleme, sich den notwendigen Urlaub zu ermöglichen. Kontakte zu Freunden und Bekannten lassen nach, weil ihnen die Zeit und Energie fehlt, sich gemeinsamen Aktivitäten anzuschließen, sie andere nicht mit ihrer häuslichen Pflegesituation belasten möchten, sie aber auch von Freunden und Bekannten gemieden werden, wenn der pflegebedürftige Elternteil mit im gemeinsamen Haushalt wohnt. Diese Beziehungen fehlen und mit ihnen der Kontakt zur Welt außerhalb der Pflege, zum Austausch über andere Themen, zu emotionaler Nähe mit Gleichgesinnten. Hat die Tochter auch noch ihren Beruf wegen der Pflege aufgegeben, kann dies zu Gefühlen von Ausgrenzung und Isolation führen. Belasten kann auch, wenn die Umwelt nicht mit Anerkennung, sondern gar nicht, mit Mitleid oder Unverständnis auf die Bemühungen der Pflegenden reagiert, wenn also, wie oben beschrieben, die positiven Seiten der Pflege keine Wertschätzung durch Außenstehende erfahren. Viele Pflegende fühlen sich erschöpft, leiden unter psychosomatischen Beschwerden wie Kopfschmerzen, Schlafstörungen, Nervosität und depressiven Verstimmungen. Drei Viertel der pflegenden Frauen haben mindestens eine Krankheit, besonders häufig treten Rückenbeschwerden, Schilddrüsenerkrankungen, Osteoporose, Herz-Kreislauf-Erkrankungen auf. Gerade körperliche Beschwerden bei den Pflegenden selbst werden als besonders belastend erlebt (BMFSFJ, 2002; Gräßel, 2000).

Simone Schneider versorgt ihren 78-jährigen Vater, Paul Scheurich, seit dieser vor sechs Jahren einen Schlaganfall erlitten hatte. Damals lebte er nach dem Tod seiner Frau alleine in einer Drei-Zimmer-Wohnung. Als sich der Vater auf ihre Anrufe hin nicht meldete, ging Frau Schneider morgens in seine Wohnung und fand ihn vor seinem Bett liegend. Er hatte nachts einen Schlaganfall erlitten. Die Behandlung konnte so erst nach Stunden einsetzen, so dass – trotz Aufenthalts in einer Rehabilitationsklinik – erhebliche Einschränkungen zurückblieben: Nach einer halbseitigen Lähmung kann sich der Vater nun mit einer Gehhilfe fortbewegen, die rechte Hand aber kaum noch nutzen. Obwohl er in der Rehabilitation gelernt hat, einiges mit der linken Hand und speziellen Hilfsmitteln zu erledigen, z.B. Brot zu schneiden, fällt ihm dies als Rechtshänder schwer. Allerdings bemüht er sich auch nicht sonderlich, ohne Hilfe zurecht zu kommen. Eine Sprachstörung ist nach wie vor vorhanden, er kann sich aber heute etwas besser artikulieren. Eine halbseitige Gesichtslähmung hat sich ebenfalls nicht völlig zurückgebildet. Nach der Rehabilitation kehrte der Vater zunächst in seine Wohnung zurück und wurde dort durch ambulante Dienste versorgt. Seine Tochter und ihr Mann besuchten ihn täglich. Dennoch ging es dem Vater in dieser Zeit psychisch nicht gut. Er hatte immer wieder Angst und litt unter Depressionen. Kurze Zeit später wurde in dem Haus, in dem Frau Schneider mit ihrer Familie wohnt, eine kleine Zwei-Zimmer-Wohnung frei, die der Vater mieten und für seine Bedürfnisse barrierefrei umgestalten lassen konnte. Die Nähe zu seinen Angehörigen wirkte sich positiv auf sein Befinden aus, zumal die beiden Enkel gerne beim Opa vorbeischauen und er sie besucht. Zur Zeit sieht die Versorgung so aus, dass morgens ein Pflegedienst Herrn Scheurich bei der Körperpflege hilft. In dieser Zeit ist Frau Schneider, die als Lehrerin arbeitet, in der Schule, ihre Tochter ebenfalls, der Sohn studiert, und Herr Schneider ist schon einige Zeit unterwegs, da er einen langen Anfahrtsweg zur Arbeit hat. Mittags bekommt Herr Scheurich Essen auf Rädern. Nachmittags möchte er gerne etwas mit seiner Tochter und deren Familie zu tun haben. Frau Schneider war dadurch anfangs ziemlich unter Druck, da sie als Lehrerin für Deutsch und Sozialkunde viel vor- und nachzubereiten hat. Außerdem ist sie auch für ihren eigenen Haushalt zuständig, ihr Mann kommt wegen seines langen Anfahrtsweges erst spät abends nach Hause. Sie hat sich nun dazu durchgerungen, ihre Hausarbeit nachmittags zu erledigen. Dann kann sie sich besser mit dem Vater unterhalten oder einmal ein paar Schritte mit ihm spazieren gehen. In dieser Zeit kümmert sie sich auch um die Wäsche ihres Vaters, Schriftverkehr, Einkäufe, macht mit ihm Arztbesuche und Besorgungen. Beide Wohnungen werden von einer Putzhilfe gereinigt. Frau Schneider bereitet dem Vater das Abendessen, begleitet ihn in seine Wohnung, hilft ihm bei der Abendtoilette. Herr Scheurich setzt sich meistens noch vor den Fernseher, bevor er zu Bett geht. Für Frau Schneider, deren Mann inzwischen eingetroffen ist, beginnt dann die zweite Hälfte ihres Arbeitstags: Arbeiten korrigieren und Unterricht vorbereiten. Sie sitzt oft bis Mitternacht am Schreibtisch. «Meinen Mann», sagt sie, «sehe ich eigentlich nur noch am Wochenende.» Urlaub machen sie seit dieser Zeit höchstens einmal für zwei, drei Tage, wenn der Sohn Semesterferien hat und sich um den Opa kümmern kann. Ein längerer Urlaub ist nicht machbar, da Herr Scheurich nicht in eine Kurzzeitpflege möchte, Herr und Frau Schneider ihn deshalb weder unter Druck setzen wollen, noch Frau Schneider es wagt, den Vater einmal vierzehn Tage alleine zu lassen, nur versorgt durch die ambulanten Dienste, die dann auch abends kommen würden. Frau Schneider leidet sein einigen Jahren unter Bluthochdruck und Migräne und ist in letzter Zeit häufig erkältet. Sie liebt ihre Familie, zu ihrem Vater hat sie allerdings, so weit sie sich erinnern kann, ein zwiespältiges Verhältnis. Sie möchte ihm gerne alles recht machen, fühlt sich aber durch seine bestimmende Art oft vor den Kopf gestoßen. Es kränkt sie, dass er ihre Leistungen und die ihrer Familie nicht zu würdigen weiß. Ihre Nerven liegen inzwischen ziemlich blank. Sie fühlt sich unter Druck, und wenn es in der Familie Schwierigkeiten gibt, wird sie schnell laut. Danach bedauert sie ihre Ausbrüche. Sie hat Schuldgefühle, weil sie sich nicht beherrschen konnte, meint, für ihre Tochter kein gutes Vorbild zu sein, und fürchtet, den Vater gekränkt zu haben. Sie nimmt sich dann vor, sich zu bessern, was den Druck noch mehr erhöht. Sie ist froh, dass ihr Mann so verständnisvoll reagiert, andererseits hat sie Angst, ihn zu verlieren, wenn die Situation noch lange so weitergeht.

Auch die Art der Bindung wirkt sich darauf aus, wie sehr sich Pflegende belastet fühlen: Sicher gebundene Erwachsene fühlen sich durch dieselbe Pflege weniger belastet als unsicher-ambivalent oder vermeidend gebundene. Ist mein Hauptmotiv für die Pflege die Zuneigung zu meiner Mutter oder meinem Vater, fühle ich mich weniger belastet. Pflege ich in erster Linie, weil ich meinen Elternteil nicht in ein Heim geben will, ist die Belastung meist schon größer. Sie nimmt zu, wenn ich nicht aus eigenem Antrieb helfe, sondern, weil es die pflegebedürftige Person wünscht, und ist am größten, wenn mein Hauptmotiv die moralische Verpflichtung ist (Gräßel, 2000). So versiegt bei Menschen, die aus Pflicht pflegen, eher die Kraft, und ihre Eltern ziehen häufiger in ein Pflegeheim (BMFSFJ, 2002).

Je näher mir der pflegebedürftige Elternteil also emotional steht und je mehr ich aus innerlicher, emotionaler Überzeugung handle, umso geringer ist – relativ gesehen – die Belastung. Dabei hat es keinen Sinn, die eigenen Gefühle zu übergehen: Daraus wird im besten Fall eine Pflege aus Pflicht, was wiederum zu stärkerer Belastung führt. Auch innere Konflikte können die Belastung verstärken: Will oder soll ein erwachsenes Kind sich um einen hilfebedürftigen Elternteil kümmern, hat es aber gleichzeitig andere Bedürfnisse, den Wunsch, sich der eigenen Familie zu widmen oder die eigene berufliche Entwicklung voran zu bringen, dann können Enttäuschungen, Ärger und Schuldgefühle die Belastung noch verstärken (Krause und Haferkamp, 1996).

Zu viel emotionale Nähe kann allerdings wiederum zur Belastung beitragen. Identifiziere ich mich mit meinem pflegebedürftigen Elternteil so sehr, dass ich meine eigenen Bedürfnisse immer zurückstelle, fühle ich mich unentbehrlich und kann Unterstützung durch andere nicht annehmen, habe ich Schuldgefühle, wenn ich mich zeitweise nicht um ihn kümmere, er aber von anderen versorgt wird, fühle ich mich ebenfalls belastet. Insbesondere, wenn das eigene Wohlbefinden von dem des Pflegebedürftigen abhängt. Eine pflegende Tochter beschreibt dies so: «Es ist wie Achterbahnfahren. Geht es meiner Mutter besser, geht es mir besser. Geht es ihr schlechter, geht es mir schlechter. Und ich kann nicht aussteigen.» Die Tochter ist – was die Pflege betrifft – emotional abhängig von ihrer Mutter. Da sie das Wohlbefinden der Mutter durch die Pflege nur begrenzt beeinflussen kann, ist sie gefühlsmäßig der Situation ausgeliefert.

Belastungen bei der Pflege demenzkranker Eltern

Die Beeinträchtigungen von Herrn Scheurich sind im Wesentlichen auf seinen Schlaganfall zurückzuführen. Trotz seiner Sprachstörung – sein Sprachverständnis, seine Fähigkeit zu lesen, zu schreiben und sich zu äußern, sind nicht mehr so gut wie vor dem Schlaganfall –

kann er sich mit seiner Umgebung verständigen. Anders sieht das bei demenzkranken Menschen aus. Bei ihnen ist zunächst die geistige Leistungsfähigkeit beeinträchtigt. Schreitet die Erkrankung fort, treten Verhaltensstörungen auf, ihre psychische Befindlichkeit verändert sich, sie verlieren immer mehr die Kontrolle über ihren eigenen Körper und ihre Umwelt (vgl. ausführlicher Kapitel 8).

Sind ältere Menschen demenzkrank, so erleben die Angehörigen meist noch höhere Belastungen, die Betreuung ist im Allgemeinen noch zeitintensiver als bei körperlich Kranken. Es sind weniger die geistigen Beeinträchtigungen als vielmehr die Verhaltensprobleme und psychischen Störungen, die von den Angehörigen als besonders gravierend erlebt werden, insbesondere, wenn sie nicht vorhersehbar sind. Angehörige können in der dauernden Anspannung leben, was nun schon wieder passieren könnte, oder werden mit Verhaltensweisen konfrontiert, mit denen sie nicht gerechnet hatten. Sie sorgen sich, weil sich der Elternteil durch sein Verhalten gefährden kann, indem er z. B. unbemerkt auf die Straße läuft und nicht wieder zurückfindet. Beschimpfungen und körperliche Aggressionen, besonders durch Eltern, die früher eher sanftmütig waren, verstören. Sie erschweren aber auch den Umgang mit dem kranken Menschen. Häufige Unterbrechungen der Nachtruhe führen zu Übermüdung und Gereiztheit. Konflikte treten vermehrt auf, vor allem, wenn die Pflegeperson den Eindruck hat, der Elternteil habe absichtsvoll so unangemessen gehandelt. Darüber hinaus kann den erwachsenen Kindern das Verhalten des Demenzkranken in der Öffentlichkeit peinlich sein, da andere oft nicht erkennen, dass dem eine Erkrankung zugrunde liegt.

Die Abnahme der sprachlichen und geistigen Fähigkeiten erschwert nicht nur die wechselseitige Verständigung, sondern auch die Wahrnehmung der Persönlichkeit des demenzkranken Elternteils. In der Regel schließen wir aus dem Verhalten eines Menschen auf dessen Persönlichkeit und Identität. Seine besondere Persönlichkeit sehen wir in den für ihn typischen und einzigartigen Handlungsmustern. Wir schließen daraus auf seine Art und seine Eigenschaften. Ob jemand ängstlich oder mutig ist, Neuem gegenüber offen, Wert auf sein Äußeres legt, gerne liest, musisch begabt ist: Alles das erschließen wir aus seinem Reden und Tun. Auch die Identität eines Menschen erfassen wir so. Die Identität gibt an, wie ein Mensch sich selbst als Individuum sieht. Dies nennt man die «personale Identität». Darüber hinaus fühlen wir uns auch bestimmten Gruppen zugehörig und werden von anderen als Individuum und als Mitglied von Gruppen wahrgenommen. Dies nennt man «soziale Identität». Dieses Bild, das wir selbst und andere von uns haben, wird zum einen beeinflusst durch unsere Besonderheiten, dass wir in bestimmten Dingen so sind wie kein anderer, zum anderen durch unsere Kontinuität: Egal, in welcher Situation wir sind, wir erkennen uns wieder und werden von anderen wiedererkannt. Verhalten wir uns ganz anders als sonst, dann ist dies ein Anlass für uns und andere, dies zu bemerken und vielleicht zu kommentieren: «Du warst so aufgeregt, ich habe dich gar nicht wiedererkannt» (Künzel-Schön, 2000).

Kann sich nun ein alter Mensch nicht mehr richtig mitteilen, verändert er sein vertrautes Verhalten und handelt stattdessen in einer Weise, die wir nicht kennen, sind wir irritiert. Wir «erkennen ihn nicht wieder». Die betreffende Person ist allerdings durch ihr eigenes Tun ebenfalls irritiert – solange sie dies noch geistig erfassen kann. Nicht nur die Angehörigen, sondern auch die Betroffenen selbst sind beunruhigt, bekommen Angst, wenn die Mutter, die Zeit ihres Lebens den Haushalt geführt hat, über längere Zeit nicht mehr in der Lage ist, selbst einfache Gerichte zuzubereiten, stattdessen in der Küche Töpfe, Geschirr und Lebensmittel umeinander räumt und sucht und nicht mehr weiß, was sie da eigentlich wollte. Wenn die Mutter, die ihre Kinder liebevoll, aber auch streng erzogen hat, ihre Pflegepersonen mit sexuell getönten Kraftausdrücken beschimpft oder der Vater, der immer viel Wert auf sein Äußeres gelegt hat, sich nicht rasieren und waschen möchte, seine Kleider verkehrt herum anzieht, versucht, den Pullover als Hose zu benutzen, dann haben die Kinder in der Regel das Gefühl, sie könnten ihre Eltern nicht mehr wiedererkennen. Sie erleben diesen Verlust der Identität und Persönlichkeit der Kranken als einen schmerzlichen, belastenden Prozess.

Ein Teil der Kinder versucht dann, die Identität zu erhalten, indem sie dem Demenzkranken helfen, das Missgeschick zu vertuschen, potenziell «gefährliche» Situationen zu meiden, oder die Person aus der schwierigen Lage «herauslotsen». Wenn der Vater auf der Straße den Nachbarn nicht wiedererkennt, hilft die Tochter elegant weiter, bevor der Vater fragt «Wer ist das?». Sie sagt: «Hallo, Herr Meier, wie geht es ihnen? Nun muss man schon in die Stadt gehen, um seine Nachbarn zu treffen.» Erstens zieht sie damit das Gespräch an sich, zweitens signalisiert sie dem Vater mindestens, dass es sich hier um jemanden Nettes handelt. Kann er ihren Worten noch folgen, erfährt er auch, dass dies der Nachbar, Herr Meier, ist.

Eine andere Strategie, die Identität zu wahren, besteht darin, das Fehlverhalten auf die Krankheit zurückzuführen. Erstens kann die Mutter für ihre Krankheit nichts und zweitens gehört das Verhalten dadurch sozusagen nicht zu ihrer Persönlichkeit, sondern zur Krankheit. Auch Versuche, den Kranken möglichst lange am gewohnten Leben teilhaben zu lassen, also mitzunehmen zu Einkäufen, Besuchen, Gottesdiensten, dienen der Wahrung der Identität. Manche pflegenden Angehörigen bitten ihre kranken Eltern auch, leichte Arbeiten im Haushalt zu übernehmen, um ihnen das Gefühl zu geben, sie verrichteten etwas Sinnvolles und würden gebraucht, selbst wenn das Ganze länger dauert oder die Arbeit sogar überflüssig ist, wie etwa Geschirr zu spülen, obwohl es eine Spülmaschine gibt. Viele Pflegende achten auf das Äußere des Erkrankten, um durch Kleidung und Körperpflege ebenfalls ein Stück Kontinuität zu bewahren. Dies kann ihre eigenen Konflikte aber auch verstärken, da die Diskrepanz zwischen dem fast unveränderten Äußeren und seinen «verrückten» Handlungen umso deutlicher hervortritt. Eine weitere Möglichkeit, die Persönlichkeit des Pflegebedürftigen zu erhalten, besteht darin, das Augenmerk vor allem auf die Anteile der Person zu richten, die noch erkennbar sind und am meisten an die Mutter oder den Vater erinnern (MacRae, 2002).

Die Veränderungen der Persönlichkeit können je nach Tagesform schwanken und als unerklärbar und unvorhersehbar erlebt werden. Dies kann Ängste hervorrufen, aber auch die unrealistische Hoffnung, dass der Zustand nur vorübergehend sei und die Mutter oder der Vater wieder so wie früher werden könnte. Angehörige vermuten dann auch gelegentlich, sie würden durch ihr Verhalten das des Kranken hervorrufen, was einerseits zu Unsicherheiten und Schuldgefühlen führt, andererseits aber auch zu der trügerischen Hoffnung, man könnte sein Handeln beeinflussen. Bei so vielen Problemen besteht die Gefahr, dass die Zuneigung zu dem dementen Elternteil verloren geht, wodurch die Pflege noch schwerer fällt. Wie man sich vorstellen kann, erfordert die Betreuung Demenzkranker viel Zeit und Kraft, so dass für die Befriedigung eigener Bedürfnisse und anderer Sozialkontakte wenig Spielraum vorhanden ist. Entsprechend befürchten Angehörige, sie könnten die Pflege nicht mehr lange durchhalten und schämen sich, dass sie ihre Mutter oder ihren Vater vielleicht doch in ein Pflegeheim geben müssen (BMFSFJ, 2002; Gunzelmann,1991; Hooker u.a. 2002; Wilz, 2002).

Neben den oben dargestellten Stressfaktoren tragen diese Veränderungen und die Versuche, die Persönlichkeit des Kranken zu erhalten, zusätzlich zu der erhöhten Belastung von Angehörigen demenzkranker Menschen bei. Diese Belastungen zeigen Folgen: Pflegende von Demenzkranken erleben weniger Wohlbefinden und Lebenszufriedenheit, fühlen sich erschöpft, Kontakte zu Freunden und Bekannten sind eingeschränkt, sie haben oft eine schlechtere Beziehung zum Pflegebedürftigen und ihm gegenüber mehr Aggressionen als Pflegende «nur» körperlich kranker Angehöriger. Auch ihr Gesundheitszustand ist schlechter: Sie klagen über Gliederschmerzen, chronische Erkrankungen, wie z.B. Bluthochdruck oder Asthma, und psychosomatische Beschwerden (Gunzelmann, 1991; Gräßel, 1998; 2000). Außerdem leiden sie vermehrt unter depressiven Symptomen, die oft mit dem Befinden der pflegebedürftigen Angehörigen zusammenhängen: Je depressiver diese sind, umso mehr nehmen auch depressive Symptome bei den Pflegenden zu. Möglicherweise wirken die depressiven Gefühle des demenzkranken Familienmitgliedes «ansteckend». Seine vermehrten Äußerungen darüber, wie schlecht jetzt alles ist und wie schlimm es in der Zukunft wird, sowie die Kritik an der pflegenden Tochter oder dem Sohn und eine geringe Wertschätzung für das, was sie leisten, kann die Pflegenden gefühlsmäßig «herunterziehen» (Meier u.a. 1999; Neundorfer u.a., 2001; Powers u.a., 2002).

Allerdings lassen sich auch hier keine pauschalen Aussagen machen: Wie sehr etwas als Belastung erlebt wird, hängt – neben den tatsächlichen Bedingungen – immer von der subjektiven Einschätzung der Pflegenden ab.

Außerdem sind auch Demenzkranke individuell unterschiedlich: Neben ihrer Persönlichkeit und ihren Lebensumständen wirkt sich der jeweilige Bindungsstil auf die Symptome der Demenz und damit auf die Belastungen der Angehörigen aus. So sind Menschen, die vor ihrer Erkrankung einen sicheren Bindungsstil hatten, anderen auch während ihrer Demenz mehr zugewandt. Vermeidend Gebundene dagegen sind als Demente emotional labiler, äußern mehr Ärger und Verachtung, zeigen mehr Scheu vor anderen Menschen und sind ihnen gegenüber distanzierter. Sie haben die meisten Verhaltensauffälligkeiten, ihr Tag-Nachtrhythmus ist am häufigsten gestört, und sie leiden am ehesten unter Wahnvorstellungen. Durch Feindseligkeit und abweisendes Verhalten scheinen sie sich die Pflegenden vom Leib halten zu wollen. Unsicher-ambivalent Gebundene zeigen heftigere emotionale Reaktionen. Sie äußern mehr Ärger, und Trauer als die beiden anderen Gruppen, haben eher Angstzustände und Depressionen. Die Bindungsstile, die die Kranken vor ihrer Demenz hatten, wirken sich stark auf die Belastungen der Angehörigen aus. Vor allem bei Demenzkranken mit vermeidendem und unsicher-ambivalentem Bindungsstil ist die Belastung hoch (Magai und Cohen, 1998).

Jeder Krankheitsverlauf unterscheidet sich vom anderen, dennoch kann man, auch was die Belastung betrifft, bestimmte Phasen unterscheiden. So wird vor allem der Beginn der Pflege oft als schwierig erlebt, wenn sich eigentlich faktisch die geistigen Einbußen, die Verhaltensauffälligkeiten und die psychischen Veränderungen im Vergleich zu später in Grenzen halten. Im weiteren Verlauf wird die Pflegesituation oft eher als «Normalität» akzeptiert. Außerdem lernen die Pflegenden, besser mit den Anforderungen umzugehen (BMFSFJ, 2002; Gunzelmann, 1991).

Im Verlauf der Demenz ändern sich auch die Reaktionen der pflegenden Kinder. Sind die Eltern nur gering dement, handeln Angehörige zunächst einmal eher aufgabenorientiert: Sie suchen Informationen und treffen Entscheidungen, sie vermeiden es, über emotionale Aspekte der Versorgung zu reden und unterschätzen meist die künftigen Belastungen. Sie fangen an, ihren Status als Pflegende zu erfassen, und erleben in Ansätzen dadurch Belastungen, dass ihre Freiheiten eingeschränkt und ihre Planungen aufgeschoben werden müssen. Werden sie direkt darauf angesprochen, schildern sie, dass sie andere beneiden, deren Eltern nicht so krank sind, dass sie Angst vor dem haben, was kommt, und sich teilweise hilflos fühlen.

Angehörige von Eltern mit mittelschwerer Demenz müssen das unwiederbringliche Nachlassen von deren Fähigkeiten akzeptieren. In diesem Stadium der Pflege sind die Belastungen am größten. Mit viel Energie versuchen sie, die Tage zu bewältigen. Heftige Gefühle von Enttäuschung und Ärger treten auf. Akzeptieren, sich in das Schicksal fügen, Fatalismus und Trauer über den Verlust eines nahe stehenden Menschen setzen ein. Sie haben den Eindruck, dass sich die früheren Rollen umkehren, weil sie nun für den Elternteil Verantwortung und Entscheidungen übernehmen müssen. Immer häufiger überlegen sie, ob vielleicht ein Pflegeheim doch eine bessere Lösung wäre, aber diese Gedanken sind mit heftigen Schuldgefühlen verbunden. Und sie machen sich Sorgen, die Krankheit könnte erblich sein.

Pflegende von Angehörigen mit schwerer Demenz reagieren anders: Meist haben sich die Anforderungen geändert. Die Zeit der Verhaltensstörungen nimmt ab, die Kranken sind ruhiger, oft bettlägerig. Auch wenn in dieser Zeit Inkontinenz hinzukommt, ist die Versorgung oft leichter als in der Phase davor. Das zentrale Thema der Pflegenden ist dann der unwiederbringliche Verlust des Elternteils, der Ärger ist der Trauer gewichen. Sie fühlen sich resigniert und hilflos, aber sie beginnen nun auch, positive Seiten der Pflege zu sehen, wie etwa, dass sie dadurch die Fähigkeit zum empathischen Einfühlen in einen anderen Menschen entwickeln konnten (Meier u.a., 1999; Meuser und Marwit, 2001).

Christa Wanner und ihr Mann Erwin leben in ihrem Einfamilienhaus. Ihre Tochter ist bereits ausgezogen. Herr Wanner ist Rentner und hat einen Herzschrittmacher. Seine Frau arbeitet halbtags bei der Post. Herrn Wanners Mutter, 87 Jahre alt, lebte bis vor fünf Jahren allein in ihrer Wohnung. Ihr Mann starb vor 53 Jahren bei einem Unfall. Die Witwenrente war sehr klein, so dass sie sich eine Arbeit suchte, um sich und ihre beiden Söhne zu ernähren. Ihre Ehe war nicht glücklich, und nach dem frühen Tod ihres Mannes musste sie hart arbeiten. Dies ging nicht spurlos an ihr vorüber: Die Söhne erlebten sie als kühle Frau, die immer arbeitete, dies auch von ihnen erwartete und wenig Rücksicht auf «Befindlichkeiten» oder Krankheiten nahm.

Vor etwa zehn Jahren fing die Mutter an, wunderlich zu werden. Frau Wanner und ihr Mann merkten, dass sie nicht mehr regelmäßig kochte und die Räume, die sie nutzte, nicht mehr sauber hielt. Sie gingen nun täglich zu ihr, brachten ihr Essen – die Mutter wollte nicht zu ihnen kommen –, putzten die Wohnung. Nach einiger Zeit berichteten Nachbarn, die Mutter liefe manchmal auf der Straße umher und führe Selbstgespräche, ohne andere zu beachten oder zu grüßen. Manchmal bleibe sie aber auch stehen und schimpfe laut oder beschimpfe Vorübergehende. Ein- oder zweimal sei sie so auch nachts mitten auf der Straße herumgelaufen. Ihre junge Nachbarin, zu der die alte Frau ein ganz gutes Verhältnis hat, versuchte sie dann zu beruhigen und wieder nach Hause zu bringen. Christa Wanner und ihrem Mann war dies unangenehm, sie wussten jedoch nicht so recht, wie sie mit der Situation umgehen sollten.

Frau Wanner hat ein gespanntes Verhältnis zu ihrer Schwiegermutter, da diese sie früher abgelehnt hatte. Für ihren Sohn hatte sich die Mutter «etwas Besseres» gewünscht. Außerdem leidet Christa Wanner unter Magengeschwüren und unter klimakterischen Beschwerden. Sie ist deshalb in ärztlicher Behandlung und nimmt Medikamente. Herr Wanner hätte es gerne gesehen, dass die Mutter zu ihnen zieht, akzeptierte aber, dass sich die Gesundheit seiner Frau dadurch verschlechtern könnte. Sie sollte jedoch auf keinen Fall in ein Heim müssen. So konnte es allerdings auch nicht bleiben. Der Familienrat tagte, die Mutter stimmte zu: Sie lebt nun etwa drei Viertel des Jahres beim ältesten Sohn und dessen Frau auf dem Land, ca. 40 km entfernt. Die restliche Zeit verbringt sie bei Christa und Erwin Wanner. Sie wohnt dann im ehemaligen Zimmer der Tochter. Die alte Frau Wanner kann sich kaum noch sprachlich verständigen, sie «redet wirr», wie ihre Schwiegertochter sagt. Ihre Bedürfnisse kann man am ehesten an ihrem Tun erkennen. Sie hat offenbar kein Gefühl mehr für Hunger und Durst, isst und trinkt jedoch, wenn man ihr etwas gibt. Inzwischen ist sie inkontinent und trägt Vorlagen. Körperlich ist sie aber nach wie vor aktiv: Klein und dünn wie sie ist, streift sie durchs Haus. Nichts scheint ihr bekannt, nichts ist vor ihr sicher. Sie räumt und schafft und sucht. Aufhalten lässt sie sich nicht. Sie schimpft und macht weiter. Tagsüber wird sie müde, dann schläft sie dort ein, wo sie gerade beschäftigt war. Manchmal schaffen es Schwiegertochter oder Sohn, sie in ihr Bett zu lotsen. Nachts ist sie nicht zur Ruhe zu bringen: Sie rumort im Haus, öffnet Schränke, räumt sie aus. Manchmal verliert sie ihre Vorlage. Spuren von Kot und Urin verraten dann ihre umtriebigen Aktivitäten. Christa und Erwin Wanner schlafen schlecht. Sie gehen nun zeitversetzt ins Bett, um die Mutter nachts möglichst lange im Blick zu haben und vor Verletzungen zu schützen. Schlafen sie beide, schließen sie vorher die Haus-, die Keller- und die Wohnzimmertüre ab. Wenn die Mutter «entwischen» kann, dann tut sie es. Das ist bislang zweimal passiert. Sie wollte nach Hause. Sie verirrt sich allerdings leicht auf der Straße. Bislang wurde sie auch schnell wieder gefunden und zurück gebracht. Ihr Sohn war schon mehrfach mit ihr bei dem Haus, in dem sie früher wohnte. Sie erkennt es nicht.

Christa Wanner und ihr Mann lieben beide ihr einstmals gepflegtes Zuhause, sie leiden unter dem dauernden Durcheinander und ekeln sich vor den Ausscheidungen der Mutter. Einen Pflegedienst wollen sie aber nicht einschalten, weil «Pflegedienste nicht so gut arbeiten, und manche kommen auch erst sehr spät am Vormittag». Ist die Mutter wieder beim Bruder und dessen Frau, erholen sie sich zunächst und fürchten dann den nächsten Besuch. Ihre Nachbarn, Freunde und Bekannten finden es in Ordnung, was sie tun, und erkennen ihre Leistungen an. Einige meinen allerdings, dies sei nichts für die alte Frau, sie sei deshalb so durcheinander, weil sie immer zwischen den Familien und Häusern der beiden Söhne wechseln müsste. Immerhin versuchen Christa und Erwin Wanner gemeinsam, mit ihrem «Unglück» (wie sie es finden) fertig zu werden. Das schweißt sie zusammen. Sie halten es für selbstverständlich und richtig, was sie tun. Die Mutter würde nicht in ein Heim wollen, sie hätten Schuldgefühle, wenn sie das zuließen. Sie leben im Einklang mit ihren Verpflichtungen und ihren inneren Überzeugungen. Mehr können sie nicht machen, weil sie beide krank sind. Sie tun, was sie können, sie fühlen sich im wahrsten Sinne des Wortes «rechtschaffen», ihr Selbstwertgefühl wird dadurch bestätigt. Aber sie fühlen sich sehr belastet.

Wir haben nun so viel über die Belastungen der Pflegenden erfahren. Wie sieht es mit den Pflegebedürftigen aus? Sie sind ja eigentlich diejenigen, die in ihrer alltäglichen Lebensführung eingeschränkt sind, die nicht mehr alles machen können, was sie wollen, die auf andere angewiesen sind. Tatsächlich empfinden pflegebedürftige ältere Menschen die Abhängigkeit von anderen, die Einschränkungen, die sie erleben, die Schmerzen, die oft chronisch vorhanden sind, Konflikte, die mit Helfern auftreten und die Gleichförmigkeit des Alltags als belastend. Sie haben Angst vor dem, was mit ihnen geschieht und was die Zukunft bringen wird. Sie trauern, wenn sie den Verlust ihrer Fähigkeiten erleben. Sie sind vor allem unglücklich, wenn Beziehungen zu anderen unbefriedigend oder nicht vorhanden und finanzielle Möglichkeiten eingeschränkt sind. Vielen älteren Menschen ist es besonders unangenehm, auf die Hilfe anderer angewiesen zu sein, sie lieben ihre Unabhängigkeit und wollen niemandem zur Last fallen. Allerdings fühlen sie sich durch ihre Lebenssituation oft nicht so stark in ihrem Wohlbefinden beeinträchtigt, wie viele jüngere sich dies vorstellen. Objektiv schwierige und problematische Lebensumstände werden als Belastung empfunden. Wie stark, hängt – wie bei jüngeren auch – von ihrer allgemeinen psychischen Befindlichkeit und Stabilität ab, von den jeweiligen biographischen Erfahrungen und der augenblicklichen Lebenssituation, von der Persönlichkeit und ihren Mitteln und Möglichkeiten, Erfahrungen zu verarbeiten. Sie hängt aber vermutlich auch damit zusammen, dass viele Menschen im höheren Lebensalter ein positiveres Selbstbild haben als jüngere (Heckhausen und Krueger, 1993). Die Mehrzahl der älteren Menschen können – selbst bei Pflegebedürftigkeit und den damit verbundenen Belastungen – daneben auch Wohlbefinden und Zufriedenheit erleben (Kruse und Schmitt, 1995).

11. Bewältigungsstrategien

Wahrscheinlich ist jede Hilfe und Pflege mehr oder weniger mit Belastungen verbunden. Andererseits kann sie auch befriedigen, das Zusammengehörigkeitsgefühl bestärken und das Selbstwertgefühl erhöhen. Man darf auch nicht vergessen, dass es neben der Pflege noch andere Lebensbereiche gibt, die sich auf das Befinden von Erwachsenen und ihren Eltern bei der Hilfe im Haushalt und bei der Pflege auswirken und auch umgekehrt von Hilfe und Pflege beeinflusst werden: die Beziehungen der Pflegenden zu ihrer eigenen Familie, zu Bekannten und Freunden, der Beruf sowie Interessen und Bedürfnisse, die zum Wohlbefinden und zur Regeneration beitragen können wie Sport, Lesen, bildende Kunst, Musik, Tanz, Theater, Gartenarbeit. Um ein Stück Lebensqualität zu erhalten, darf man sich von der Pflege nicht wie von einem Naturereignis überwältigen lassen. Wer Kompetenzen und Strategien entwickelt, um mit den Anforderungen umzugehen, wird damit in der Regel Belastungen nicht verhindern, vermeiden oder beenden. Bestimmte «objektive» Anforderungen sind schlichtweg belastend. Aber man kann lernen, mit ihnen zu leben, sie etwas einzudämmen sowie die eigene Widerstandskraft zu verbessern. Pflegende sollten also auch unbedingt für sich selbst sorgen, achtsam mit sich umgehen.

Erwachsene verfügen in der Regel über eine relativ breite Palette von Strategien, um Belastungen zu bewältigen. Einige davon erweisen sich in unserem Zusammenhang als besonders sinnvoll und geeignet. Allerdings muss man sich bei Hilfe und Pflege für die eigenen Eltern immer wieder klar machen: «Bewältigung» bedeutet in der Regel nicht Beendigung des Problems und damit der Belastung. In den meisten Fällen bedeutet es: Möglichkeiten zu finden, mit der Belastung umzugehen und sie eindämmen zu können. Zeitweise kann die Belastung trotz kompetenter Lösungsversuche zunehmen, sie wäre aber vermutlich erheblich größer, wenn man sie nicht eingegrenzt hätte. Das Wissen über günstige Bewältigungsstrategien kann für diejenigen Menschen hilfreich sein, die sie in ihr Leben und ihr Verhaltensrepertoire aufnehmen können. Dies bedeutet in der Regel auch, dass man sich von der einen oder anderen Gewohnheit verabschieden und neues Handeln erarbeiten muss. Das braucht seine Zeit, kann aber langfristig hilfreich und entlastend sein. Anderen Menschen nützen solche Kenntnisse wenig, wenn sie diese nicht in ihre Lebensweise integrieren können. Man sollte jedoch bedenken, dass das Leben nicht eine Ansammlung von optimalen Bewältigungsstrategien, sondern eine höchstpersönliche Angelegenheit ist, die man mit eigener Verantwortung gestaltet. Dies gilt auch für andere Lebensbereiche: Viele Menschen wissen, dass Rauchen und Übergewicht schädlich für die Gesundheit sind und können oder wollen ihr Verhalten trotzdem nicht ändern. In diesem Sinne sehe ich auch Informationen über günstige Bewältigungsstrategien: Sie helfen Helfern, wenn diese sich auf sie einlassen können.

Bewältigung durch Information

Wie wir gesehen haben, lösen Anforderungen, welche die eigenen Möglichkeiten übersteigen, körperlich eine Stressreaktion und psychisch ein Gefühl von Belastung aus.

Da eine psychische Belastung immer ein Verhältnis zwischen erhöhten Anforderungen und den Fähigkeiten einer Person ist, haben Menschen grundsätzlich zwei Möglichkeiten, diese Belastung zu reduzieren: indem sie das Problem selbst ändern oder indem sie sich ändern. Sie können natürlich auch beides tun. Verringert sich durch diese Maßnahme der Abstand zwischen den Anforderung und den Möglichkeiten, wird die Belastung reduziert. Das klingt einfach, es gibt aber für beide Richtungen ganz verschiedene Spielarten.

Betrachten wir zunächst die Möglichkeit, die Ursache der Belastung direkt anzugehen, zu beenden oder zu vermindern. Wie wir gesehen haben, ist bei Hilfe- und Pflegebedürftigkeit die Ursache in der Regel eine psychische oder körperliche Krankheit. Daneben kann der augenblickliche Umgang mit der Krankheit sowohl auf Seiten des Pflegebedürftigen als auch des unterstützenden Angehörigen eine Quelle der Belastung darstellen.

Ein erster Schritt des direkten Angehens kann darin bestehen, die Wahrnehmung des Problems, also die Art, wie es sich uns darstellt, zu verändern. Dies kann man tun, indem man sich darüber informiert.

Liegt der Belastung eine Krankheit zugrunde, so kann man sich zunächst einmal über diese kundig machen. Sinnvoll wäre es zu wissen, was denn die Symptome und die Ursachen sind, was man hinsichtlich des Verlaufs zu erwarten hat, wie sie behandelt werden kann, ob und welche Nebenwirkungen die Behandlung zeigt. Neben dem Interesse am Befinden des kranken Elternteils ist für pflegende Angehörige wichtig zu erkennen, ob bestimmte Verhaltensweisen des Hilfebedürftigen möglicherweise auf Symptome der Krankheit oder Nebenwirkungen zurückzuführen sind. So können sich z. B. bei Parkinsonpatienten durch Stress Symptome wie das Zittern der Hände verstärken, ohne dass die Kranken dies unmittelbar kontrollieren können. Vor allem bei psychischen Erkrankungen wie Depression oder Demenz ist es für Laien oft nicht erkenn- und nachvollziehbar, dass ein bestimmtes Verhalten wie Antriebsarmut oder Schimpfen und Schlagen ein Krankheitssymptom ist und nicht absichtsvoll oder aus Böswilligkeit geschieht. Informationen kann man über die behandelnden Ärzte einholen, allerdings kann man nicht davon ausgehen, dass alle Ärzte über die Besonderheiten von Erkrankungen im Alter informiert sind. Zu den häufigsten Erkrankungen im Alter gibt es aber auch Selbsthilfegruppen, Stiftungen oder Gesellschaften, die den Betroffenen und ihren Angehörigen weiterhelfen. Sie bieten in der Regel Informationen über die Krankheit, aber auch Beratung bei rechtlichen und finanziellen Fragen, Merkblätter und Broschüren sowie oft auch eine E-Mail-Adresse und eine telefonische Beratung bei aktuellen Problemen. Im Anhang sind Anschriften der Deutschen Alzheimer-Gesellschaft, der

Deutschen Rheuma-Liga (die auch über Arthrose informiert), der Deutschen Parkinson-Vereinigung und der Stiftung Deutsche Schlaganfall-Hilfe angegeben. Informationen über andere Erkrankungen findet man leicht im Internet über eine Suchmaschine und die jeweilige Krankheitsbezeichnung, wie z. B. «Herzinfarkt» oder «Asthma». Natürlich kann man sich auch gut über Literatur informieren, zu dem entsprechenden Stichwort kann jede gut geführte Buchhandlung geeignete Literatur ausfindig machen.

Dort kann man auch erfahren, welches Verhalten von Seiten der Pflegenden für sie selbst und den pflegebedürftigen Elternteil hilfreich und/oder entlastend wäre: Ist es z. B. sinnvoller, Aktivitäten anzuregen oder den Kranken zu schonen? So mag es für Schlaganfallpatienten nicht immer angenehm sein, Bewegungsabläufe zu trainieren, für ein Wiedererlangen von selbstständigerem Handeln ist dies oft unerlässlich. Vor allem bei demenzkranken Angehörigen hilft es, wenn man ihre Welt besser verstehen, ihre nichtverbalen Mitteilungen besser entschlüsseln kann und lernt, sich einfühlsam und bestimmt zu verhalten, um Konflikte nicht eskalieren zu lassen. So wusste Frau Wanner einfach nicht, wie sie mit dem Verhalten ihrer Schwiegermutter zurecht kommen sollte (s. S. 138 f.). Sie verbot ihr, die Schränke auszuräumen. Die alte Frau reagierte darauf mit Erregung und Schimpfen. Ein anderes Mal konnte Christa Wanner gerade noch verhindern, dass die Schwiegermutter durch die offene Haustüre schlüpfte, indem sie sie schnell zuschloss, sich davor stellte und ihr sagte: «Du kannst da nicht raus. Du verläufst dich doch gleich wieder!» Die alte Frau wehrte sich dagegen auf ihre Art: Sie schimpfte und schlug auf die Schwiegertochter ein. Diese war fassungslos, alarmierte ihren Mann. Bis sie ihm den Vorfall erklärt hatte, hatte die Mutter schon längst vergessen, worum es ging. Klar war ihr offenbar nur, dass es eine furchtbare Aufregung gab und es irgendetwas mit ihr zu tun hatte, während der Vorfall für Christa Wanner einen neuerlichen Beweis für die schwierige Persönlichkeit der Schwiegermutter lieferte. Um zu lernen, mit Situationen wie dieser verständnisvoll und deeskalierend umzugehen, gibt es Beratungen und Gruppen für Angehörige von Alzheimerkranken (und anderen Demenzkranken), die von der Deutschen Alzheimer-Gesellschaft und ihren Landes- bzw. Regionalgruppen (s. Anhang) angeboten werden. Eine gute Informationsquelle ist auch eine Veröffentlichung des Kuratoriums Deutsche Altershilfe, die ebenfalls im Anhang angegeben ist. Dort würde Christa Wanner womöglich eine andere Deutung als die der «schwierigen Persönlichkeit» erfahren: Vielleicht wollte die Mutter dahin gehen, wo sie sich auskennt, wo sie sich zu Hause fühlt. Als Reaktion bestünde z.B. die Möglichkeit, sie freundlich und ruhig darauf anzusprechen, mit ihr zusammen ein Stückchen im Haus oder außerhalb zu gehen, dabei mit ihr zu reden, sie zu beruhigen, ihr vielleicht etwas als Beschäftigung anzubieten – falls sie es annimmt. Angehörigengruppen ermöglichen auch, sich mit anderen Betroffenen auszutauschen, sich dadurch mit den eigenen Problemen nicht mehr so alleine zu fühlen, von deren Erfahrungen zu lernen und eigene weiterzugeben.

Bewältigung durch aktives Handeln

Man kann aber auch versuchen Belastungen direkt und praktisch anzugehen: Die eigentlichen Probleme, die zur Unterstützung von Eltern durch ihre erwachsenen Kinder führen, bestehen in der Regel darin, dass diese ihr Leben nicht mehr wie gewohnt selbstständig führen können. «Das Problem direkt angehen» bedeutet dann, dass die Tochter oder der Sohn diese Defizite ausgleicht: im Haushalt, bei der Körperpflege, beim Schriftverkehr hilft. Wenn die Ursache für den Hilfebedarf dauerhaft ist, beenden diese Aktionen allerdings die Problemlage nur für eine kurze Zeit. Nach einer Weile muss die Wohnung wieder gereinigt, die Post wieder bearbeitet werden. Wie wir gesehen haben, geschieht dies häufig und kontinuierlich und führt eben gerade zu den Belastungen, um deren Bewältigung es hier geht.

Man kann auch die Ursache des Hilfebedarfs direkt angehen. Dies hat der hilfebedürftige Elternteil meist schon getan: sich in ärztliche Behandlung begeben. Vor allem zu Beginn wissen manchmal weder die Kranken noch die Angehörigen, worum es sich handelt und wie ernsthaft die Erkrankung ist, wie bei der Mutter von Frau Rambow (s. S. 110f.), bei der auch nach einem halben Jahr noch nicht klar ist, worauf ihre Gedächtnisstörungen zurückzuführen sind. In anderen Fällen kann man nicht abschätzen, ob es sich um eine Akuterkrankung handelt, die geheilt und damit beendet werden kann – wie bei der Mutter von Frau Schmidt (s. S. 127f.) –, oder ob sie chronisch wird oder andere Erkrankungen nach sich ziehen könnte. Daher ist es sehr verständlich und sinnvoll, wenn man zunächst einmal hofft, die Erkrankung könnte geheilt werden und alles daransetzt, dass dies auch geschieht. In der Regel erwartet man dann, der Zustand, der vor der Krankheit da war, könnte wiederhergestellt werden. Zwar gibt einerseits die Suche nach besseren Behandlungsformen, wirksameren Therapien Hoffung und das Gefühl, etwas tun zu können. Erweisen sich die Anstrengungen als erfolgreich, sind wir froh und zufrieden. Bleiben sie aber erfolglos, wächst die Enttäuschung, und die Energie lässt nach. Dieser «Schwebezustand», in dem man nicht weiß, was auf einen zukommt, in dem man sich vielleicht an die Vorstellung klammert, alles sollte wieder so werden wie zuvor, wird von den unterstützenden erwachsenen Kindern oft eher als unangenehm erlebt, vor allen Dingen dann, wenn eigentlich schon klar ist, dass die Hoffnungen trügen.

Die Verminderung der Symptome kann eine weitere direkte, aktive, praktische Form der Bewältigung darstellen. Schmerzen mindern, indem man dafür sorgt, dass Medikamente regelmäßig eingenommen werden, Beweglichkeit erhalten, Orientierung bei Demenzkranken ermöglichen gehören zu solchen Maßnahmen. Viele medizinische Behandlungen streben bei chronischen Erkrankungen eine Reduktion unangenehmer Krankheitssymptome an, so auch bei Demenzen, die z. Zt. noch nicht ursächlich behandelt werden können. Medikamente können vor allen Dingen in der Phase der mittelschweren Demenz besonders belastende Verhaltenprobleme begrenzen. Wahnvorstellungen, Unruhe, depressive Verstimmungen und Aggression können medikamentös beeinflusst werden. Allerdings zeigen sich auch Nebenwirkungen, und verschiedene Mittel beeinflussen sich gegenseitig, so dass pflegende Angehörige die Wirkungen sehr genau beobachten und behandelnde Ärzte verantwortungsvoll und vorsichtig entscheiden sollten (Domdey, 1996; Wilz, 2002).

Zur Belastung beitragen kann auch, dass Angehörige nicht wissen, wie sie die Pflege sachgerecht durchführen, die Wohnsituation, die Finanzen, die Beziehung zum Umfeld gestalten, woher und durch wen sie Unterstützung bekommen könnten. Es gibt Kurse für pflegende Angehörige, die kostenlos von den Pflegekassen auf der Grundlage des § 45 Sozialgesetzbuch (SBG) XI angeboten werden. Dort werden pflegerische Maßnahmen nicht nur theoretisch vermittelt, sondern auch praktisch gezeigt. Man kann also lernen, wie man einem bettlägerigen Menschen bei Aufsetzen, beim Waschen und bei der Haarwäsche hilft, wie man sein Bett überziehen kann, was man im Falle von Inkontinenz tun, wie man den Kranken mobilisieren kann. Zusätzlich wird auch über zwischenmenschliche Aspekte der Pflege gesprochen, über Belastung, Konflikte, Trauer und wie man damit umgehen kann. Ähnlich wie in einer Selbsthilfe-Gruppe vermittelt der Austausch mit anderen Angehörigen in diesen Kursen das Gefühl, mit seinen Problemen nicht alleine zu stehen. Die Pflegekasse des Pflegedürftigen bietet solche Kurse an. Angehörigengruppen werden auch von anderen Einrichtungen durchgeführt, ambulanten Diensten, Krankenpflegevereinen. Da die Möglichkeiten regional sehr unterschiedlich sind, empfiehlt es sich, bei Einrichtungen in der eigenen Umgebung oder den Wohlfahrtsverbänden z. B. Diakonisches Werk, Caritasverband, Arbeiterwohlfahrt, Deutsches Rotes Kreuz, Vereinen, die z. T. dem Deutschen Paritätischen Wohlfahrtsverband angeschlossen sind (s. Anhang), oder dem Sozialamt der zuständigen Stadt bzw. des Landkreises nachzufragen. Broschüren vom Bundesministerium für Gesundheit und Soziales und von der Verbraucherzentrale bieten ebenfalls eine gute Möglichkeit, sich kundig zu machen (s. Anhang). Darüber hinaus können technische Hilfen und Pflegehilfsmittel, z. B. ein Pflegebett oder ein Toilettenstuhl, von der Pflege- bzw. Krankenkasse entliehen werden.

Besteht ein Informationsbedürfnis über Unterstützungsmöglichkeiten sollte man sich – falls vorhanden – an Beratungsstellen für ältere Menschen und ihre Angehörigen wenden. Sie bieten umfassende individuelle Beratung. Mancherorts gibt es auch Beratungsstellen für die Organisation von Rehabilitationsmaßnahmen (z. B. «Koordinierungsstellen für die ambulante Rehabilitation älterer Menschen» in Berlin, Wissmann, 1994). Allerdings sind sie teilweise nur in Städten zu finden. Man erkundigt sich am besten beim zuständigen Sozialamt oder bei regional vorhandenen Einrichtungen von Freien Trägern der Wohlfahrtspflege, wie z. B. dem Deutschen Caritasverband, dem Diakonischen Werk, der Arbeiterwohlfahrt, dem Deutschen Roten Kreuz, dem paritätischen Wohlfahrtsverband (s. Anhang).

Auch die Wohnsituation kann man verbessern. Voraussetzung ist natürlich, dass alle Beteiligten mit möglichen Veränderungen einverstanden sind. Gefahrenquellen wie Schwellen oder lose verlegte Kabel sollten beseitigt und praktische Hilfen wie Haltegriffe an Badewanne oder Dusche oder ein Badewannenlift können angebracht werden. Ist die Wohnung barrierefrei – d.h. hindernis- und gefährdungsfrei – gestaltet, können sich ältere Menschen, die in ihrer Wahrnehmung oder Beweglichkeit eingeschränkt sind, länger ohne oder zumindest mit weniger Hilfe von anderen im Haushalt bewegen. Inzwischen gibt es bundesweit Wohnberatungsstellen, die ggf. auch vor Ort Vorschläge zur barrierefreien Gestaltung der Wohnung entwickeln können. Da das Angebot an Wohnberatungsstellen sehr unterschiedlich ist, empfiehlt es sich, bei der zuständigen Gemeinde- oder Stadtverwaltung nachzufragen oder bei örtlichen Einrichtungen der Wohlfahrtsverbände, die z.T. ebenfalls Beratung zur Wohnungsanpassung durchführen. Außerdem kann man über die Bundesarbeitsgemeinschaft Wohnungsanpassung Adressen von regional zuständigen Wohnberatungsstellen erfahren (s. Anhang).

Für Pflegebedürftige können die Kosten zur Verbesserung des individuellen Wohnumfeldes auch bis zu einer Höhe von maximal 2557 € bezuschusst werden, wenn dadurch im Einzelfall die häusliche Pflege ermöglicht, erheblich erleichtert oder eine möglichst selbstständige Lebensführung des Pflegebedürftigen wiederhergestellt wird (§ 40 Abs. 4 SGB XI). Um dies zu klären, sollte man bei der Pflegekasse des Pflegebedürftigen nachfragen. Das Kuratorium Deutsche Altershilfe hat eine Broschüre herausgebracht, die über praktische Maßnahmen, aber auch über Bezuschussung von Wohnraumanpassungen durch die Pflegeversicherung informiert (s. Anhang).

Ein weiteres Beispiel für die Bewältigung einer Belastung durch aktives Handeln ist die Anregung einer rechtlichen Betreuung. Werden Eltern von ihren Töchtern oder Söhnen unterstützt, fallen viele Entscheidungen im Rahmen der Pflege und alltäglichen Haushaltsführung an. Ist der alte Mensch aufgrund einer psychischen Krankheit, einer körperlichen, geistigen oder seelischen Behinderung nicht in der Lage, seine rechtlichen und tatsächlichen Angelegenheiten zu regeln, so muss geklärt werden, wie dann zu verfahren ist, da er ein Recht auf Selbstbestimmung hat. Das meiste wird auch weiterhin mit Unterstützung seiner Angehörigen oder ambulanter Dienste besorgt werden können. Sind aber rechtlich relevante Entscheidung zu treffen wie die Durchführung einer Operation, Zugang zum Konto oder der Einzug in ein Pflegeheim, so dürfen die Kinder nicht anstelle ihres Elternteils tätig werden, es sei denn, sie haben eine Vollmacht. Andernfalls muss eine rechtliche Betreuung eingerichtet werden (§ 1896ff. BGB, s. Kapitel 6). Es gibt ehrenamtliche und hauptberufliche Betreuer, erwachsene Kinder können zu ehrenamtlichen Betreuern für ihre Eltern bestimmt werden. Die Bestellung zum Betreuer erfolgt durch das Vormundschaftsgericht. Man wendet sich also an das Amtsgericht und dort an das Vormundschaftsgericht, um eine Betreuung anzuregen. Hatte die Mutter oder der Vater bereits in einer Betreuungsverfügung festgelegt, wer in diesem Fall als Betreuer bestellt werden soll, so teilt man dies der Behörde mit. Es wird dann überprüft, ob eine Betreuung erforderlich ist und wofür. Das Vormundschaftsgericht entscheidet, wer zum Betreuer bestellt wird. Die Betreuung wird immer nur für bestimmte Aufgabenkreise erteilt wie Gesundheitsfürsorge oder Wohnungsangelegenheiten. Entscheidungen sollten grundsätzlich den Wünschen des Betroffenen entsprechen. Bei einigen besonders wichtigen oder risikoreichen Entscheidungen muss auch der rechtliche Betreuer die Genehmigung des Vormundschaftsgerichts einholen, so z.B. wenn eine Amputation oder die Unterbringung in einer Klinik erforderlich ist oder die Wohnung des Pflegebedürftigen gekündigt werden soll. Die Tätigkeit des rechtlichen Betreuers wird vom Vormundschaftsgericht beaufsichtigt, die Betreuung kann ihm auch wieder entzogen werden.

Besteht die Ursache der Belastung also darin, dass eine weit reichende Entscheidung erforderlich wäre, die die Rechte des pflegebedürftigen Elternteils betrifft, dieser aber nicht dazu in der Lage ist, dann kann die Anregung einer Betreuung ein wichtiger Beitrag sein, um die Handlungsfähigkeit der Familie zu erhalten.

Bei diesen Beispielen zielte die Bewältigungsstrategie auf eine Veränderung des Problems durch aktives Handeln – eine der wirkungsvollsten Strategien, um Belastungen zu meistern. Sie gibt darüber hinaus der handelnden Person das Gefühl, Herr oder Frau der Lage zu sein und nicht von den Problemen überwältigt zu werden (Brücker, 1994; Intrieri und Rapp, 1994). War die Strategie erfolgreich, sind wir meistens auch zufrieden über das Erreichte und uns selbst. Allerdings ist solch eine Aktivität nur sinnvoll, wenn man auch etwas am Problem verändern kann. Andernfalls führt sie eher zu Enttäuschung, Ausbrennen und vermehrter Belastung. Bei der Pflege von Angehörigen gibt es diese Art von nicht veränderbaren Problemen häufiger: Man versucht alles, damit die Krankheit geheilt wird, aber es ist nicht möglich. Man gibt sich die größte Mühe, den Vater so gut zu unterstützen, dass er sich wieder selbst helfen kann, aber in zwei oder fünf Stunden oder nach einem Tag stellen sich dieselben Anforderungen und sie nehmen eher noch zu. Manchmal sind auch die Erfolge des Bemühens nicht sofort oder nicht deutlich erkennbar. Wenn ich z. B. in einer Angehörigengruppe gelernt habe, mit der dementen Mutter besser umzugehen, dann hört die Pflege dadurch nicht auf, sie wird nur weniger belastend. Oder ich strenge mich bei der Pflege besonders an, weil die Probleme heute besonders groß sind. Auch dann fühle ich mich vermutlich besonders belastet, obwohl ich eine aktive, problemzentrierte Strategie gewählt habe (Wilz, 2002).

Eine letzte Form von Bewältigung möchte ich vorstellen, die ebenfalls auf eine Änderung des «Problems» abzielt, nämlich Gewalt gegen alte Familienangehörige. Unter «Gewalt» versteht man sowohl Misshandlung, also aktives Tun, als auch Vernachlässigung, also die absichtsvolle Unterlassung einer an sich notwendigen Unterstützung. Durch Misshandlung kann das Opfer sowohl körperlich geschädigt werden, etwa durch Schlagen oder durch falsche bzw. zu viele Medikamente, als auch psychisch. Hierzu gehören Beschimpfungen, Einschüchterungen, Drohungen wie etwa: «Wenn du dich nicht anders verhältst, kommst du ins Heim!», Isolierung und finanzielle Ausbeutung sowie die Einschränkung des freien Willens, indem z. B. ein Elternteil an der Wahl des Wohnorts gehindert wird. Zu den Vernachlässigungen gehört Unterstützung zu verweigern oder Bedarf von Unterstützung zu übersehen. In Deutschland sind etwa 7 % der über 60-Jährigen Opfer von Gewalt in der Familie. Am häufigsten wird Gewalt von Ehegatten ausgeübt. Aber auch erwachsene Kinder und Schwiegerkinder können gewalttätig werden. Etwa 3 % der über 60-Jährigen erfahren physische Gewalt, knapp 3 % werden vernachlässigt oder erhalten absichtsvoll zu viele Medikamente, 1 % werden materiell geschädigt und etwas weniger als 1 % erleben dauerhaft verbale Aggressionen. Für diese Arten von Gewalt gibt es verschiedene, häufig mehrere Ursachen. Teilweise sind sie ein Ergebnis von Überforderung bei der Pflege. Eine weitere Ursache lässt sich an der Art der Beziehung festmachen. Werden Erwachsene gewalttätig gegenüber ihren Eltern, besteht häufig eine wechselseitige Abhängigkeit. Einerseits sind die Eltern mindestens gelegentlich auf die Unterstützung durch ihre Kinder angewiesen, andererseits brauchen diese Kinder auch die Hilfe ihrer Eltern: Sie leben in deren Haus, benötigen von diesen finanzielle Unterstützung oder sind zumindest auf Transportmöglichkeiten angewiesen. Solche Personen sind ambivalent: Sie können sich nicht von ihren Eltern lösen, fühlen sich machtlos und abhängig. Den Eltern geht es ähnlich: Sie unterstützen das sie misshandelnde Kind, fühlen sich ihm gegenüber verpflichtet, lieben es trotz der Gewalt, die ihnen angetan wird, gleichzeitig leiden sie unter der Situation (Görgen, 2002; Lüscher und Pillemer, 1998).

Jedem ist klar, dass dies keine geeignete Form der Bewältigung von Belastungen ist. Dennoch passiert es, dass überforderte Pflegende in ihrer Hilflosigkeit zu Gewaltanwendung greifen. Hier ist dringend Unterstützung von außen notwendig, und zwar für beide. Beratungsstellen für ältere Menschen und ihre Angehörigen, ambulante Hilfezentren oder ambulante Dienste können für Entlastung sorgen und ggf. an andere Stellen weiterverweisen. Im Anhang nenne ich eine Broschüre und einige Adressen von Einrichtungen und Initiativen zum Thema «Gewalt im Alter», an die man sich bei Bedarf wenden kann. Auch eine Psychotherapeutin oder ein -therapeut können dabei helfen, die Verstrickung in der Beziehung zu klären.

Bewältigung durch Beeinflussung der eigenen Person

Die bislang vorgestellten Formen von Bewältigung zielen darauf ab, das Problem selbst «in den Griff» zu bekommen. Wie wir gesehen haben, ist dies gerade bei Hilfe- und Pflegebedarf nicht immer möglich. Parallel zu diesen Strategien oder daneben kann und sollte man auch versuchen, sich selbst weniger verletzbar zu machen, Belastungen gelassener aushalten zu können. Dies bedeutet, auf sich selbst einzuwirken, damit das Missverhältnis zwischen Anforderung – dem Problem, das zur Belastung führt – und den eigenen Möglichkeiten reduziert wird. Hier haben sich eine Reihe von Maßnahmen als günstig erwiesen. Zum einen kann es hilfreich sein, in der Situation selbst für Entlastung zu sorgen, indem man während der Stressreaktion die Erregung drosselt und die Eskalation unterbricht, zum anderen kann man langfristig versuchen, sich gegen die Belastungen zu wappnen.

Zu den kurzfristigen Maßnahmen gehören:

- Die Haltung bewahren und Selbstkontrolle üben. Dies kann für einem Teil der Pflegenden eine Möglichkeit sein, weniger unter Depressionen und Belastungen zu leiden (Intrieri und Rapp, 1994). Allerdings eignet sich diese Methode nicht für alle Menschen. Am ehesten für solche, die einerseits den eigenen Gefühlen vertrauen und sie akzeptieren, auch wenn sie signalisieren, dass die Situation schwierig ist und man sich nicht wohl fühlt, andererseits sich aber auch nicht von den Gefühlen überwältigen lassen (Weber, 1994; Wilz, 2002).
- Positive Selbstgespräche. Damit versucht man, die aktuelle Situation unter einem anderen Blickwinkel zu betrachten, etwa: «Im Vergleich zu den Problemen, die wir letzte Woche hatten, ist es wirklich nicht so schlimm, und da habe ich es auch geschafft», vielleicht auch: «Ich habe wenigstens eine Familie, die mich unterstützt und die zusammenhält. Andere bekommen zusätzlich noch Probleme mit ihrem Mann und ihren Kindern.» Man kann sich auch selbst Anweisungen für eine bessere Bewältigung geben: «Das hatten wir schon ein paar Mal. Du bleibst jetzt ganz ruhig. Du hast das letztes Mal auch hingekriegt.» Eigenlob und Selbstbestätigung: «Eigentlich habe ich das doch ganz gut hingekriegt», können ebenfalls zur kurzfristigen Stabilisierung beitragen. Wichtig ist jedoch, dass man sich nichts vormacht. Bei Situationen, die man zu positiv bewertet, merkt man den Selbstbetrug, er trägt nicht zur Entlastung bei (Wagner-Link, [3]2001; Wilz, 2002).
- Ablenkung. Dies können «gestohlene Augenblicke» sein, alltägliche Tätigkeiten, die man zwar verrichten muss, aber ganz gerne tut: ein Bad nehmen, zum Friseur gehen oder kleine Abweichungen von der täglichen Routine, z.B. heute einen kleinen Blumenstrauß auf den Tisch stellen. Vielleicht nimmt einen die Beschäftigung so gefangen, dass man sich geistig für eine begrenzte Zeit ganz von den belastenden Erfahrungen löst, womöglich auch physisch von ihnen entfernt: ins eigene Zimmer geht und die Türe hinter sich schließt, Musik hört, ins Kino geht oder joggt (Chappell u.a. 2001; Wilz, 2002). Ist allerdings die Belastung zu groß, kann es passieren, dass man nicht loslassen kann und die Gedanken weiter kreisen. Dann ist es wahrscheinlich sinnvoller, sich mit ihnen zu beschäftigen und eine andere Bewältigungsstrategie zu wählen (Wagner-Link, [3]2001).

- Spontanentspannung. Beherrscht man bereits eine Methode der Entspannung wie Autogenes Training, systematische Muskelentspannung oder Meditation, kann man sie auch gezielt in Kurzform in Momenten der Belastung einsetzen, um Erregung oder Angst zu reduzieren. Dies ist aber nur möglich, wenn man eines der Verfahren gezielt abrufen kann (Wagner-Link, [3]2001).
- Körperliche Abreaktion. Durch die physiologische Stressreaktion bereitet sich unser Körper eigentlich darauf vor, zu fliehen oder anzugreifen. Geben wir ihm die Möglichkeit sich abzureagieren, entsprechen wir damit unseren körperlichen Bedürfnissen. Wenn man also durch Hilfe und Pflege körperlich nicht sowieso schon erschöpft ist, empfiehlt es sich sehr zu laufen, zu schwimmen, schnell zu gehen, eben sich zu bewegen. Dabei wird nicht nur ein Zuviel an Energie ab- und dem Bedürfnis nach «Flucht» nachgegeben, es können auch Endorphine, so genannte Glückshormone, ausgeschüttet werden, die sich positiv auf die Stimmung auswirken (Sapolsky, 1994).

Diese kurzfristigen Methoden verhelfen für den Augenblick zu einer gewissen Entspannung. Bei chronischen Belastungen sind auch langfristige Verfahren der Stressbewältigung angezeigt:

- Kompetenzerweiterung. Wenn ich Informationen über die Erkrankung meines Vaters oder meiner Mutter aufnehme, stellt sich mir das Problem nicht nur anders dar, ich verändere auch meine Wahrnehmung des Problems, d. h. mich selbst. Ähnlich funktioniert das bei Informationen über und Erfahrungen mit der Finanzierung von Hilfen, mit der Einrichtung einer rechtlichen Betreuung, mit Unterstützung in Haushalt und Pflege, mit Wohnraumanpassung. Am besten merkt man das, wenn man sich mit anderen unterhält, die gerade in eine ähnliche Situation kommen, man selbst aber bereits Erfahrungen gesammelt hat, z. B. in einer Angehörigengruppe. Plötzlich stellt man dann fest, dass man bereits ziemlich viel weiß, vieles routinierter durchführen, anderen Hinweise und Ratschläge geben kann. Die Kompetenzen helfen, mit belastenden Situationen geschickter und souveräner umzugehen.
- Abstand gewinnen. Pflegende empfinden weniger Belastung, wenn sie in einer anderen Wohnung leben als die hilfe- und pflegebedürftige Person (BMFSFJ, 2002). Gerade für helfende Töch-

ter und Söhne mag dies wegen der Wege zwischen den Wohnungen besonders belastend erscheinen. Man sollte jedoch zweierlei bedenken: Getrennte Wohnungen ermöglichen es, psychisch abzuschalten, und für die Eltern bedeutet es auch ein Stück Selbstständigkeit, die sie aufgeben, wenn sie zu einem ihrer Kinder ziehen. Natürlich muss man sich genau überlegen, ob die Versorgung so gewährleistet ist. Zieht man Haushilfen und ambulante Pflegedienste (s. Kapitel 13) in die Unterstützung mit ein, ist sie manchmal besser und professioneller zu leisten als durch eine überlastete Tochter. «In getrennten Haushalten leben» kann auch bedeuten, dass der Vater oder die Mutter in ein Pflegeheim zieht und dort von seinen Kindern bei allen anderen anfallenden Alltagsaktivitäten außer hauswirtschaftlicher Versorgung und Pflege – was ja vom Heim geboten wird – unterstützt wird.

Schließlich kann der Abstand auch mental durch religiöse Praktiken wie Gebete, Teilnahme an Gottesdiensten oder durch Meditation hergestellt werden. Viele Menschen, deren Angehörige schwer oder chronisch erkrankt sind oder die den Tod eines nahestehenden Menschen erleben mussten, finden beim Beten Hilfe und Trost (Wethington und Kessler, 1991).

Auch emotional kann es wichtig sein, Abstand zu gewinnen. Identifizieren sich Erwachsene zu sehr mit ihrem hilfebedürftigen Vater oder ihrer Mutter, gelingt es ihnen nicht, sich auch abzugrenzen und ihre eigenen Bedürfnisse wahrzunehmen, geht es ihnen in der Regel dann schlecht, wenn es dem Elternteil vermeintlich oder tatsächlich schlecht geht, und das ist vermutlich ziemlich häufig. In diesem Fall ist es wichtig zu lernen, auch die eigene Person wertzuschätzen und die eigenen Bedürfnisse zu berücksichtigen. Damit liebt man den anderen nicht weniger oder distanziert sich von ihm, vielmehr übernimmt man auch Verantwortung für sich selbst. Die Verantwortung für die eigene Person wird pflegenden Kindern nämlich von niemandem abgenommen. Wie kann ich jemanden anderen lieben, wenn ich nicht auch zu mir selbst ein liebevolles Verhältnis habe? «Liebe deinen Nächsten wie dich selbst» ist daher m. E. ein Leitsatz für jede Pflege. Weder darf ein Mensch, der von uns abhängig ist, vernachlässigt werden, noch dürfen wir zulassen, dass wir selbst vernachlässigt werden, weil wir uns für jemanden opfern. Das Recht auf Menschenwürde gilt für beide, Pflegebedürftige und Pflegende. Außerdem können wir nur dann über längere Zeit einen anderen Menschen unterstützen, wenn wir sicherstellen, dass wir auch die Kraft dazu haben und uns regenerieren. Daher ist es wichtig, «emotionale Autonomie» zu entwickeln, ein Gefühl für die Integrität der eigenen Persönlichkeit, eigene Bedürfnisse wahrzunehmen und sie auch ohne Schuldgefühle gegenüber der pflegedürftigen Person (und auch der Umwelt) zu vertreten. Dies ist auch bei liebevollen Beziehungen möglich (Gunzelmann, 1991; Wilz, 2002).

- Bewertungen, Einstellungen, das Anspruchsniveau ändern und die Situation akzeptieren. Viele unserer Einstellungen und Werte haben wir uns nicht selbst erarbeitet, sondern in unserer Herkunftsfamilie erlernt oder als gesellschaftliche Norm von anderen übernommen. Sie sind uns selbstverständlich, wir hinterfragen sie nicht. «Meine Mutter soll auf keinen Fall in ein Pflegeheim», «Niemand kann die Mutter so gut pflegen wie ich», «Ich kann doch meinen Vater während meines Urlaubs nicht alleine lassen» – solche Überlegungen enthalten Wertungen, Einstellungen und Ansprüche gegenüber der eigenen Person. Auch Gedanken wie: «In unserer Familie ist doch keiner verrückt» enthält die Wertung, dass «verrückt sein», also vielleicht die Alzheimer-Krankheit haben, etwas Schreckliches ist, was nur den anderen widerfährt. Solche Einstellungen und Werte machen uns keine Probleme, wenn sie im Einklang mit unserer Lebensform und unserem Lebensentwurf stehen. Leiden wir aber unter diesen selbstgesetzten Vorstellungen oder entsprechen sie nicht der Wirklichkeit und führen so zu vermehrten Belastungen, sollten wir sie hinterfragen. Viele Zwänge, die wir erleben, werden von uns selbst konstruiert. Wenn denn der Vater demenzkrank ist, nützt es nichts, die Krankheit zu verleugnen. Im Gegenteil. Die Belastungen sind höher, weil wir verzweifelt nach einer vergangenen «Normalität» suchen. Wer akzeptiert, dass es «unter jedem Dach ein Ach» gibt, und dies nun das eigene Lebensschicksal ist, der wird auf jeden Fall weniger innere Konflikte erleben. In der Tat sind Menschen weniger belastet und leiden weniger unter Depressionen, wenn sie chronische physische oder psychische Erkrankungen eines Elternteils akzeptieren können (Powers u. a., 2002; Wilz, 2002). In ähnlicher Weise ist es sinnvoll, die Ansprüche zu überprüfen, die man sich selbst setzt, und die eigenen Möglichkeiten auch realistisch wahrzunehmen.

Sich zu fragen, ob es sinnvoll ist, einen so hohen Preis für die eigenen Ideale zu zahlen.

Die Änderung von Werten und Einstellungen dauert sicher eine gewisse Zeit. Man sollte sich selbst gegenüber ehrlich sein und die eigenen Gefühle und Belastungen zulassen. Vielleicht hilft es, Tagebuch zu führen, mit anderen Menschen über die eigenen Vorstellungen und Bedürfnisse zu reden, neue, bescheidene, weniger perfekte Ziele auszuprobieren und damit Erfahrungen zu sammeln (Wagner-Link, ^{3}2001).

Britta Weber etwa ist berufstätig und lebt mit ihrer 83-jährigen Mutter Anna Klein zusammen. Die Mutter hat Osteoporose und eine beginnende Parkinsonsche Krankheit, die medikamentös gut eingestellt ist. Frau Klein hat Angst, abends alleine zu bleiben. Sie will auf keinen Fall, dass ihre Tochter noch einmal weggeht. Sie lehnt es auch ab, dass jemand anderes anstelle ihrer Tochter bei ihr bleibt. Frau Weber hat deshalb schon ihren wöchentlichen Termin zur Rückengymnastik aufgegeben. Nun fürchtete sie, auch auf den Malkurs verzichten zu müssen, weil sie glaubte, der Mutter das Alleinsein nicht zumuten zu dürfen. Gleichzeitig hat sie das Gefühl, von ihr mit Haut und Haaren vereinnahmt zu werden. Mit moralischer Unterstützung ihrer Freundinnen wagt sie es, ihre Mutter in dieser Zeit doch alleine zu lassen. Bislang ist noch nichts passiert, außer dass die Mutter beleidigt ist und nicht mit der Tochter spricht, wenn diese nach Hause kommt. Frau Weber aber hat das Gefühl, dass sie so «das bisschen Luft bekommt, das sie zum Atmen braucht», um die Situation weiter durchzuhalten.

- Zufriedenheitserlebnisse aufbauen. Bereiche, die Freude machen, in denen man etwas Schönes genießen oder Spaß haben kann, dienen als Ausgleich für Belastungen (Wagner-Link, ^{3}2001; Wilz, 2002). Sie geben uns das Gefühl, als ganzer Mensch zu existieren und nicht nur auf Unterstützung und Pflege reduziert zu sein. Sie zeigen uns auch, dass wir uns selbst etwas wert sind. Leider streichen viele Menschen gerade solche angenehmen Abwechslungen als erstes aus ihrem Programm. Die Zeit ist ja auch objektiv sehr knapp, und man könnte den Besuch einer Ausstellung oder einfach mal ein bisschen «Abhängen» oft nur mit Hilfe von Freunden, die einen zu Hause vertreten, realisieren. Eine Freundin zu bitten, drei Stunden bei der eigenen Mutter zu bleiben, damit man sich solchen Luxus leisten kann, kommt vielen sicher frivol vor.

Manchmal steht man sich aber auch selbst im Weg: Der Sohn bietet an, beim demenzkranken Großvater zu bleiben, damit die Mutter und der Vater seit langem einmal wieder in Ruhe essen gehen können. So viel Vergnügen auf einmal ist die Mutter nicht mehr gewohnt: Sie nötigt stattdessen den Sohn und den Großvater mitzukommen. Der Abend wird – wie man sich vorstellen kann – alles andere als ein Vergnügen. Viele von uns müssen erst lernen, dass man ohne Schuldgefühle genießen darf.

- Belastbarkeit erhöhen. Ist unser Organismus gesund und unsere Psyche stabil, können uns Belastungen weniger anhaben. Diese Widerstandsfähigkeit lässt sich beeinflussen. Regelmäßige Entspannung und Meditation helfen zum einen physisch, den Körper zu beruhigen und zu stärken, zum anderen psychisch, Ruhe, Erholung und Gelassenheit zu finden. Dies hat aber nur einen Sinn, wenn man die Übungen regelmäßig durchführt und zu einem Zeitpunkt beginnt, bevor die Belastungen hoch sind. Sind sie schon groß, können sich viele Pflegende nicht mehr entspannen. Gelegentliche Übungen, wenn die Wogen des Stresses gerade über uns zusammenschlagen, zeigen in der Regel wenig Wirkung. Ähnlich langfristig wirken auch regelmäßige Bewegung und sportliche Betätigung. Sie stärken das Herz-Kreislauf-System, Muskeln und Gelenke und tragen so ebenfalls zur Erhöhung der Widerstandskraft bei (Sapolsky, 1994; Wagner-Link, [3]2001; Wilz, 2002).

Es gibt allerdings auch Bewältigungsstrategien, die zum Abbau von Stress ungeeignet sind und gegebenenfalls sogar die Belastung erhöhen. Dies sind vor allen Dingen solche, mit denen man versucht, den Anforderungen auszuweichen, wie Passivität, Vermeidung, Tagträume und Verleugnung. Nichts gegen ein genussvoll am Abend getrunkenes Glas Rotwein; es kann zu den wichtigen «kleinen Fluchten» gehören. Wenn ich aber versuche, meine Probleme in Alkohol zu ertränken, so wird daraus eher ein Katzenjammer, weil sie sich so nicht lösen lassen. Selbstvorwürfe helfen auch nicht weiter, sondern mindern noch das Selbstwertgefühl. Auch Wut- und andere emotionale Ausbrüche scheinen zwar kurzfristig zum «Dampf-Ablassen» geeignet, führen aber im Endeffekt eher zu einer größeren Aufgewühltheit und können dabei auch noch die Gefühle anderer Beteiligter verletzen (Intrieri und Rapp, 1994; Powers u.a., 2000; Weber, 1994).

Die meisten Menschen benutzen mehrere Bewältigungsstrategien gleichzeitig und hintereinander, überprüfen die Situation neu, versuchen etwas anderes (Wethington und Kessler, 1991). Manchmal greifen sie aber auch zu eher ungeeigneten Formen, die zusätzlich noch zur Belastung beitragen. Wer etwas am eigenen Verhalten verändern möchte, dem empfehle ich, nicht alles auf einmal erneuern zu wollen. Besser ist es, sich kleine Ziele vorzunehmen. Sie sind leichter zu erreichen und führen zu Erfolgserlebnissen. Grundsätzlich sind aktive Strategien günstiger, bei denen man das Gefühl hat, etwas bewirken zu können. Man muss zwar seine Grenzen kennen und nicht versuchen wollen, Dinge zu ändern, die nicht zu beeinflussen sind, also z. B. nachlassende Gedächtnisleistungen bei erheblich Demenzkranken durch Übung wiederherstellen zu wollen. Aber es gibt daneben immer wieder Möglichkeiten, selbst auch aktiv auf die Versorgung und Pflege und damit auf die Belastungen einzuwirken, indem man sich Kompetenzen aneignet, sich mit anderen austauscht, auf die Bedürfnisse des Kranken, aber auch die eigenen achtet.

Belastungen und Bewältigungsstrategien betreffen allerdings nicht allein die unterstützenden erwachsenen Kinder. Man könnte den Eindruck gewinnen, dass nur sie zu entscheiden hätten, was zu tun sei. Dies ist natürlich nicht der Fall. An Belastungen durch Hilfe und Pflege und an Bewältigungsstrategien sind immer mindestens zwei Personen beteiligt: der pflegebedürftige Mensch und der pflegende. Oft sind auch noch andere Familienmitglieder betroffen. Belastungen und Bewältigungsstrategien müssen also mit anderen ausgehandelt werden. Oft ist dies kein Problem, die hilfebedürftigen Eltern verstehen ihre Kinder und wollen Rücksicht nehmen. Manche Eltern haben aber auch Angst, was auf sie zukommt und klammern sich an ihr Kind, demenzkranke Eltern sind häufig nicht in der Lage, die Situation zu durchschauen. Dann müssen die Interessen – so, wie wir es bei den Themen «Konflikte» (s. Kapitel 5) und «Selbstbestimmung» (s. Kapitel 6) gesehen haben – innerhalb der Familie abgeklärt werden. Oft sind nur Kompromisse möglich. Aushandlungen zwischen einem hilfebedürftigen Elternteil und einem erwachsenen Kind sind besonders schwierig, weil es sich meistens nicht um zwei gleich starke Partner handelt. Häufig fühlen sich die Tochter oder der Sohn für den kranken Elternteil mitverantwortlich und berücksichtigen nicht nur ihre, sondern auch dessen Interessen. Gefangen in diesem Dilemma und unter dem moralischen Druck der Umwelt, dass erwachsene Kinder für ihre Eltern sorgen sollen, wagen sie dann nicht, ihre Bedürfnisse ebenfalls einzubringen, wie dies z.B. bei Britta Weber (s. S. 156) zunächst der Fall war. Die Gefahr ist umgekehrt natürlich auch sehr groß, dass die vermeintlich oder tatsächlich stärkeren Kinder ohne Rücksicht auf die schwächeren Eltern ihre Interessen durchsetzen und womöglich noch überzeugt sind, zum Wohle der alten Menschen zu handeln.

Mit ihren Bewältigungsstrategien können helfende und pflegende Töchter und Söhne versuchen, ohne fremde Hilfe zurecht zu kommen. Dies muss aber nicht sein. Es gibt auch andere, die sie dabei unterstützen können. Das können Familienangehörige, Nachbarn, Freunde sein, Teilnehmer und Teilnehmerinnen aus Angehörigengruppen, aber auch Dienste, die beruflich angeboten werden und z.T. professionelle Unterstützung leisten. Private und berufliche soziale Unterstützung ist eine wichtige Ressource bei der Bewältigung von Belastungen, die durch Hilfe und Pflege entstehen, und sollten auf jeden Fall in die individuelle Bewältigungsstrategie einbezogen werden.

12. Hilfen durch Angehörige, Freunde, Nachbarn und finanzielle Entlastungen

Unterstützung für pflegende Angehörige trägt zu ihrer Entlastung und somit zu ihrem Wohlbefinden und ihrer Gesundheit bei. Dies ermöglicht es ihnen gelassener auf neue Anforderungen zu reagieren, was sich wiederum positiv auf die Familie und die Pflegebedürftigen auswirken kann. Auf die Dauer gesehen ist es so auch möglich, die Pflege länger durchzuhalten.

Verwandte, Freunde und Nachbarn als Mit-Helfer

Wer aber kann unterstützen und wodurch? An wen kann man sich wenden? Wie wir in Kapitel 7 gesehen haben, ist die wechselseitige Unterstützung in allen Bereichen am größten durch Partner. Wenn wir Probleme im Alltagsleben haben, versuchen wir zunächst, sie selbst zu meistern. Schaffen wir das nicht, wenden wir uns an unseren Partner – so vorhanden. Kann uns der Partner nicht helfen oder ist auch er überfordert, wenden wir uns an erwachsene Kinder. Erst danach kommen Dritte ins Spiel: Freunde, Bekannte, Nachbarn. Wenn auch dies nicht ausreicht, ziehen wir «offizielle» formelle Dienste zu Rate. So ähnlich ist es in der Regel auch bei Erwachsenen, die ihre Eltern unterstützen. Wenn Eltern Unterstützung von ihren erwachsenen Kindern erhalten, wenden sie sich allerdings häufig nicht mehr an zusätzliche Helfer. Sei es, dass ihnen die Belastung ihrer Kinder nicht so bewusst ist, sei es, dass sie froh darüber sind, ihre Probleme «intern», innerhalb der Familie, zu regeln, dass es ihnen sehr unangenehm wäre, andere um Hilfe zu bitten, dass sie physisch oder psychisch dazu nicht (mehr) in der Lage sind.

Belastet, oder überlastet, sind ja auch in erster Linie die helfenden erwachsenen Kinder. An ihnen liegt es also, für sich zu sorgen und über Abhilfe nachzusinnen. Gibt es also jemanden in der Verwandtschaft oder Bekanntschaft, der sie unterstützen könnte? Dieser Schritt fällt vielen schwer, aus drei Gründen: Wen könnte man um Hilfe bitten? Wie wir gesehen haben, nehmen die Kontakte von pflegenden Angehörigen zu Personen außerhalb der Familie ab. Wenn man jemanden schon seit einem halben Jahr nicht mehr gesehen hat, dürfte es schwer fallen, anzurufen und zu fragen: «Könntest Du bitte ...?». Zweitens: Diejenigen, die man fragen könnte, haben in der Regel in unserem sozialen Netz bestimmte Aufgaben. Mit Freunden teilen wir unsere Zuneigung, unsere Interessen. Erst in zweiter Linie tauschen wir mit ihnen auch Dinge aus, geben begrenzte praktische Hilfen, indem wir z.B. für eine kranke Freundin einkaufen gehen, geben Informationen weiter. Nur selten helfen sich Freunde im Haushalt oder unterstützen bei rechtlichen und finanziellen Angelegenheiten. Nachbarn sind in der Regel für kurze, kleine, praktische Hilfen zuständig, vor allen Dingen, wenn ihre räumliche Nähe gebraucht wird. Wenn man also etwas ausleihen möchte, jemanden braucht, der während unserer Abwesenheit die Blumen gießt oder die Post annimmt. Außerdem helfen sich Nachbarn bei Unglücksfällen: wenn es brennt, bei Überschwemmungen oder wenn ein Sturm das Dach abdeckt. Für emotionale Unterstützungen, Zuneigung und Trost sind Nachbarn selten zuständig. Drittens ist das Verhältnis zu Freunden und Nachbarn deutlich mehr durch Wechselseitigkeit der Unterstützung gekennzeichnet als das zu nahen Verwandten (s. Kapitel 7). Wir möchten gerne ziemlich bald zurückgeben, was wir von ihnen erhalten haben. Je enger die Beziehung ist, umso lockerer können wir die Wechselseitigkeit gestalten: Dann geben wir später zurück, was wir erhalten haben, und es muss nicht dasselbe sein. Auf die Dauer nichts zurück geben zu können, nagt aber selbst bei guten Freundschaften am Selbstwertgefühl und ist uns unangenehm (Diewald, 1991; Roberto, 1989).

Entsprechend sind Freunde, Bekannte, fernere Verwandte seltener bei der Versorgung älterer Menschen anzutreffen. Zwar sind ca. 10% der Hauptpflegepersonen entfernte Verwandte und 7% Nachbarn oder Bekannte. Dies ist aber in der Regel nur dann der Fall, wenn keine Partner oder Kinder vorhanden sind oder diese weit entfernt wohnen (BMFSFJ, 2002; Gilberg, 2000; Schneekloth und Müller, 2000). Bei 14% der Pflegebedürftigen wird allerdings die Pflege und bei 20% der älteren Menschen, die Hilfe im Haushalt brauchen, die Hilfe von mehreren Personen erbracht. D.h. mehrere Personen teilen sich die Unterstützung, es gibt keine Hauptpflegeperson (Schneekloth und Potthoff, 1993). Zusätzlich zur Hauptpflegeperson sind bei über 70% der Pflegebedürftigen noch andere Helfer mehr oder weniger häufig tätig (Schneekloth und Müller, 2000).

Pflegende erwachsene Kinder stehen also nicht völlig alleine da. Nachbarn, Bekannte und Freunde unterstützen allerdings eher im Haushalt als bei der Pflege. Wobei vor allem entferntere Verwandte solche praktischen Hilfen leisten, sie sind jedoch seltener beteiligt als Nachbarn, Bekannte und Freunde (Gilberg, 2000). Letztere wiederum machen oft etwas anderes als die pflegende Tochter oder der Sohn: Sie unterstützen eher emotional, sie sind wichtig für deren Lebenszufriedenheit. Sie hören zu, sie zeigen Verständnis, sie bauen auf, sie sind Gesprächspartner, sie helfen Entscheidungen zu treffen, man kann sich bei ihnen «ausweinen». Wenn sie zusätzlich zu den Angehörigen praktisch helfen, dann geschieht dies in der Regel eher bei den weniger intimen und persönlichen Hilfeleistungen. Manche von ihnen engagieren sich dabei durchaus über mehrere Jahre. Warum machen sie das? Viele haben einfach das Bedürfnis zu unterstützen, manche haben auch Erfahrung mit ehrenamtlicher oder pflegerischer Tätigkeit, andere handeln aus religiöser Überzeugung. Sie fühlen sich für ihr Engagement beschenkt und belohnt durch die Dankbarkeit, Freundschaft und Anerkennung derer, denen sie helfen. Manche werden geradezu als Familienmitglied betrachtet. Sie erleben ihr Helfen als Bereicherung für sich selbst. Allerdings gibt es eine Einschränkung: Die meisten achten genau darauf, dass die Angehörigen nicht den Eindruck bekommen, sie nutzten die pflegebedürftige Person aus. Außerdem möchten sie nicht zu familiär und zu gefühlsmäßig eingebunden werden. Grenzen setzen ist ihnen wichtig, fällt aber nicht leicht, vor allem, wenn diejenigen, denen man hilft, anfangen, Forderungen zu stellen oder ihre Leistungen nicht anerkennen, was gelegentlich auch vorkommt. (Barker, 2002; BMFSFJ, 2002; Gilberg, 2000; Piercy, 2001).

Offenbar gibt es Hilfe durch andere Angehörige, entferntere Verwandte, Freunde, Bekannte, Nachbarn. Ihre emotionale und praktische Unterstützung wird von vielen pflegenden Angehörigen als angenehm empfunden und kann zur Entlastung der Pflegenden und manchmal auch des hilfebedürftigen Elternteils beitragen (BMFSFJ, 2002; Miller u. a., 2001; Wilz, 2002). Man sollte allerdings bedenken, was man von wem erwarten kann und pfleglich mit den Unterstützern der Unterstützer umgehen, um gegenseitige Enttäuschungen zu vermeiden.

Andere Familienangehörige sind von der Unterstützung für ein Elternteil in jedem Fall betroffen. Sind die Töchter die Hauptpflegepersonen, versuchen sie oft, die anderen zu schonen. Sie geraten dann in eine Position zwischen dem pflegebedürftigen Elternteil und dem Rest der Familie, wodurch es für sie noch schwerer wird, die Pflege als eine Angelegenheit der ganzen Familie darzustellen und die übrigen Familienmitglieder um Entlastung zu bitten. Voraussetzung dafür ist, dass die anderen Familienmitglieder – vor allem der (Ehe-)Partner bzw. die Partnerin – mit der Pflege einverstanden sind, was in der Regel der Fall ist. Schafft man es, die Lage offen zu besprechen, könnte man versuchen, ein bisschen Umverteilung zu erreichen. Wie diese aussieht, hängt natürlich von der einzelnen Familie ab. Manche Paare teilen sich die Sorge oder Pflege relativ gleichgewichtig, vielleicht mit unterschiedlichen Schwerpunkten. Der Mann ist z. B. für die körperlich schwereren Tätigkeiten zuständig. Oder steht nachts auch auf, wenn die Mutter ruft. In anderen Familien wird die hauptsächlich pflegende Tochter zunächst nur von kleineren Tätigkeiten entlastet: Der Mann übernimmt z. B. den wöchentlichen Großeinkauf und unterstützt abends beim Zu-Bett-Bringen des Vaters. Söhnen oder Schwiegersöhnen fällt es oft leichter, Grenzen zu setzen, wenn die Pflege zur Überforderung führt. Sie können damit ihren Frauen helfen, die manchmal durch ihre starkes Engagement in der Pflege Schwierigkeiten haben, auf ihre eigenen Bedürfnisse zu achten. Oder der halbwüchsige Sohn bleibt alle vierzehn Tage mit dem Großvater alleine zu Hause, während beide Eltern dann ihren «Erholungsabend» einplanen. Kinder und Jugendliche sind in dieser Zeit für viele Eltern eine emotionale Entlastung, werden aber selten zu praktischen Hilfen herangezogen (BMFSFJ, 2002). Wenn man berücksichtigt, was sie sonst noch an Aufgaben und Bedürfnissen haben, kann man ihnen m. E. ruhig auch die «Normalität» der Hilfe oder Pflege für einen alten Großvater oder eine Großmutter im Rahmen ihrer Möglichkeiten zumuten. Der alltägliche Umgang mit einem hilfebedürftigen Familiemitglied ist für sie eine wichtige Erfahrung. Manche pflegende Frauen scheuen sich vor solchen Verhandlungen mit anderen Angehörigen, weil sie zu Konflikten führen können, bis sich neue Routinen etabliert haben. Sie sollten jedoch bedenken, dass damit Möglichkeiten der eigenen Entlastung verloren gehen. Es gibt nicht nur «Alles oder nichts». Auch kleine Handreichungen können wichtig sein, um die «Allzuständigkeit» der Hauptpflegeperson zu reduzieren – wenn diese es denn zulässt. Darüber hinaus kann das Ablehnen von Hilfe, die Haltung: «Ich brauche euch nicht. Ich kriege das schon alleine hin!» zu einer depressiven Verstimmung beitragen.

Geschwister und entferntere Verwandte kann man auch um Unterstützung bitten. Sie sind vermutlich bereit, im Haushalt oder bei der Pflege mitzuhelfen. Vielleicht bei der Mutter zu sein, wenn die pflegende Tochter einen Termin hat. Oder den Vater zu sich nehmen, wenn die sonst helfenden Kinder vierzehn Tage Urlaub machen. Die Bereitschaft von Geschwistern, sich an der Pflege zu beteiligen, ist allerdings unterschiedlich groß. In manchen Familien gibt es einen starken Zusammenhalt, in anderen wird die ganze Verantwortung an die Hauptpflegeperson abgetreten. Durch die Pflege entsteht oft eine Nähe zwischen den Geschwistern, in der auch alte, ungelöste Konflikte wieder auftreten können, die zusätzlich belasten (BMFSFJ, 2002).

Auch Nachbarn sind gelegentlich zu kleinen, praktischen Hilfen bereit, wie z. B. die Post annehmen, wenn die pflegende Tochter mit der Mutter bei der Krankengymnastik ist. Oder eine kleine Besorgung aus der Stadt mitbringen. Wer mit den Nachbarn nicht eng freundschaftlich verbunden ist, sollte sie nicht überstrapazieren und darauf achten, dass die Wechselseitigkeit gewahrt bleibt. In der Regel haben wir selbst schon das Bedürfnis, etwas für die geleistete Unterstützung zurückzugeben, um unser eigenes Selbstwertgefühl zu erhalten. Viele Pflegende trauen sich auch nicht, Nachbarn um Unterstützung zu bitten, weil sie meinen, nichts zurückgeben zu können (BMFuS, 1993). Wenn man in einem entspannten Verhältnis miteinander lebt, muss das Zurückgeben nicht sofort und nicht gleichwertig erfolgen, zumal man meistens das, was vor allem zur Verfügung gestellt wurde, nämlich Zeit, gerade nicht hat. Eine kleine Aufmerksamkeit, eine Blume, etwas frisches Obst vom Markt, ein kleines Buch zeigen die Wertschätzung und die Dankbarkeit für die Hilfe.

Freunde sind für den Gefühlshaushalt von Pflegenden und Gepflegten wichtig. Sie geben emotionale Unterstützung und helfen manchmal auch bei kleinen praktischen Dingen: Sie transportieren etwas, leihen uns ihr Ohr und bieten Gelegenheit, unser Herz auszuschütten. Bei engen Freundschaften wird der wechselseitige Austausch von Unterstützung nicht selten lange aufgeschoben. Irgendwann hat die Freundin vielleicht Eheprobleme, dann sind wir bereit, ihr zu helfen. Auch hier gilt: Ist die Freundin nicht so vertraut, haben wir in der Regel selbst das Bedürfnis, früher etwas für die erhaltene Unterstützung zurückzugeben.

Verwandte, Nachbarn, Bekannte, Freunde können also pflegende Angehörige entlasten. Wichtig ist, dass man sich klar macht, welche Bedürfnisse man hat, wen man um Hilfe bitten könnte, was man von dieser Person erwarten kann und was nicht. Oft ist es sinnvoll, mit anderen – Freunden, Teilnehmerinnen von Angehörigengruppen – darüber zu reden, um sich selbst mehr Klarheit über die eigenen Bedürfnisse und Belastungen zu verschaffen. Und dann muss man sich trauen, jemanden anzusprechen. Gut ist, wenn man relativ klare und begrenzte Wünsche äußert, so dass alle Beteiligten wissen, worauf sie sich einlassen. Außerdem ist das notwendig, damit die Hilfe passt. Nur dann entlastet Unterstützung nämlich wirklich, wenn sie den Bedürfnissen dessen entspricht, der die Hilfe braucht. Hat z. B. eine pflegende Tochter das Bedürfnis, sich auszusprechen und ihre Belastung jemandem anzuvertrauen, dieser reagiert aber mit «Abwiegeln», versucht sie aufzuheitern oder die

Probleme zu bagatellisieren, so wird ihr das kaum helfen (s. Kapitel 7). In solchen Situationen ist es sinnvoll, die eigenen Wünsche direkt auszusprechen: «Ich möchte gerne mal mit jemandem darüber reden, dass mir das alles zu viel wird. Wärst du bereit, mir zuzuhören?»

Wichtig ist auch, dass man mit dem potenziellen Unterstützer pfleglich umgeht, um ihn als Menschen zu würdigen und als Helfer zu erhalten: dass man freundlich bittet, sich bedankt und dadurch zeigt, wie sehr man die Hilfe zu schätzen weiß. So, wie man als Pflegende auch selbst gerne behandelt werden möchte.

Helfer von pflegenden Söhnen und Töchtern finden es in der Regel unerfreulich, wenn sie sich Mühe geben und nichts ändert sich. Eine Erfahrung, die viele Pflegende gut kennen. Den Helfern ist dies jedoch meistens neu. Zieht sich die Unterstützung längere Zeit hin, reagieren sie womöglich verärgert und ziehen sich zurück (Laireiter und Lettner, 1993). Man sollte daher unterstützenden Nachbarn, Freunden und Bekannten die Chance geben, «nein» zu sagen, bevor sie sich von uns abwenden, weil sie sich nicht trauen, ein Hilfeersuchen abzulehnen. Man kann mit ihnen auch darüber reden, wie frustrierend und belastend es sein kann, wenn man von der Pflege zu viel erwartet.

Dies ist Arbeit, Beziehungsarbeit. Belastete Pflegende sind mit dieser Arbeit leicht überfordert. Deshalb sollten sie sich frühzeitig um ein Unterstützungsnetzwerk kümmern, sobald sie akzeptieren können, dass sie nun in einer Familie mit einem pflegebedürftigen Angehörigen leben und zur Pflegeperson geworden sind.

Wem gilt nun die Unterstützung: dem pflegebedürftigen Elternteil oder dem pflegenden Kind? Es kann für beide Seiten eine Entlastung bedeuten, wenn ein Pflegebedürftiger von anderen besucht, versorgt oder unterstützt wird. Das wird aber oft vom einen oder anderen nicht als Unterstützung erkannt oder gewürdigt. Paula Wagner z.B. ist 85 Jahre alt und wohnt ca. eine halbe Stunde Fahrzeit von ihrer 57-jährigen Tochter Margit entfernt auf dem Land. Frau Wagner führt ihren Haushalt selbst, wird aber zunehmend vergesslich, ihre Bankgeschäfte werden für sie immer undurchschaubarer, sie hat nur noch wenig Interesse, ihr Haus zu verlassen, Freundinnen zu besuchen oder spazieren zu gehen. Ihre Tochter macht sich darüber Sorgen. Sie fühlt sich für die Mutter verantwortlich und besucht sie zwei- bis dreimal in der Woche. Sie versucht dann, ihre Mutter zu unterstützen und sie zu animieren, ihre Kontakte zu Freunden und Verwandten und ihr Interesse für das Leben außerhalb der eigenen vier Wände zu erhalten. Nach diesen Besuchen ist die Tochter meistens ziemlich erschöpft und beklagt, wie wenig die Mutter bereit sei, auf ihre Vorschläge einzugehen. Sie versteht nicht, wieso sich die Mutter so aus dem Leben zurückzieht, wo es ihr doch augenscheinlich gut geht, wenn sie andere trifft. Margit Wagner meint, dass sie der Mutter helfen müsste, ihre ureigensten Interessen wahrzunehmen, weil diese dazu immer weniger in der Lage sei. Sie versteht nicht, warum die Mutter sich so verweigert. Sie sieht allerdings auch nicht, dass es für sie selbst wichtig ist, dass die Mutter aktiv bleibt. Je mehr sich Paula Wagner zurückzieht, umso mehr fühlt sich die Tochter veranlasst, sich um sie zu kümmern. Sie ist bereit, ihre Mutter in den praktischen Dingen des Alltags zu unterstützen, hat aber auch den Eindruck, dass die Mutter von ihr Unterhaltung und Geselligkeit möchte, dass sie der Mutter also deren Freundinnen und Bekannte ersetzen soll. Dagegen regt sich in ihr Widerstand. Sie hat ein gutes Verhältnis zu ihrer Mutter, aber sie hat nicht das Bedürfnis, nun deren Freundin zu werden. Frau Wagner sind offenbar die Kontakte zu ihren Freundinnen nicht mehr angenehm, für ihre Tochter währen sie eine Entlastung.

Praktische Hilfen durch Bekannte, Nachbarn und Freunde werden von alten Eltern gelegentlich abgelehnt. Manche wollen nur von ihrer Tochter oder ihrem Sohn unterstützt werden. Claudia Bertram z. B. geht vormittags arbeiten. Sie hat mit der Nachbarin vereinbart, dass diese kurz bei ihrer Mutter, Gisela Pauls, vorbeischaut und nachfragt, ob alles in Ordnung ist. Frau Pauls lehnt das ab, sie bräuchte niemanden, der auf sie aufpasst. Stattdessen ruft sie ihre Tochter mehrmals am Tag im Büro an, um sie nach Kleinigkeiten zu fragen: Wo der Kaffee ist, wo die Löffel sind und vor allem, wann sie wieder nach Hause kommt. Frau Bertram ist dies unangenehm, zumal ihre Chefin sie schon zweimal darauf hingewiesen hat, dass sie nichts gegen ein wichtiges Privatgespräch einzuwenden hat, dies aber bei Frau Bertram sehr häufig vorkomme. Was kann Frau Bertram tun? Sie will nicht, dass die Mutter bei ihr im Büro anruft, außer in ganz dringenden Fällen. Sie hat ihr dies aber nicht so deutlich gesagt, sondern vielmehr vermutet, dass die Mutter sich alleine fühlt, und deshalb die nette Nachbarin um Unterstützung gebeten. Möglicherweise dient die Nachbarin mehr der Beruhigung von Frau

Bertram als der ihrer Mutter. In einem Konfliktgespräch (s. Kapitel 5) versuchten Mutter und Tochter herauszufinden und sich mitzuteilen, was sie brauchen und auf welchen Kompromiss sie sich einigen können. Sie haben nun vereinbart, dass die Tochter einmal vormittags aus dem Büro anruft, um zu sehen, ob alles in Ordnung ist. Das beruhigt sie und die Mutter gleichermaßen, und Frau Bertram kann sich den Anruf so legen, dass er ihre Arbeit nicht stört. Außerdem wurde ein «Funkfinger» angeschafft, ein kleiner Apparat, den Frau Pauls an einem Band um den Hals trägt und den sie betätigen kann, wenn sich ein Notfall ereignet, sie stürzt und nicht mehr aufstehen kann oder einen Herzanfall bekommt. Auch das beruhigt beide. Bei der Nachbarin hat sich Frau Bertram für die Hilfsbereitschaft bedankt, sie weiß, dass sie sich bei Bedarf wieder an sie wenden kann. Für Frau Bertram war das Gespräch mit der Mutter nicht sehr angenehm, weil sie es nicht gewohnt ist, so deutlich ihre Bedürfnisse zu äußern und dann auch noch im Wesentlichen durchzusetzen. Sie hat ein schlechtes Gewissen, ist aber trotzdem froh über die Regelung. In diesem Falle haben sich die Beteiligten auf eine Lösung ohne nachbarliche Unterstützung geeinigt. In anderen Situationen ist es möglicherweise hilfreich, deutlich zu machen, dass man als Tochter selbst die Unterstützung der Nachbarin zur eigenen Beruhigung braucht.

Warum lehnen einige Eltern Unterstützung durch Dritte ab? Dies kann verschiedene Gründe haben: Zum einen wird dadurch der Hilfebedarf öffentlich, was manchem Betroffenen unangenehm ist. Zum anderen fühlen sie selbst sich möglicherweise weniger gefährdet als die erwachsenen Kinder es sehen. Dies mag durchaus zutreffen, aber bei älteren Menschen mit einer beginnenden Demenz z. B. kann es sich dabei auch um eine Überschätzung ihrer Fähigkeiten handeln. Vielleicht hat der ältere Mensch wirklich das Bedürfnis nach Rückzug und Ruhe, es könnte sich dabei aber auch um ein Begleitsymptom einer depressiven Verstimmung handeln. Außerdem haben vor allem Hochbetagte eine Tendenz, ihren Bekannten- und Freundeskreis zu reduzieren und sich auf die Beziehungen zu konzentrieren, die ihnen in dieser Lebensphase wichtig sind: Falls vorhanden, sind es häufig die Kinder (Carstensen, 1991). Daneben wird in Familien oft stillschweigend vorausgesetzt, dass der andere Probleme merkt und Rücksicht nimmt. Möglicherweise ist es dem Vater oder der Mutter aber nicht klar, dass und wodurch sich ihre

Tochter oder ihr Sohn belastet fühlen. Erwachsene, die nach Entlastung suchen, müssen also ihren Eltern sagen können, dass sie sich belastet fühlen und in welchem Punkt. Das fällt vielen nicht leicht, weil es so aussehen könnte, als würden sie grundsätzlich ihre Pflege in Frage stellen. Es geht jedoch lediglich darum, ein wenig zusätzlich Unterstützung von außen zu organisieren.

Allerdings kann eine Entlastung für pflegende Kinder auch zu einer Belastung für die Pflegebedürftigen werden. Dann sollte möglichst eine Balance gefunden werden mit dem Ziel, nicht immer nur Rücksicht auf die eine oder die andere Seite zu nehmen. Allen Beteiligten muss klar sein: Wenn die Pflege noch längere Zeit so weiter gehen soll, müssen Kompromisse gefunden werden.

Zur emotionalen Entlastung können neben Bekannten und Freunden auch ehrenamtliche Besuchsdienste beitragen. Meistens handelt es sich um ältere Mitbürger und Mitbürgerinnen, die gerne bereit sind, in der Regel für eine Stunde wöchentlich jemanden zu besuchen, der selbst aufgrund einer Krankheit oder Behinderung wenig Anregung und Kontakte hat. Mancherorts werden die Besuchsdienste von Kirchengemeinden organisiert oder von Trägern der Wohlfahrtspflege wie der Arbeiterwohlfahrt (AWO), dem Deutschen Roten Kreuz (DRK). Auch Tagesstätten oder Clubs für ältere Mitbürger können über Besuchsdienste verfügen, allerdings sind diese oft nur für die eigenen Mitglieder vorgesehen. In manchen Städten oder Gemeinden sind inzwischen Besuche durch «Seniorenbegleiter» möglich, Ehrenamtliche, die für diese Tätigkeit durch einen Kurs qualifiziert wurden. Die ehrenamtlichen Besucher bieten an, sich mit den älteren Menschen zu unterhalten, ihnen etwas vorzulesen oder mit ihnen spazieren zu gehen. Bei Interesse wendet man sich am besten an die Gemeinde oder die Stadt, Kirchengemeinden oder freie Träger der Wohlfahrtspflege, in denen durch ihre Mitglieder auch ehrenamtliche Tätigkeiten organisiert werden. Natürlich kann der Besuchsdienst der Mutter oder dem Vater nur angeboten werden. Da die meisten älteren Menschen so etwas nicht kennen, werden sie zunächst vielleicht ablehnend reagieren. Auch hier ist wieder zu überlegen und zu besprechen, dass ein Besuchsdienst sowohl eine Abwechslung für den pflegebedürftigen Elternteil als auch eine emotionale Entlastung für die pflegenden Personen darstellen kann – vielleicht auch eine praktische Entlastung, wenn die Tochter in dieser Zeit etwas für sich tun kann.

Finanzielle Entlastungen

Durch die häusliche Versorgung und Pflege entstehen für die Beteiligten nicht nur physische und psychische Belastungen. Daneben fallen auch finanzielle Kosten an: für Umzüge und Wohnraumanpassungen, für Transportdienste, dadurch, dass Pflegende ihre Arbeitsstellen reduzieren oder aufgeben, für Pflegehilfsmittel oder als Anerkennung oder Vergütung für privat organisierte Helfer. Diese Kosten tragen die Beteiligten zunächst selbst. Braucht der kranke Elternteil aber nicht nur Hilfe im Haushalt, sondern auch Pflege, so können sie – zumindest teilweise – durch Leistungen der Pflegeversicherung und ggf. weitere finanzielle Hilfen ausgeglichen werden. Ich gehe hier auf einige der häufigsten Hilfen – unter anderem die soziale Pflegeversicherung – ein, um zumindest einen Überblick zu vermitteln. Die Information erfolgt ohne Gewähr. Im Einzelfall sollte man sich auf jeden Fall genauer kundig machen, etwa bei der zuständigen Pflegekasse, die zur Beratung verpflichtet ist.

Über die Pflegeversicherung sind finanzielle Mittel auch für privat organisierte Hilfen – also z.B. pflegende erwachsene Kinder – möglich. Dazu muss zunächst einmal festgestellt werden, ob eine Pflegebedürftigkeit im Sinne der Pflegeversicherung vorliegt. Die soziale Pflegeversicherung ist im Sozialgesetzbuch (SGB) XI geregelt. Es ist über das Bundesministerium für Gesundheit und Soziale Sicherung zu beziehen, man kann es auch im Internet abrufen (s. Anhang). Außerdem gibt ein Bürgertelefon des Bundesministeriums Auskunft bei Fragen zur Pflegeversicherung (s. Anhang). Da ca. 90% der Bevölkerung durch die soziale Pflegeversicherung abgesichert sind, beziehe ich mich im Folgenden auf diese. Daneben gibt es noch entsprechende Leistungen der privaten Pflege-Pflichtversicherung für Personen, die privat krankenversichert sind, Beamte sind jeweils etwa zur Hälfte durch die private Pflege-Pflichtversicherung und die Beihilfe abgesichert. Außerdem können alle Versicherten eine freiwillige private Zusatz-Pflegeversicherung abschließen.

Pflegebedürftig im Sinne des Gesetzes sind Personen, «die wegen einer körperlichen, geistigen oder seelischen Krankheit oder Behinderung für die gewöhnlichen und regelmäßig wiederkehrenden Verrichtungen im Ablauf des täglichen Lebens auf Dauer, voraussichtlich für mindestens sechs Monate, in erheblichem oder höherem Maße (...) der Hilfe bedürfen» (§ 14 Abs. 1 SGB XI). Als «alltäglich» werden hier Verrichtungen in den Bereichen Körperpflege, Ernährung, Mobilität und hauswirtschaftliche Versorgung verstanden. Mit «Mobilität» ist «das selbstständige Aufstehen und Zu-Bett-Gehen, An- und Auskleiden, Gehen, Stehen, Treppensteigen oder das Verlassen und Wiederaufsuchen der Wohnung» gemeint. Unter «Hilfe» wird die «teilweise oder vollständige Übernahme von Verrichtungen im Ablauf des täglichen Lebens oder» die «Beaufsichtigung oder Anleitung mit dem Ziel der eigenständigen Übernahme dieser Verrichtungen» verstanden (§ 14 Abs. 3 SGB XI). Die allgemeine Begleitung oder Überwachung demenzkranker Menschen in ihrem Alltag gehört nicht dazu, aber ihre Beaufsichtigung oder Anleitung im Rahmen der Grundpflege. Diese Regelungen sind für Betroffene nur schwer zu akzeptieren und haben bereits zu Nachbesserungen bei der Pflegeversicherung geführt (s. §§ 45 a, 45 b SGB XI), durch die zusätzliche Betreuungsleistungen ermöglicht werden. Ebenfalls nicht zur häuslichen Pflege im Sinne der Pflegeversicherung gehören die Befriedigung des Kommunikationsbedürfnisses des Pflegebedürftigen. Zwar sollen bei der Pflege auch die Bedürfnisse des Pflegebedürftigen nach Kommunikation berücksichtigt werden (§ 28 Abs. 4 SGB XI), mit ihm zu reden wird aber nicht vergütet. Die medizinische Behandlungspflege, wie die Versorgung von Wunden, ist ebenfalls ausgeklammert. Für sie ist im häuslichen Bereich die Krankenkasse zuständig (§ 37 SGB V).

Um feststellen zu lassen, ob eine Pflegebedürftigkeit vorliegt, wendet man sich an die Pflegekasse der pflegebedürftigen Person. Die Pflegekasse ist ihrer Krankenkasse angegliedert. Die Pflegebedürftigkeit wird vom Medizinischen Dienst der Krankenversicherung überprüft (§ 18 SGB XI). Die Aufgaben des Medizinischen Dienstes werden von Ärzten in Zusammenarbeit mit Pflegefachkräften wahrgenommen. Diese besuchen nach Antragstellung die hilfebedürftige Person und überprüfen, ob ein Pflegebedarf im Sinne des Gesetzes vorliegt. Als Problem – das inzwischen aber auch dem medizinischen Dienst bekannt ist – hat sich dabei erwiesen, dass viele Pflegebedürftige versuchen, sich bei diesen Besuchen von ihrer besten Seite zu zeigen. Vermutlich ist es ihnen unangenehm, Dritten gegenüber ihre Schwierigkeiten zuzugeben, manche – vor allen Dingen demenzkranke Menschen – nehmen ihre Situation oft auch anders, weniger problematisch als die Pflegenden, wahr. Sie verkünden dann stolz, dass sie «noch alles selbst machen», auch wenn sie bereits in erheblichem Umfang von ihren Kindern unterstützt werden. Hier kann es sinnvoll sein, vor dem Besuch des medizinischen Dienstes ein Pflegetagebuch zu führen, in dem alle notwendigen Pflegehandlungen mit dem dafür erforderlichen Zeitaufwand festgehalten werden. Diese Informationen werden dann ebenfalls bei der Begutachtung berücksichtigt. Informationen zum Pflegetagebuch und Vordrucke sind bei der zuständigen Pflegekasse erhältlich.

Bei Vorliegen von Pflegebedürftigkeit in diesem Sinne wird zwischen drei Stufen unterschieden:

- Zur Stufe I gehören Personen, die mindestens 90 Minuten täglich Hilfe benötigen, davon mindestens 45 Minuten bei wenigstens zwei Verrichtungen im Rahmen von Körperpflege, Ernährung oder Mobilität (Grundpflege), sowie mehrfach wöchentlich Hilfe bei der hauswirtschaftlichen Versorgung.
- Personen, die der Stufe II angehören, brauchen täglich mindestens drei Mal körperbezogene Hilfe, davon mindestens zwei Stunden Grundpflege, sowie zusätzlich mehrfach wöchentlich hauswirtschaftliche Versorgung. Die gesamte Unterstützung beträgt täglich mindestens drei Stunden.
- In Pflegestufe III benötigen Pflegebedürftige täglich rund um die Uhr, auch nachts, Hilfe im körperbezogenen Bereich. Die Grundpflege umfasst dabei mindestens vier Stunden. Hinzu kommt mehrmals wöchentlich hauswirtschaftliche Versorgung. Der Gesamtaufwand beträgt mindestens fünf Stunden pro Tag (§ 15 Abs. 1 SGB XI; Schneekloth und Müller, 2000).

D.h., um als pflegebedürftig im Sinne der Pflegeversicherung eingestuft zu werden, muss der Pflegebedarf schon erheblich sein, ein Bedarf an Unterstützung im Haushalt reicht nicht aus.

Die Pflegekasse teilt mit, ob eine Pflegebedürftigkeit im Sinne des Gesetzes vorliegt. Gegen die Entscheidung der Pflegekasse kann innerhalb einer festgesetzten Frist Widerspruch eingelegt, bei einem Krankheitsbild, das sich verschlechtert, kann bereits nach sechs Monaten ein Neuantrag gestellt werden.

Ist jemand als pflegebedürftig eingestuft, so steht ihm Pflegegeld für selbst beschaffte Pflegehilfen zu. D.h., ein pflegebedürftiger Elternteil kann Pflegegeld beantragen, um damit selbst die erforderliche Grundpflege und hauswirtschaftliche Versorgung sicherzustellen. Mit diesem Geld kann er also die pflegebezogenen Leistungen seiner Angehörigen oder anderer privat organisierter Pflegepersonen vergüten. Dabei wird unter einer «Pflegeperson» jemand verstanden, der einen Pflegebedürftigen nicht erwerbsmäßig wenigstens 14 Stunden wöchentlich in seiner häuslichen Umgebung pflegt (§ 19 SGB XI). Als Pflegegeld stehen z. Zt. (Stand 2003) monatlich zur Verfügung:

- für Pflegebedürftige der Pflegestufe I: 205 €
- für Pflegebedürftige der Pflegestufe II: 410 €
- für Pflegebedürftige der Pflegestufe III: 665 €

(§ 37 Abs. 1 SGB XI).

Neben dieser Vergütung übernimmt die Pflegeversicherung für Pflegepersonen, die wegen der Pflege nicht mehr als 30 Stunden wöchentlich arbeiten, Beiträge zur gesetzlichen Rentenversicherung, sofern die Pflegeperson nicht Altersrente bezieht. Die Beiträge richten sich nach dem Grad der Pflegebedürftigkeit. Außerdem ist die Pflegeperson in die gesetzliche Unfallversicherung einbezogen. Zusätzlich hat sie bei einem Wiedereinstieg in den Beruf nach Beendigung der Pflege Anspruch auf Unterhaltsgeld für die Bestreitung der Lebenshaltungskosten während der Teilnahme an Maßnahmen der beruflichen Weiterbildung nach SGB III (§ 44 Abs. 1 SGB XI).

Bei Verhinderung der Pflegeperson wegen Erholungsurlaubs, Krankheit oder anderer Gründe übernimmt die Pflegekasse die Kosten für eine Ersatzpflegekraft für längstens vier Wochen je Kalenderjahr. Voraussetzung ist, dass die Pflegeperson den Pflegebedürftigen bereits mindestens zwölf Monate gepflegt hat. Die Aufwendungen der Pflegekasse hierfür betragen maximal 1432 € (§ 39 SGB XI).

Allerdings müssen Pflegebedürftige, die ausschließlich Pflegegeld beziehen, in regelmäßigen Abständen einen Pflegeeinsatz bei einer Pflegeeinrichtung, also einem ambulanten Pflegedienst, abrufen, der mit der Pflegekasse einen Versorgungsvertrag abgeschlossen hat. Bei Pflegestufe I und II muss dieser Pflegeeinsatz mindestens einmal halbjährlich, bei Pflegestufe III mindestens einmal vierteljährlich stattfinden. Der Pflegeeinsatz dient der Sicherstellung einer sachgemäßen Pflege und der Beratung der Pflegeperson (§ 37 Abs. 3 SGB XI).

Benno Denzin ist in Pflegestufe I eingruppiert. Er wohnt in einer Dachgeschosswohnung gemeinsam im Haus mit seiner Tochter Brigitte und deren Mann Hartmut Müller. Er kam als Flüchtling in das Dorf, in dem er jetzt lebt, und baute einige Jahre später mit viel Eigenleistung das Haus. Er ist jetzt 82 Jahre alt, vor vier Jahren wurde bei ihm die Parkinson-Krankheit festgestellt. Das Zittern seiner Hände und Koordinationsschwierigkeiten werden weitgehend durch Medikamente unterbunden, er kann aber kaum noch gehen und bewegt sich eigentlich fast nur im Rollstuhl. Seine Tochter hilft ihm beim Aufstehen, Waschen, An- und Auskleiden, bei der Benutzung der Toilette. Sie kocht für ihn mit und hilft ihm beim Essen. Wirklich belastend findet sie, dass der Vater nachts schlecht schläft. Etwa alle drei Stunden wird er wach, verspürt dann Harndrang und ruft nach seiner Tochter, damit sie ihm auf die Toilette hilft. Ist sie nicht schnell genug, kann «etwas daneben gehen». Tagsüber muss er die Toilette seltener aufsuchen. Sie macht sich Sorgen wegen seiner Passivität und seine Unfähigkeit, sich zu entscheiden. Er will am liebsten in seiner Wohnung bleiben, sitzt dann dort und blickt vor sich hin. Dies habe nach dem Tod seiner Frau vor acht Jahren begonnen und sei seit seiner Erkrankung immer schlimmer geworden. Er meint, er erwarte nichts mehr von der Welt und sie solle ihn in Ruhe lassen. Vermutlich leidet er unter einer Depression. Frau Müller und er wollen davon aber nichts wissen. Der Hausarzt erkennt keine Symptome einer Depression, obwohl ihm durch Hausbesuche die Situation einigermaßen bekannt ist. Der Schwiegersohn, Herr Müller, ist Frührentner. Er hat hoch Diabetes, das rechte Bein wurde bereits bis unterhalb des Knies amputiert. Früher hat er auf dem Bau gearbeitet. Im Haus wohnt noch die Tochter von Müllers, die in der benachbarten Stadt eine Lehre macht. Herr Denzin gibt das Pflegegeld seiner Tochter. Sie kann es gut gebrauchen, da sie wegen der Pflege ihre beiden Putzstellen aufgegeben hat. Für Frau Müller ist es selbstverständlich, ihren Vater zu pflegen. Sie hat eine liebevolle Beziehung zu ihm, obwohl sie das nicht so genau benennen kann und der Ton zwischen ihnen eher «rau aber herzlich» ist. Sie hofft, dass der Vater bald in Pflegestufe II eingruppiert wird, da sie die Pflege anstrengend findet, zumal sie immer Treppen steigen und sich auch um ihren Mann kümmern muss.

Die Pflegeversicherung ist bei häuslicher Pflege durch Angehörige eine Form der finanziellen Entlastung. Weitere sind durch einen Schwerbehindertenausweis möglich. Er ist beim zuständigen Versorgungsamt zu beantragen, man erhält ihn nach einer ärztlichen Überprüfung. Der Schwerbehindertenausweis gibt den Grad der Behinderung an und je nach Einzelfall besondere Merkzeichen, wie «G» für Gehbehinderung oder «H» für Hilflosigkeit. Schwerbehinderte Menschen erhalten durch die Einstufung bestimmte Vergünstigungen bzw. Ausgleiche für die Nachteile, die durch die Behinderung entstehen. So können sie z. B. je nach Art und Grad der Behinderung zur kostenlosen Benutzung von öffentlichen Verkehrsmitteln, evtl. auch für eine Begleitperson sowie ggf. zur Ermäßigung von Kfz-Steuer und Haftpflicht, falls der Behinderte Halter des Fahrzeugs ist, berechtigt sein. Außerdem kann beim Merkzeichen «RF» eine Befreiung von der Rundfunkgebührenpflicht und eine Ermäßigung bei Telefongesprächen über den Anbieter Telekom erfolgen. Darüber hinaus gibt es – je nach Grad der Behinderung – Vergünstigungen bei der Einkommens- und Lohnsteuer (§§ 2, 69 SGB IX). Genauere Informationen erhält man beim zuständigen Versorgungsamt oder beim Sozialverband VdK (s. Anhang).

Von der Zuzahlung für Arznei und Heilmittel sowie zuzahlungspflichtige Sach- und Hilfsmittel kann ein gesetzlich Krankenversicherter befreit werden, wenn er ein monatliches Einkommen von z. Zt. (Stand 2003) weniger als 916,24 € brutto hat. Der Betrag erhöht sich, wenn im Haushalt noch weitere Angehörige leben. Der Antrag ist bei der Krankenkasse des Versicherten zu stellen.

Liegt das monatliche Einkommen und das Vermögen des Elternteils, der Hilfe braucht, unter einer Höchstgrenze, so stehen ihm eventuell auch Hilfen nach dem Grundsicherungsgesetz (Gesetz über die bedarfsorientierte Grundsicherung im Alter und bei Erwerbsminderung (GsiG)) zu. Zwar sind die Kinder unterhaltspflichtig, werden nach dem Grundsicherungsgesetz aber erst herangezogen, wenn ihr Einkommen jährlich höher ist als 100000 €. Um den Anspruch zu überprüfen und ggf. Unterstützung zu beantragen, wendet man sich an das örtliche Sozialamt, Informationen über das Grundsicherungsgesetz erteilen auch das Grundsicherungsamt, das in der Regel bei den Kreisen bzw. kreisfreien Städten eingerichtet ist oder die Träger der Rentenversicherung. Das Grundsicherungsgesetz kann man darüber hinaus beziehen beim Bundesministerium für Gesundheit und Soziale Sicherung (s. Anhang).

Elisabeth Kreiner bezieht Grundsicherung. Sie ist 76 Jahre alt und lebt alleine in einer Zwei-Zimmer-Wohnung. Ihr Mann ist früh gestorben, sie hat eine kleine Witwenrente. Eine Berufsausbildung als Einzelhandelskauffrau hatte sie im Krieg abgebrochen. Sie hat sich und ihre Tochter mit der Rente und mit Gelegenheitsarbeiten wie Nähen, Putzen, Bedienen in Gaststätten über Wasser gehalten. Eine eigene Altersrente bezieht sie nicht, da sie «schwarz» gearbeitet hat und nicht versichert war. Nach einer wenig erfolgreichen Hüft-Operation hat sie Schwierigkeiten beim Treppensteigen und beim Gehen und benutzt als Gehhilfe einen Stock. Außerdem hat sie Asthma. Ihre Tochter lebt ebenfalls alleine und ist als Verkäuferin tätig. Sie kommt zweimal in der Woche, hilft der Mutter im Haushalt, putzt und kauft ein. Frau Kreiner kocht noch selbst und kommt ansonsten ganz gut zurecht, vor allen Dingen, seit sie nach einer Star-Operation wieder sehr viel besser sieht. Sie hat zwei Freundinnen, mit denen sie sich regelmäßig trifft, die aber selbst gesundheitlich angeschlagener sind als sie und ihr nicht helfen können. Auf ihre Grundsicherung werden ihre Rente und das Wohngeld angerechnet. Ein Antrag auf einen Schwerbehindertenausweis wurde abgelehnt. Sie hatte gehofft, damit unentgeltlich den Bus benutzen zu können. Nun ist sie weiter auf die Transporte durch ihre Tochter angewiesen, wenn sie zum Arzt muss oder andere weite Wege hat. Dies führt bei beiden meistens zu Stress, da die Tochter aufgrund ihrer Arbeitszeiten wenig flexibel ist und sich gelegentlich deshalb schon Urlaub nehmen musste. Im Übrigen kommen sie ganz gut miteinander aus, sie haben kein herzliches, eher ein «aufgabenorientiertes» Verhältnis. Beide sind froh, dass die Mutter nach wie vor in ihrem eigenen Haushalt leben kann.

Es ist also unter bestimmten Bedingungen möglich, auch für innerhalb der Familie geleistete Pflege Geldleistungen von Seiten der Pflegeversicherung oder der Krankenkasse sowie für eine selbstständige Lebensführung Grundsicherung von der zuständigen Stadt bzw. dem Landkreis zu erhalten. Darüber hinaus gibt es Hilfen, die nicht mehr nur im privaten Rahmen vorhanden sind, sondern organisiert und institutionalisiert angeboten, beruflich – teilweise von Fachkräften – ausgeübt werden und Geld kosten. Diese Dienstleistungen – im Pflege-Versicherungsgesetz werden sie als «Sachleistungen» bezeichnet – und Hilfsmittel können ebenfalls die häusliche Pflege entlasten.

13. Hilfen durch Dienste und Einrichtungen

Entlastung für Pflegebedürftige und Pflegende kann auch von verschiedenen Diensten und Einrichtungen abgerufen werden. Sie bieten zum einen technische Hilfen, die es älteren Menschen ermöglichen, trotz Einschränkungen in ihrem eigenen Haushalt zu wohnen oder doch zumindest mit weniger Unterstützung von anderen auszukommen, und Pflegehilfsmittel, um die Pflege zu erleichtern und Beschwerden zu lindern. Zum anderen gibt es ambulante Dienste. Das sind Einrichtungen für Hilfe- und Pflegebedürftige, die in einem privaten Haushalt leben. Die Mitarbeiterinnen der Einrichtungen besuchen sie in ihren Wohnungen und leisten dort Grundpflege und hauswirtschaftliche Hilfe. Ist jemand pflegebedürftig im Sinne des Pflege-Versicherungsgesetzes, so werden die Kosten für häusliche Pflege bis zu den gesetzlich festgelegten Grenzen von der Pflegekasse übernommen. Die Einstufung erfolgt – wie in Kapitel 12 beschrieben – durch den Medizinischen Dienst der Pflegekassen. Allerdings erhalten die Pflegebedürftigen in diesem Falle keine Geldleistungen, die praktischen Hilfen werden vielmehr als Sachleistungen zur Verfügung gestellt. Die Leistungen werden direkt zwischen der Pflegekasse und dem Pflegedienst bzw. der Pflegekraft abgerechnet. Die Kosten werden entsprechend der Eingruppierung in die Pflegestufe übernommen, wenn der Pflegedienst von der Pflegekasse zugelassen ist. Zugelassene Dienste müssen selbstständig wirtschaften und unter der Verantwortung einer Pflegefachkraft Pflegebedürftige in ihrer Wohnung pflegen und hauswirtschaftlich versorgen. Außerdem müssen sie mit der Pflegekasse einen Versorgungsvertrag abgeschlossen haben, allerdings können auch einzelne Pflegekräfte den Vertrag abschließen (§§ 71, 72, 77 SGB XI). Je nach Pflegestufe stehen z. Zt. für die häusliche Pflegehilfe bei Pflegebedürftigen

- der Pflegestufe I: 384 €
- der Pflegestufe II: 921 €
- der Pflegestufe III: 1432 €

zur Verfügung (§ 36 Abs. 3 SGB XI). In Härtefällen können bei Pflegestufe III Pflegesätze im Umfang von 1918 € monatlich gewährt werden (§ 36 Abs. 4 SGB XI).

Es gibt Vergütungskataloge für die einzelnen Leistungen, die allerdings von Bundesland zu Bundesland und manchmal auch innerhalb der Bundesländer variieren. D.h. für bestimmte Leistungen wie Hilfe bei der Zahnpflege, beim An- und Auskleiden oder beim Duschen kann der Pflegedienst nur einen bestimmten Betrag abrechnen. Genaueres ist in jedem Falle mit der Pflegekasse zu klären.

Liegt das Einkommen eines pflegebedürftigen Elternteils unterhalb einer festgesetzten Grenze und kann er nicht von Angehörigen oder anderen privat organisierten Pflegepersonen unentgeltlich versorgt werden, so hat er eventuell Anspruch auf Hilfe zur Pflege nach dem Bundessozialhilfegesetz (§ 68 ff. BSHG). Es handelt sich hierbei um Leistungen, die Personen mit einem Einkommen oberhalb dieser Grenze selbst bezahlen würden, also, wenn Hilfe- oder Pflegebedarf vorhanden ist, aber die Leistungen der Pflegeversicherung nicht ausreichen, oder wenn eine Eingruppierung nach dem Pflegeversicherungsgesetz noch nicht in Frage kommt («Pflegestufe Null»). Um dies abzuklären, wendet man sich an das zuständige Sozialamt.

Technische Hilfen, Pflegehilfsmittel und ambulante Dienste

Für den Bedarf an Unterstützung bei körperlichen Problemen steht eine Reihe von technischen Hilfen zur Verfügung.

Manchmal kommen hilfe- oder pflegebedürftige Menschen, die alleine leben oder stundenweise alleine sind, in missliche Lagen, aus denen sie sich nicht selbst befreien können. Sie können stürzen, und es gelingt ihnen nicht aufzustehen, nach einem Vollbad schaffen sie es vielleicht nicht, aus der Badewanne zu steigen, sie können einen Herzanfall bekommen. In solchen Fällen kann die Gefährdung durch ein Haus-Notruf-System erheblich reduziert werden, es vermittelt dem älteren Menschen selbst und den helfenden Angehörigen ein Gefühl von Sicherheit. Ein Haus-Notruf-System besteht aus einer Feststation, etwa in der Größe eines Anrufbeantworters, die an einen Telefonanschluss und eine Steckdose angeschlossen wird sowie einem Funksender. Der Nutzer trägt den Funksender immer bei sich, entweder wie eine Uhr am Handgelenk oder wie eine Kette um den Hals («Funkfinger»). An ihm ist ein Knopf angebracht, der im Bedarfsfall gedrückt wird und dadurch eine Verbindung zur Notrufzentrale herstellt. Diese kann dann die notwendige Hilfe organisieren: Angehörige, Nachbarn informieren, den Pflegedienst, den ärztlichen Notdienst oder einen Rettungswagen organisieren. Hausnotrufsysteme werden von verschiedenen Verbänden angeboten, so dass man sich vor Ort kundig machen sollte. Anbieter sind z. B: der Sozialverband VdK und der Arbeiter-Samariter-Bund (ASB), die Johanniter-Unfall-Hilfe, der Malteser Hilfsdienst, manchmal auch Freie Träger der Wohlfahrtspflege (s. Anhang). Die Kosten für ein Haus-Notruf-System können (teilweise) von der Pflegekasse für Pflegebedürftige im Sinne des SGB XI übernommen werden, die alleine wohnen oder am Tage überwiegend auf sich gestellt sind (§ 40 SGB XI).

Heil- und Pflegehilfsmittel sowie technische Hilfen erleichtern ebenfalls Pflegebedürftigen und ihren Angehörigen das Leben. Dies mag ein Gehwagen sein, ein Pflegebett, ein Toilettenstuhl, ein Bett-Kopf-Wasch-System, ein Rollstuhl, Lagerungsmittel, um das Liegen im Bett zu erleichtern und Dekubitus (Wundliegen) zu verhindern. Werden diese Mittel vom Arzt verschrieben, so können sie bei der Kranken- bzw. Pflegekasse entliehen werden. Ist die erforderliche Hilfe nicht vorrätig, so kann sie auch über ein Sanitätshaus beschafft werden. Die Kosten können von der Krankenkasse übernommen werden oder, wenn die Einstufung in eine Pflegestufe vorliegt, von der Pflegekasse. Eine Zuzahlung von Seiten des Versicherten ist von Fall zu Fall erforderlich. Auch für den Verbrauch bestimmte Hilfsmittel wie Verbände können nach Verschreibung durch einen Arzt von der Kranken- oder Pflegekasse bis zu einem bestimmten monatlichen Betrag übernommen werden (§ 40 SGB XI).

Daneben gibt es ambulante bzw. mobile Dienste, die in den Haushalt kommen und hilfe- und pflegebedürftige Menschen dort unterstützen: Ist die Essenszubereitung für die Mutter oder den Vater zu anstrengend, kann Essen auf Rädern eine gute Lösung sein. Die Mahlzeiten werden entweder täglich frisch zubereitet und warm geliefert oder einmal wöchentlich als Tiefkühlkost. Sie können dann nach Bedarf aufgewärmt werden. Neben dem Standardangebot kann man in der Regel auch Diätkost wählen. Oft gibt es verschiedene Anbieter für Essen auf Rädern. In jedem Fall kann man bei den örtlich vorhandenen Einrichtungen von Wohlfahrtsverbänden nachfragen (s. Anhang). Die Kosten werden von der Pflegekasse nicht übernommen.

Auch Personen, die bei der Haushaltsführung helfen, ermöglichen hilfe- oder pflegebedürftigen Eltern im eigenen Haushalt ein relativ selbstbestimmtes Leben. Die Haushaltshilfen putzen, kaufen ein oder unterstützen beim Wäschewaschen. Natürlich können sie auch erwachsene Kinder und ihre Eltern, die in einem gemeinsamen Haushalt wohnen, entlasten, hier werden vor allem Putzhilfen in Frage kommen. Hauswirtschaftliche Hilfen werden ebenfalls örtlich unterschiedlich von Vereinen wie dem ASB (Arbeiter-Samariter-Bund) oder den Freien Wohlfahrtsverbänden angeboten. Wie bei anderen Leistungen kann man sich bei den Bundesgeschäftsstellen nach dem örtlichen Angebot erkundigen, wenn man selbst nicht fündig wird (s. Anhang). Diese Haushaltshilfen sind ordnungsgemäß beim Finanzamt gemeldet und versichert, natürlich kann man sich auch selbst eine Haushaltshilfe besorgen. Bei einigen Vereinen oder Verbänden werden diese Leistungen teilweise von Zivildienstleistenden erbracht. Ist der Vater oder die Mutter pflegebedürftig im Sinne des Pflege-Versicherungsgesetzes, trägt die Pflegeversicherung die Kosten für die hauswirtschaftlichen Hilfen im Umfang der bewilligten Stunden, wenn sie von einem zugelassenen ambulanten Dienst ausgeführt werden.

Werden pflegebedürftige Eltern zu Hause versorgt, so können Pflegekräfte, in der Regel Mitarbeiterinnen ambulanter Pflegedienste, den Elternteil bei den gewöhnlichen und regelmäßig wiederkehrenden Verrichtungen des täglichen Lebens unterstützen. Sie helfen z. B. beim Duschen, Rasieren, Waschen, bei der Darm- und Blasenentleerung. Bei der Ernährung sieht die Hilfe z. B. so aus, dass die Nahrung mundgerecht zerkleinert und die pflegebedürftige Person beim Essen unterstützt wird. Außerdem können Hilfen beim Aufstehen und Zu-Bett-Gehen, beim An- und Auskleiden, beim Gehen erforderlich sein (§ 14 SGB XI). Ist die Pflegebedürftigkeit des Elternteils von der Pflegekasse anerkannt, werden die Kosten im bewilligten Umfang von der Pflegeversicherung getragen. Auch hier ist wieder Voraussetzung, dass die Pflege durch einen zugelassenen Pflegedienst erfolgt. Ist der Pflegedienst zwar zugelassen, hat aber keinen Vergütungsvertrag, können seine Leistungen nur teilweise erstattet werden (§§ 36, 71, 72, 91 SGB XI).

Die Pflegebedürftigen können zwischen verschiedenen ambulanten Pflegediensten wählen (§ 2 Abs. 2 SGB XI). Die Pflege wird entweder von Freien Trägern wie Caritas, Diakonisches Werk, Arbeiterwohlfahrt, Deutsches Rotes Kreuz, von Einrichtungen, die dem Deutschen Paritätischen Wohlfahrtsverband angeschlossen sind, von Vereinen wie dem ASB (Arbeiter-Samariter-Bund), der Johanniter-Unfall-Hilfe oder dem Malteser Hilfsdienst angeboten oder von privat-gewerblichen Diensten. Man erkundigt sich am besten vor Ort, welche Anbieter vorhanden sind und sollte auch abklären, ob der gewählte Dienst zugelassen ist.

Die Kosten für die hauswirtschaftliche Versorgung und die Grundpflege können dann von der Krankenkasse übernommen werden, wenn eine Krankenhausbehandlung geboten, aber nicht ausführbar ist oder wenn sie durch häusliche Krankenpflege vermieden oder verkürzt wird und die Leistungen vom behandelnden Arzt verordnet sind. Allerdings nur, wenn eine im Haushalt lebende Person den Kranken nicht im erforderlichen Umfang versorgen kann und in der Regel nur für höchstens vier Wochen – oft ist die genehmigte Zeitspanne jedoch geringer (§ 37 SGB V).

Ambulante Pflegedienste können auch Pflege «rund um die Uhr» übernehmen, was allerdings meistens wesentlich teurer als ein Platz in einem Pflegeheim ist und von der Pflegeversicherung in der Regel nicht finanziert wird. Manche Angehörige versuchen, mit Arbeitskräften aus Polen eine ganztägige Versorgung und Betreuung ihrer pflegebedürftigen Eltern zu organisieren. Für kurze Zeit gab es in Deutschland ein Programm der Bundesregierung, das die Beschäftigung dieser – z. T. ausgebildeten – Pflegekräfte unter Berücksichtigung der hier gültigen rechtlichen Regelungen ermöglichte. Diese Regelung wurde jedoch mit dem 31. 12. 2002 wieder aufgehoben. Natürlich ist es nach wie vor möglich, deutsche oder ausländische Pflegekräfte mit einer Arbeitserlaubnis ordnungsgemäß einzustellen und privat zu finanzieren. Gelegentlich bieten auch privat-gewerbliche Pflegedienste solche Leistungen an.

Schließlich ist noch eine Kombination von Geld- und Sachleistungen der Pflegeversicherung für Pflegebedürftige im Sinne des Gesetzes möglich («Kombinationsleistungen»). Werden Sachleistungen von Pflegebedürftigen nicht im vollen Umfang in Anspruch genommen, können sie daneben ein anteiliges Pflegegeld erhalten (§ 38 SGB XI). Hat jemand z. B. nur 60 % der Sachleistungen in Pflegestufe II in Anspruch genommen, so stehen ihm noch 40 % der Geldleistungen für diese Pflegestufe zu, also 164 €. Dadurch kann man die professionellen und privaten Unterstützungsmöglichkeiten noch genauer den Bedürfnissen des pflegebedürftigen Elternteils und der pflegenden Angehörigen anpassen.

Wie sieht häusliche Pflege mit Unterstützung eines ambulanten Dienstes aus? Richard Lorenzer ist 92 Jahre alt und lebt in einer Einliegerwohnung im Haus seines Sohnes Peter und dessen Frau Ursula. Peter Lorenzer und seine Frau haben relativ spät geheiratet, ihre Ehe ist kinderlos, ein Sohn und eine Tochter von Ursula Lorenzer aus erster Ehe sind verheiratet und weggezogen. Peter und Ursula Lorenzer sind beide berufstätig. Der Vater war bis vor einem Jahr noch ziemlich selbstständig: Eine Putzhilfe kam einmal in der Woche und reinigte beide Wohnungen. Außerdem bekam er Essen auf Rädern. Die Schwiegertochter wusch und bügelte seine Wäsche. Abends aßen sie gemeinsam. Ansonsten sorgte er für sich selbst. Sein grauer Star wurde erfolgreich operiert, er war etwas vergesslich. Im Übrigen mutete er sich manchmal etwas viel zu: kletterte auf die Leiter, um Kirschen zu ernten, werkelte am Haus herum, unternahm kilometerweite Spaziergänge. Dies sorgte für Aufregung bei Sohn und Schwiegertochter. Ihre Appelle, solche Aktionen zu unterlassen, stießen bei ihm jedoch auf taube Ohren. Vor einem Jahr nun stürzte er auf der Treppe und zog sich einen Bruch des Handgelenks und des Oberschenkels zu. Seit dieser Zeit hat er auch Herzbeschwerden. Die Brüche sind nicht gut verheilt. Inzwischen ist er kaum noch in der Lage zu gehen. Mit der rechten Hand kann er ebenfalls kaum etwas machen. Das Gelenk ist nach wie vor geschwollen, und er hat Schmerzen. Als er aus dem Krankenhaus nach Hause kam, wurde er zunächst von einem ambulanten Dienst gepflegt, die Kosten trug die Krankenkasse. Obwohl Sohn und Schwiegertochter die Versorgung dann übernehmen wollten, war dies keine gute Lösung. Ursula Lorenzer hat ein freundlich-distanziertes Verhältnis zu ihrem Schwiegervater. Sie wollte ihn nicht pflegen, da er auch Hilfe beim Waschen, Duschen und beim Gang zur Toilette braucht, was beiden peinlich ist. Andere Unterstützung gibt sie aber gerne. Außerdem will sie auf keinen Fall ihren Beruf aufgeben. War der Sohn zu Hause, übernahm er die Pflege, fühlte sich aber überfordert, zumal der Vater immer weniger das tat, was andere von ihm erwarteten: Er wollte nicht aufstehen, wollte sich nicht waschen und auch nicht dabei helfen lassen. Er behauptete einfach, er habe sich bereits gewaschen, was offenkundig so nicht stimmte. Der Sohn fühlte sich dann sehr unter Druck, weil er befürchtete, der Vater könne sich wund liegen oder eine Lungenentzündung bekommen. Außerdem hat Peter Lorenzer durch seine

Berufstätigkeit wenig Zeit, so dass er seinen Vater sehr früh morgens wecken musste, um ihm beim Aufstehen helfen zu können. So kam es zu mehreren heftigen Wortwechseln zwischen den Männern.

Inzwischen ist Richard Lorenzer in Pflegestufe I eingestuft. Unter der Woche kommt vormittags eine Mitarbeiterin vom Pflegedienst und hilft ihm beim Aufstehen, bei der Körperpflege, beim Anziehen, außerdem kontrolliert sie die Tabletteneinnahme. Während des Tages schaut eine Nachbarin nach ihm. Abends wird er vom Sohn und der Tochter beim Essen und Zu-Bett-Gehen unterstützt. Seine Wohnung wird nach wie vor von der gemeinsamen Putzhilfe gereinigt. Von der Pflegeversicherung erhält er die Hilfe des Pflegedienstes als Sachleistung. Herr Lorenzer kennt den Pflegedienst bereits aus der Zeit, als er aus dem Krankenhaus nach Hause kam. Er konnte diese Regelung akzeptieren und versteht sich gut mit den Pflegekräften. Bei ihnen weigert er sich bislang auch nicht aufzustehen oder sich beim Waschen helfen zu lassen. Auch Peter und Ursula Lorenzer kommen mit der jetzigen Situation ganz gut zurecht. Sie fühlen sich zwar ziemlich angespannt und haben den größten Teil ihrer Freizeitaktivitäten aufgegeben, da sie abends meistens erschöpft sind. Sonntag vormittags, wenn sie den Vater versorgt haben, gönnen sie sich aber noch einen langen Spaziergang, und gelegentlich treffen sie sich mit Freunden. Da es nicht immer leicht ist, es dem Vater recht zu machen, sind sie froh um diese «Auszeiten».

Bei Familie Lorenzer konnte durch den ambulanten Dienst eine relativ befriedigende Pflegesituation geschaffen werden. Allerdings hat ein Viertel der Hauptpflegepersonen keine fremde Hilfen. Etwa die Hälfte wird von anderen Angehörigen, Nachbarn, Freunden unterstützt. Nur ca. ein Viertel nimmt professionelle Hilfen in Anspruch. Zu diesen letzten beiden Gruppen gehören auch etwa 16 % pflegende Angehörige, die sowohl professionelle als auch private Hilfen erhalten (BMFSFJ, 2002).

Betrachtet man nur die Gruppe der Pflegebedürftigen, die Leistungen nach dem Pflege-Versicherungsgesetz beziehen, zeigt sich ein ähnliches Bild: 74 % der Pflegebedürftigen in Privathaushalten beziehen Geldleistungen. Mit der Schwere der Pflegebedürftigkeit nimmt diese Zahl allerdings ab: In der Pflegestufe III sind es nur noch 64 %. Je schwerer die Pflege, umso eher sind die Betroffenen also bereit, ambulante Hilfen in Anspruch zu nehmen. Reine Sachleistungen beziehen 12% und Kombinationsleistungen 15% der Pflegebedürftigen. Auch der Anteil der Empfänger von Kombinationsleistungen nimmt mit der Schwere der Pflegebedürftigkeit zu. So beziehen in Pflegestufe III 25% Kombinationsleistungen. Im Übrigen ist der Anteil dieser Leistungen seit Einführung der Pflegeversicherung leicht gewachsen. Vermutlich müssen die ambulanten Angebote erst bekannter und vertrauter werden, um von Pflegenden und Pflegebedürftigen akzeptiert zu werden. Urlaubsvertretung durch eine Pflegeperson wird von ca. 9% der Pflegebedürftigen in Anspruch genommen.

16% der Pflegehaushalte, die Leistungen nach der Pflegeversicherung beziehen, nehmen noch andere professionelle Hilfen in Anspruch, z.B. Leistungen von ambulanten Diensten über das bewilligte Maß hinaus oder Leistungen, die nicht vergütet werden, wie z.B. Essen auf Rädern oder Hilfen bei Behördengängen (BMFSFJ, 2002; Schneekloth und Müller, 2000). Auch damit kann die Hilfe den individuellen Bedürfnissen eher angepasst werden. Beratungsstellen helfen, solche «maßgeschneiderten» Strategien zur häuslichen Pflege zu entwickeln, geben Auskunft über Angebote und Finanzierungsmöglichkeiten (s. Kap. 11, S. 147).

Die meisten pflegenden Angehörigen versuchen also, die Pflege allein oder mit privater Hilfe von anderen zu bewältigen, allenfalls mit finanzieller Unterstützung durch das Pflegegeld. Die Motive, die dazu führen, sind vielfältig: Nach wie vor sind die Entlastungsmöglichkeiten durch ambulante Dienste wenig bekannt. Manche Betroffene halten anderweitige Hilfen nicht für erforderlich oder scheuen sich, darum zu bitten. Sie wollen nicht, dass Fremde sich in Familienangelegenheiten einmischen oder sie sogar kontrollieren könnten. Manche brauchen das Pflegegeld, um die Pflegeleistungen zu finanzieren oder betrachten es – wie Brigitte Müller (s. S. 173) – als willkommenes Zubrot zum Haushaltsgeld, das sie sich durch die für sie selbstverständliche Pflege erarbeiten. Andere meinen, die Pflege sei Angelegenheit der Familie. Sie wollen nicht, dass der Elternteil von Fremden gepflegt wird und entwickeln Schuldgefühle, wenn sie sich aus der Pflege zurückziehen. Gerade Pflegende, die besonders belastet sind, haben nicht selten Schwierigkeiten, einen Teil der Arbeit anderen zu überlassen oder sich für eine begrenzte Zeit aus der Pflege zurückzuziehen, etwa um in Urlaub zu fahren. Manchmal scheint es fast so, als hätten sie Angst loszulassen, weil sie dann selbst zusammenbrechen und die Pflege nicht mehr weiter durchführen könnten. Oder der Vater bzw. die Mutter lehnt die Hilfe von Dritten ab (BMFSFJ, 2002; Schneekloth und Müller, 2000).

Insbesondere ältere Menschen, die ein traditionelles Familienbild haben oder nicht gewohnt sind, Dienstleistungen für sich in Anspruch zu nehmen, können professionelle Unterstützung kategorisch ablehnen und dadurch ihre Pflegeperson unter Druck setzen. Was soll die Tochter denn machen, wenn sie das Gefühl hat, dass ihr die Pflege über den Kopf wächst, sie bereits Rückenschmerzen hat und unter Schlafstörungen leidet, der Vater sich aber weigert, fremde Hilfe anzunehmen? Ist dann die Tochter selbst ambivalent und anfällig für Schuldgefühle, vergisst sie vielleicht, dass sie auch Verantwortung für ihre eigene Gesundheit hat und betreibt weiter Raubbau an ihren Kräften.

Die Minderheit, die Sachleistungen in Anspruch nimmt, hat ebenfalls gute Gründe: zum einen das zunehmende Alter und die schlechte bzw. sich verschlechternde Gesundheit des Pflegebedürftigen, was man ja auch an der Zunahme der Sachleistungen bei höherer Pflegestufe erkennen kann. Manchmal empfiehlt auch der medizinische Dienst der Pflegekasse, einen ambulanten Dienst anzufordern. Darüber hinaus kann das Fehlen privater Helfer und eine drohende Überlastung der Pflegeperson zur Annahme professioneller Hilfen motivieren. Zum anderen möchte über die Hälfte der Gepflegten, die Sachleistungen beziehen, ihren Angehörigen nicht zur Last fallen. Als besonders positiv wird von den Beteiligten erlebt, wenn der Pflegedienst Tätigkeiten übernimmt, die das Schamgefühl verletzen, und wenn er regelmäßig und verlässlich kommt. Auch die Möglichkeit, mit einer Pflegekraft zu sprechen und von ihr zu lernen, wird positiv bewertet. Meistens ist die Zufriedenheit mit ambulanten Pflegediensten hoch und die Bereitschaft, professionelle Hilfe zu akzeptieren, steigt, wenn bereits Erfahrung mit einem Dienst vorhanden ist, man sich also vorstellen kann, was die Hilfe bringen könnte.

Für Kombinationsleistungen wird positiv ins Feld geführt, dass man mehr Entscheidungsmöglichkeiten hat und neben der fachlichen Versorgung aufgrund der Sachleistung durch die Geldleistung auch eine kleine Aufwandsentschädigung für die pflegenden

Angehörigen möglich ist (BMFSFJ, 2002; Schneekloth und Müller, 2000).

Die Belastung pflegender Angehöriger ist Fachkräften und Sozialpolitikern bekannt. Vor Einführung der Pflegeversicherung war bereits die Einrichtung ambulanter Pflegedienste als familienentlastende Angebote konzipiert, und auch die Pflegeversicherung ist als Maßnahme zur Unterstützung der Pflegebereitschaft von Angehörigen gedacht (§ 3 SGB XI). In diesem Sinne scheinen die Geldleistungen der Pflegeversicherung auch angenommen zu werden. Die Sachleistungen sollen eine ähnliche Aufgabe erfüllen: Durch die Unterstützung ambulanter Dienste sollen Angehörige entlastet werden und so eher fähig und bereit sein, auch lang dauernde und sehr belastende Pflege durchzuführen. Man erhofft sich dadurch, dass Heimeinweisungen möglichst lange hinausgezögert oder vermieden werden, was ja viele Betroffene selbst wünschen. In diesem Sinne wird empfohlen, pflegeentlastende Maßnahmen so früh wie möglich in die häusliche Pflege mit einzubeziehen (Gräßel, 1998). Wie wir jedoch gesehen haben, akzeptiert z. Zt. nur ein geringerer Teil der Pflegenden und Pflegebedürftigen ambulante Dienste. Vor allem ältere Menschen mit höherer Bildung, höherem Sozialprestige und höherem Einkommen sind eher bereit, ambulante Dienste anzunehmen, ebenso erwachsene Kinder mit höherer Bildung, die neben ihrer eigenen Pflegetätigkeit auch auf die Unterstützung professioneller Dienste zurückgreifen (Gilberg, 2000).

Die sachgerechte Versorgung durch geschulte Pflegekräfte und die Entlastung pflegender Angehöriger durch ambulante Dienste und technische Hilfen liegt nicht nur im Interesse der Betroffenen. Pflegende Angehörige zu entlasten und damit die häusliche Pflege zu stabilisieren, ist außerdem eine gesundheits- und sozialpolitisch wichtige Strategie. Würden sich nämlich die Familien aus der Pflege ihrer Angehörigen zurückziehen, kämen hohe Kosten für professionelle ambulante Versorgung und Pflege in Pflegeheimen auf die Pflegekassen, Kommunen und Länder und damit auf die Gesellschaft zu. Dementsprechend hat sowohl im Pflege-Versicherungsgesetz als auch im Bundessozialhilfegesetz die häusliche Vorrang vor der stationären Pflege, d.h., vor der Pflege in einem Heim (§ 3 a BSHG; § 3 SGB XI). Insofern entspricht die hohe Bereitschaft von Angehörigen, ihre Ehegatten und Eltern selbst zu pflegen und nur wenig professionelle Hilfe anzunehmen, auch einem starken gesellschaftlichen Interesse.

Da schon die ambulanten Dienste nur von einem geringeren Teil der Pflegebedürftigen und ihrer Angehörigen in Anspruch genommen werden, kann man sich leicht ausrechnen, dass auch die Versorgung pflegebedürftiger Eltern in einem Pflegeheim nicht die Regel ist. Dennoch sind Pflegeheime wichtige und z. Zt. unverzichtbare Möglichkeiten zur Unterstützung pflegebedürftiger älterer Menschen und ihrer Angehörigen. Inzwischen ist allerdings auch hier die Angebotspalette in Bewegung geraten, und es gibt zunehmend mehr Wohnformen, die unterstützende Dienste für ihre Bewohner anbieten.

Betreutes Wohnen, Wohngruppen, teilstationäre und stationäre Einrichtungen

Die Unterstützungsmöglichkeiten, die ich nun vorstelle, zeichnen sich dadurch aus, dass hier Wohnen mit einem Service-Angebot für hilfe- und pflegebedürftige Menschen verbunden ist. Die Spannweite reicht von Einrichtungen, bei denen das Wohnen im Vordergrund steht und Hilfen nur nach Bedarf vermittelt werden, bis zu solchen, bei denen zwar auch das Wohnen im Vordergrund stehen sollte, bei denen jedoch Hilfe und Pflege einen großen Teil des Tagesablaufs gestalten. Da die Begriffe nicht immer in gleicher Weise verwendet werden, sollte man sich vor Ort genau nach den verschiedenen Wohnmöglichkeiten mit Serviceangeboten erkundigen.

Eine Weiterentwicklung der Versorgung durch ambulante Dienste stellt das Betreute Wohnen oder Service-Wohnen dar. Dabei handelt es sich um barrierefreie Wohnungen (s. Kap. 11), die

- entweder als Einzelwohnungen in einem «normalen» Wohngebiet liegen,
- als Wohnanlage zusammengefasst oder
- als Einzelwohnungen stationären Einrichtungen an- bzw. eingegliedert sind.

In der Regel verfügen diese Wohnungen über einen bestimmten Grund-Service (wie Hausmeister-Dienst, Notruf-Anlage, Gemeinschaftseinrichtungen) und Wahl-Leistungen bei Hilfe- und Pflegebedarf.

Ein Angebot für individuelle Lösungen liegt mit dem Service-Wohnen in einer Einzelwohnung vor, die entweder barrierefrei gebaut oder umgebaut wurde. Die Bewohnerin mietet oder kauft die Wohnung und schließt gleichzeitig einen Versorgungsvertrag ab, der z. B. Hausmeisterleistungen oder einen Dienst für kleinere Reparaturen einschließt sowie einen Beratungsdienst etwa durch eine Sozialarbeiterin, die im Bedarfsfall Hilfen organisiert. Die hauswirtschaftliche Hilfe und zeitlich begrenzte Pflege werden dann bei Bedarf von einem ambulanten Dienst erbracht.

Bei einer betreuten Wohnanlage handelt es sich um mehrere barrierefreie Wohnungen in einem Gebäude. Auch hier wird ein Grundservice angeboten, der zur Wohnung gehört. Es gibt meist auch Gemeinschaftsräume und Angebote von einer sozialpädagogischen Fachkraft zur Kontaktpflege und zu gemeinschaftlichen Aktivitäten für die Bewohner. Natürlich kann man in diesen Einrichtungen individuell wohnen und muss sich nicht an kulturellen Angeboten oder am geselligen Beisammensein beteiligen. Daneben gibt es ein Wahlleistungsangebot bei Bedarf – Wohnungsreinigung, Wäschedienst, Haushaltshilfe, Einkaufsdienst oder pflegerische Leistungen wie Versorgung nach Notruf, Fuß- und Nagelpflege, Verabreichung von Medikamenten –, das von der Fachkraft organisiert und koordiniert wird. Dieses wird entweder von einem der Anlage angegliederten ambulanten Dienst erbracht oder von einem externen Pflegedienst (BMFSFJ, 1998). Vor Einzug sollte man sich genau informieren, wie die Unterstützung durch den ambulanten Dienst vertraglich geregelt ist. Nach dem Pflege-Versicherungsgesetz haben nämlich Leistungsnehmer Entscheidungsfreiheit bei der Wahl des Pflegedienstes, und dies gilt im Prinzip auch für das Betreute Wohnen. Es ist ja auch wünschenswert, dass man den ambulanten Dienst wechseln kann, wenn man mit dem Dienst oder den Pflegekräften nicht einverstanden ist.

Bei einer Befragung von 170 Bewohnern aus sieben Wohnanlagen waren drei Jahre nach dem Einzug 76 % der Bewohner mit dem Betreuten Wohnen so zufrieden, dass sie es weiterempfehlen würden, 24 % würden es nicht weiterempfehlen. Wichtiger Grund für die Zufriedenheit waren der Kontakt und die Geselligkeit in der Hausgemeinschaft, was im Wesentlichen mit der Betreuungskraft zusammenhängt. Ein Schwerpunkt der Tätigkeit der Betreuungskräfte sind nämlich Gespräche mit den Bewohnern, Besuche bei ihnen, teilweise auch Gruppenangebote. Zu ihren Aufgaben gehört es auch, die Bewohner bei der sozialen Integration in die Einrichtung zu unterstützen. Fast genauso wichtig ist den Bewohnern das Gefühl, in Notfällen und bei Bedarf abgesichert zu sein. Erst an dritter Stelle werden räumliche Gegebenheiten genannt. Entsprechend ist der Eindruck, allein gelassen und unzureichend betreut zu werden, ein Hauptgrund für die Kritik am Betreuten Wohnen (Saup, 2003).

Eine andere Variante Betreuten Wohnens sind Wohngruppen oder Hausgemeinschaften für ältere Menschen mit einem begrenzten Bedarf an Unterstützung. Bei diesen steht der Gemeinschaftsgedanke im Vordergrund. Dies sind entweder barrierefreie Wohnungen oder Häuser mit Zimmern oder Appartements und Gemeinschaftsräumen. Die Menschen, die hier zusammen wohnen, möchten sich zurückziehen können, aber auch mit anderen gemeinsam etwas unternehmen, sich austauschen oder gegenseitig – in Maßen – unterstützen. Auch hier werden wieder Grund- und Wahlleistungen vereinbart (s.z.B. Osterland, 2000).

Noch stärker auf das soziale Umfeld bezogen ist «integriertes Wohnen» oder «Mehrgenerationen-Wohnen». Dabei leben verschiedene Bewohner-Gruppen in ihren jeweiligen Wohnungen in einem Haus oder in einer Wohnanlage zusammen. Oft sind dies Bewohnergruppen mit besonderem Bedarf wie Alleinerziehende, alte Menschen, Migranten, behinderte Menschen, große Familien. Die Gruppen, in der Regel altersgemischt, haben sich zum Ziel gesetzt, sich mit ihren unterschiedlichen Bedarfen gegenseitig zu unterstützen. Das ist möglich, wenn die Erwartungen nicht zu hoch sind, die Bewohner in Planung und Hausverwaltung einbezogen werden, Gemeinschaftsräume zur Verfügung stehen und eine sozialpädagogische Betreuung vor Ort vorhanden ist. Diese Einrichtungen sind stärker an Selbst- und Nachbarschaftshilfe orientiert als z.B. Wohnanlagen mit Betreutem Wohnen (BMFSFJ, 1998; Institut für Sozialforschung und Sozialwirtschaft, 2002).

Die Miete bzw. der Kaufpreis und die Grundleistungen werden von den Bewohnern selbst, die Wahlleistungen werden – wenn eine Einstufung nach dem Pflege-Versicherungsgesetz vorliegt – z.T. von der Pflegeversicherung getragen. Im Prinzip gelten dieselben Regelungen wie beim Wohnen in einem Privathaushalt.

Betreutes Wohnen ist ein Angebot für ältere Menschen, die bei Bedarf die Sicherheit haben wollen, angemessen versorgt zu werden und einen Ansprechpartner zu finden, der die notwendige Unterstützung organisiert. Eine Versorgung bei dauerhafter und schwerer Pflegebedürftigkeit oder bei einem hohen Betreuungsbedarf z. B. wegen Demenz bietet es nicht. Wenn länger dauernde Pflege erforderlich ist, dann bedeutet dies meist den Umzug in ein angegliedertes Pflegeheim oder eine andere Einrichtung.

Für ältere Menschen, die gelegentlich oder in eher geringem Umfang Hilfe und Unterstützung brauchen, kann betreutes Wohnen eine gute Lösung sein. Die barrierefreie Wohnung und die Service-Leistungen ermöglichen es, relativ selbstbestimmt und selbstständig in der eigenen Wohnung zu leben und damit die eigene Unabhängigkeit möglichst lange zu bewahren. Wenn man sich für diese Wohnform entscheidet, sollte man sich allerdings gut informieren, da Betreutes Wohnen inzwischen von verschiedenen Investoren als lukrative Anlage entdeckt wurde. Es gibt allerdings Einrichtungen wie das Kuratorium Deutsche Altershilfe (KDA) und Broschüren, die über Betreutes Wohnen und Hausgemeinschaften informieren (s. Anhang).

Eine Versorgung ganz anderer Art bietet die Kurzzeitpflege. Sie ist eigentlich eine Ergänzung zur häuslichen Pflege, wenn diese zeitweilig nicht geleistet werden kann. Dann kann der pflegebedürftige Elternteil entweder für eine begrenzte Zeit von einer Ersatzpflegekraft zu Hause gepflegt werden (s. Kap. 12) oder in eine stationäre Einrichtung ziehen. Unter einer «stationären Einrichtung» versteht man ein Pflegeheim, in dem die pflegebedürftige Person ganztägig wohnt und unter der Verantwortung einer Pflegefachkraft gepflegt wird. In der Regel werden Kurzzeitpflegeplätze von Pflegeheimen angeboten, manchmal auch von ambulanten Diensten, in seltenen Fällen gibt es gesonderte Einrichtungen für Kurzzeitpflege (BMFSFJ, 2002; Schneekloth und Müller, 2000). Die Leistungen für Kurzzeitpflege können von der Pflegekasse übernommen werden. Voraussetzung ist, dass die Pflege nicht, noch nicht oder nicht im erforderlichen Umfang erbracht werden kann, etwa im Anschluss an eine stationäre Behandlung des Pflegebedürftigen. Auch in einer Krisensituation, wenn z. B. die pflegende Tochter selbst erkrankt ist oder Erholungsurlaub braucht, kann Kurzzeitpflege beansprucht werden. In diesem Fall muss die Pflegeperson bereits mindestens zwölf Monate gepflegt haben. Die Pflegeversicherung übernimmt dann die Kosten für die Pflege, die so genannten Hotelkosten für Unterkunft und Verpflegung müssen vom Pflegebedürftigen selbst getragen werden. Pflegebedürftige im Sinne des Gesetzes haben einen Anspruch auf Kurzzeitpflege im Umfang von vier Wochen pro Kalenderjahr, die Aufwendungen der Pflegekasse dürfen 1432 € nicht überschreiten (§§ 42, 43 Abs. 2 SGB XI).

Kurzzeitpflege kann eine wichtige Entlastung für pflegende Töchter oder Söhne sein. Sie wird jedoch nicht immer von den pflegebedürftigen Eltern akzeptiert, wenn der Wunsch nach Kurzzeitpflege von den erwachsenen Kindern ausgeht (etwa wegen ihres Bedarfs an Erholung) und nicht quasi objektiv (wegen einer akuten Erkrankung der Pflegeperson) begründet ist. Nicht wenige haben Angst vor der Veränderung oder befürchten, von ihren Kindern dauerhaft im Pflegeheim gelassen zu werden. Wie bei vielen dieser entlastenden Maßnahmen ist es sinnvoll, langfristig, in einer ruhigen Minute mit dem Elternteil über die Möglichkeit der Kurzzeitpflege zu reden, sofern sie planbar ist. Dann bleibt Zeit zum Nachdenken und «Verdauen» und zum gemeinsamen Entscheiden, wer z.B. in dieser Zeit den Vater besuchen könnte. Man kann auch gemeinsam überlegen, welche Einrichtung in Frage kommt. In der Regel stehen Kurzzeitpflegeplätze in ausreichendem Maße zur Verfügung, außer in den Haupt-Ferienzeiten. Dann muss man sich frühzeitig um einen Platz kümmern.

Eine weitere Möglichkeit der Entlastung bei häuslicher Pflege besteht in der Tages- oder Nachtpflege. Bei der Tagespflege verbringt der pflegebedürftige Elternteil die Nacht im eigenen Haushalt bzw. dem der Pflegeperson, wird morgens abgeholt, ist während des Tages in einer Pflegeeinrichtung, gegen Abend wird er wieder nach Hause gebracht. Diese Lösung bietet sich an, wenn tagsüber keine ausreichende Versorgung sichergestellt werden kann. Tagespflegeangebote werden mehrheitlich von demenzkranken älteren Menschen wahrgenommen, die Angebote richten sich dann speziell an diese Zielgruppe. Ähnlich werden bei der Nachtpflege Pflegebedürftige tagsüber zu Hause und nachts in einer entsprechenden Einrichtung versorgt (BMFSFJ, 1998; Schneekloth und Müller, 2000). Diese teilstationären Angebote sind oft in Pflegeheime integriert.

In neuester Zeit entstehen auf der Grundlage des Pflege-Versicherungsgesetzes besondere Angebote für demenzkranke Pflegebedürftige oder solche mit geistigen Behinderungen oder psychischen Erkrankungen, die in einem Privathaushalt wohnen und einen erheblichen Bedarf an allgemeiner Beaufsichtigung und Betreuung haben (§§ 45 a, 45 b, 45 c SGB XI). Diese zeitlich begrenzten Gruppen sind weniger umfassend als die Tagespflege. Die Besucherinnen und Besucher werden dort z. B. von ehrenamtlichen Helferinnen unter der Anleitung einer sozialpädagogischen Fachkraft betreut. Bei Interesse sollte man sich vor Ort beim Sozialamt, bei Freien Trägern der Wohlfahrtspflege oder der Alzheimer Gesellschaft nach solchen Gruppen erkundigen.

Bei der eigentlichen Tagespflege für demenzkranke Menschen orientieren sich die Angebote oft an Alltagsaktivitäten, wie gemeinsames Einkaufen, gemeinsame Essenszubereitung, gemeinsame Einnahme von Mahlzeiten unter Anleitung einer Fachkraft, und ermöglichen es so den Kranken, an noch vorhandenen Fähigkeiten anzuknüpfen. Die Kosten für Grundpflege und hauswirtschaftliche Versorgung können, wenn eine Eingruppierung nach dem Pflege-Versicherungsgesetz vorliegt, von der Pflegekasse übernommen werden (§ 41 SGB XI). Demenzkranke, geistig behinderte oder psychisch erkrankte Pflegebedürftige, die einen erheblichen Bedarf an allgemeiner Betreuung und Beaufsichtigung haben, erhalten zusätzlich noch bis zu 460 € pro Kalenderjahr unter anderem für die Inanspruchnahme von Betreuungsleistungen im Rahmen der Tages- oder Nachtpflege (§§ 45 a, 45 b, 45 c SGB XI).

Bei der Kurzzeitpflege behält die pflegebedürftige Person ihre Wohnung bei, ist aber für eine begrenzte Zeit in einer vollstationären Einrichtung untergebracht. Bei der Tages- und Nachtpflege wohnt sie nach wie vor zu Hause. Pflegebedürftige und demenzkranke Menschen können aber auch in Wohngruppen oder Hausgemeinschaften leben. In der Regel sind diese entweder für körperlich Pflegebedürftige oder für Demenzkranke ohne schwere Verhaltensstörungen konzipiert.

In diesen Wohngruppen oder Hausgemeinschaften für erheblich pflege- oder betreuungsbedürftige ältere Menschen leben bis zu zwölf Personen zusammen. Jede hat einen Wohn- und Schlafbereich, außerdem sind als gemeinschaftliche Räume ein Wohnzimmer, ein Speiseraum, die Küche, ein Badezimmer mit Toilette vorhanden. Meistens ist tagsüber eine Fachkraft, z. B. eine Hauswirtschafterin, eine Altenpflegerin oder Sozialarbeiterin, als feste Bezugsperson anwesend. Sie wird zeitweise von hausinternen oder externen Pflegekräften unterstützt. Wohnen und hauswirtschaftliche Versorgung stehen im Vordergrund. Die Bewohner gestalten gemeinsam mit der Bezugsperson den Alltag. Die Bezugsperson und ihre Helfer unterstützen beim An- und Ausziehen, bei der Essenszubereitung, beim Wäschewaschen.

Bei den meisten dieser Wohngruppen sind Angehörige und freiwillige Helfer sehr engagiert, teilweise werden auch Nachbarn in die Unterstützung mit einbezogen. Hausgemeinschaften haben häufiger einen Träger und formellere Regeln als Wohngruppen. Teilweise sind sie auch in Pflegeheime integriert. Es gibt inzwischen viele verschiedene Formen, über die man sich in verschiedenen Publikationen informieren kann (s. Anhang) (BMFSFJ, 1998; 2002; Institut für Sozialforschung und Sozialwirtschaft, 2002; Kremer-Preis und Stolarz, 2003; Klie, 2002).

Wie bei der häuslichen Pflege können auch hier Grundpflege und hauswirtschaftliche Hilfen über die Pflegeversicherung finanziert werden. In der Regel sind die Kosten für Unterkunft und Verpflegung selbst zu tragen. Darüber hinaus muss man sich im konkreten Fall bei einer in Frage kommenden Wohngruppe oder Hausgemeinschaft erkundigen, welche Kosten anfallen werden.

Pflegeheime sind demgegenüber Einrichtungen, in denen die Bewohner leben, ganztägig versorgt und unter der Verantwortung einer Pflegefachkraft gepflegt werden, daher nennt man sie auch «vollstationäre Einrichtungen». Zum Alltagsleben gehört hier, dass Hauswirtschaft und Pflege von Mitarbeiterinnen und Mitarbeitern durchgeführt werden. Die Bewohner sind Empfänger der Leistungen und nicht – wie bei Wohngruppen oder Hausgemeinschaften – selbst an hauswirtschaftlichen Aktivitäten beteiligt. Während sich allerdings Pflegeheime in den 70er und 80er Jahren des 20. Jahrhunderts an Krankenhäusern und am reibungslosen Funktionieren von Pflege und Hauswirtschaft orientierten, steht in modernen Pflegeheimen auch das Wohnen der pflegebedürftigen Bewohner im Vordergrund. Allerdings hat es eher Hotelcharakter, da die Versorgung komplett von der Einrichtung übernommen wird. Für einen Teil der Bewohner ist dies sicher eine gute Lösung, weil sie aufgrund ihrer Pflegebedürftigkeit zu einer Mitarbeit nicht in der Lage wären. Anderen fehlt teilweise eine sinnstiftende Beschäftigung, da gerade das Gefühl der Selbstständigkeit – und sei es nur in beschränktem Maße – für Wohlbefinden und Zufriedenheit sehr wichtig ist (Zank und Baltes, 1998). Viele Einrichtungen bieten stattdessen Gruppen, kulturelle Veranstaltungen, Feste und Ausflüge, Gedächtnis- und Orientierungstraining, kirchliche Veranstaltungen und Besuchsdienste, die jedoch eher eine passiv-konsumierende Haltung unterstützen. Außerdem gibt es meistens Dienstleistungsangebote wie Friseur und Fußpflege. Während früher Mehrbettzimmer die Regel waren, gibt es heute 40–50 % Einzelzimmer. Häufig wird neuen Bewohnern zunächst nur ein Platz in einem Zwei-Bett-Zimmer angeboten mit der Option, später in ein Ein-Bett-Zimmer umziehen zu können.

Knapp 60 % der Pflegeheime werden von Freien Trägern der Wohlfahrtspflege betrieben, etwas weniger als 10 % von Kommunen. Dies sind oft größere Heime mit 50–150 und mehr Plätzen. Kleinere Einrichtungen werden eher von privat-gewerblichen Trägern geführt. Neben vollstationären Angeboten gibt es in vielen Heimen auch Kurzzeitpflege, teilstationäre Versorgung wie Tages- und Nachtpflege, Betreutes Wohnen oder Wohngruppen (BMFSFJ, 2001; 2002; Schneekloth und Müller, 2000).

Nur ein kleiner Teil der über 65-Jährigen lebt in Pflegeheimen: Z. Zt. sind es ca. 5,3 %. Allerdings steigt der Anteil mit zunehmendem Alter erheblich, von den 85–89-Jährigen leben 17 % im Pflegeheim. 1998 betrug das Durchschnittsalter der Bewohner 81 Jahre und ist im Steigen begriffen, fast jeder fünfte ist 90 Jahre alt. Der Anteil der Frauen liegt wesentlich höher als der der Männer. Bei der Aufenthaltsdauer kann man eine große Spanne feststellen: Ca. 10 % der Bewohner sterben innerhalb des ersten halben Jahres nach dem Einzug, etwa 11 % leben bereits länger als zehn Jahre in der Einrichtung, die durchschnittliche Verweildauer beträgt mehr als vier Jahre. Im Durchschnitt ist etwa die Hälfte der Bewohner demenzkrank (BMFSFJ, 2001). Einrichtungen, die sich auf demenzkranke Bewohner spezialisiert haben, berichten allerdings von einem wesentlich höheren Prozentsatz. Nachdem einige Jahre gerade die Integration körperlich und demenzkranker Bewohner betrieben wurde, geht heute der Trend eher zu eigenen Wohngruppen für Demenzkranke in der Einrichtung, um diesen eine adäquatere Umgebung und einen geeigneteren Tagesablauf zu bieten. Auch sollen die körperlich kranken Bewohner dadurch entlastet werden, da ihre Bedürfnisse sich nicht unbedingt mit denen der demenzkranken decken. In Pflegeheimen leben Bewohner mit unterschiedlichem Bedarf an Pflege und hauswirtschaftlicher Versorgung. Nach Pflegestufen eingruppiert gehören ca. 23 % der Pflegestufe III, 37 % der Stufe II und 23 % der Stufe I an. 12 % der Bewohner haben einen Versorgungs- und Pflegebedarf, der jedoch noch nicht zu einer Einstufung durch die Pflege-Versicherung geführt hat, 5 % der Bewohner haben keinen Pflegebedarf (Schneekloth und Müller, 2000). D. h. die Bewohner in Pflegeheimen sind ziemlich alt, ziemlich krank, und ein großer Teil ist ziemlich verwirrt. Darauf muss man sich einstellen, wenn man auf der Suche nach einem Pflegeplatz eine stationäre Einrichtung besucht. Die meisten Menschen erschrecken zunächst, weil sie noch nie so viele und so schwer Pflegebedürftige erlebt haben. Man muss jedoch bedenken, dass die Mutter oder der Vater – wenn sie die Einrichtung in Anspruch nehmen – voraussichtlich einen ähnlichen Pflegebedarf aufweisen wie die meisten anderen Bewohner.

Pflegebedingte Aufwendungen und die in diesem Zusammenhang erforderliche soziale Betreuung werden bei entsprechender Einstufung bis zu den gesetzlich festgelegten Grenzen von der Pflegekasse übernommen. Außerdem werden bis Ende 2004 die in den Einrichtungen notwendigen Leistungen der medizinischen Behandlungspflege von der Pflegeversicherung getragen, sie sollen ab 2005 über die Krankenkassen vergütet werden (§ 43 b SGB XI). Dafür stehen z. Zt. in der

- Pflegestufe I: 1023 €
- Pflegestufe II: 1279 €
- Pflegestufe III: 1432 €

monatlich für eine pflegebedürftige Person zur Verfügung.

Zur Vermeidung von Härtefällen können ausnahmsweise bis zu 1688 € monatlich bewilligt werden. Die Kosten für Unterkunft, Verpflegung und Zusatzleistungen (z. B. weitere pflegerisch-betreuende Leistungen) muss der Pflegebedürftige selbst tragen (§§ 43, 88 SGB XI). Ist er dazu nicht in der Lage, sind (nach den Ehegatten) die Söhne und Töchter unterhaltspflichtig. Allerdings muss ihnen genügend Geld für den eigenen Unterhalt und den ihrer Ehegatten sowie für eine angemessene Altersvorsorge bleiben (BGH Az.: XII ZR 67/00 vom 19. 2. 2003). Ist dies ebenfalls nicht möglich, können die Kosten auch von der Sozialhilfe übernommen werden. In diesem Falle erkundigt man sich neben dem Pflegeheim und der Pflegekasse auch beim zuständigen Sozialamt.

Pflegeheime sind in Deutschland nicht besonders beliebt. Ohne jemals eines von innen gesehen zu haben und die Arbeit, die dort geleistet wird, würdigen zu können, meinen viele Angehörige, dass sie ihre Eltern «nie in ein Heim geben würden», die Mehrheit der Hilfe- und Pflegebedürftigen lehnt einen Wechsel in ein Pflegeheim ab oder hält ihn doch für sehr unwahrscheinlich (Schneekloth und Müller, 2000). Neben diesen persönlichen Einstellungen und Vorurteilen gibt es auch einen erheblichen sozialen Druck, Pflege im häuslichen Milieu durchzuführen und ein Heim nicht in Anspruch zu nehmen. Gerda Seefeld wurde mehrfach von ihren Tanten und Onkeln angerufen, warum sie und ihre beiden Geschwister es zugelassen hätten, dass die Mutter in ein Heim ziehen muss. Irmgard Plaun wurde beim Einkaufen von einer Bekannten angesprochen, die es empörend fand, dass sie den Schwiegervater nicht länger gepflegt habe. Gabi Singers Nachbarn waren der Meinung, ihre schwer krebskranke Mutter sei deshalb gestorben, weil sie im Pflegeheim war. Schwerwiegender noch als diese direkte Kritik sind oft bei Eltern und erwachsenen Kindern gleichermaßen die vermuteten Ansichten anderer und ihre verinnerlichten Normen. Hierdurch entsteht leicht ein Druck, diese Möglichkeit der Versorgung und Pflege von vornherein auszuklammern. Im Übrigen erweckt das Thema «Pflegeheim» oft den Eindruck, als würde eine der beiden «Parteien» eine isolierte Entscheidung treffen und durchsetzen: «Die Mutter nicht in ein Heim geben» und umgekehrt «Auf gar keinen Fall in ein Heim ziehen», klingt so, also könne hier jeweils die eine Person über die andere verfügen. Im Hinblick auf das Recht auf Selbstbestimmung, das Eltern und erwachsenen Kindern in gleicher Weise zusteht, das aber nicht zum Schaden anderer Personen durchgesetzt werden darf (s. Kap. 6), halte ich dies für eine fragwürdige Einstellung. Kaum jemand macht sich die Entscheidung leicht, in eine stationäre Einrichtung zu ziehen oder die Versorgung und Pflege eines Elternteils abzugeben oder abzulehnen.

Es kann allerdings auch gute Gründe gegen eine Übersiedlung in ein Heim geben: Wenn die häusliche Pflege gut zu bewältigen ist (aus der Sicht aller Beteiligten), der pflegebedürftige Elternteil befürchtet, zu vereinsamen oder unter der vermuteten unpersönlichen

Atmosphäre zu leiden, der Heimplatz für Elternteil und erwachsene Kinder nur schwer zu finanzieren ist. Umgekehrt kann es auch gute Gründe für eine Übersiedlung in ein Heim geben: die Verschlechterung der Gesundheit des Pflegebedürftigen, Überlastung oder Erkrankung der Pflegeperson, die unzureichende Möglichkeit der häuslichen Versorgung und Pflege, etwa nach einem Krankenhausaufenthalt, der Wunsch nach geeigneter Betreuung sowie den Angehörigen nicht zur Last fallen zu wollen, familiäre Spannungen, Bedürfnisse nach Sicherheit und besserer sozialer Einbindung (BMFSFJ, 2001; Schneekloth und Potthoff, 1993).

Es gibt also durchaus positive Erwartungen, die sich mit einem Heimeintritt verbinden, viele Pflegebedürftige hegen aber auch Befürchtungen, die vor und während des Einzugs in ein Heim verarbeitet werden müssen. So wird dieses Thema meist sehr lange aufgeschoben, die Auseinandersetzung erfolgt nicht selten erst mit 80, 90 Jahren, wenn Ereignisse eintreten, die eine Beschäftigung damit erforderlich machen. Dann ist oft nur noch wenig Zeit, sich zu informieren sowie Vor- und Nachteile gegenüberzustellen. Für ein Drittel der Pflegeheimbewohner, die direkt aus dem Krankenhaus in ein Heim ziehen, ist die Entscheidung dann fast ohne Alternative. Für diesen Personenkreis bleibt nach der Anmeldung kaum noch Zeit, sich auf die neue Situation einzustellen. Ist der Heimeinzug aber längerfristig geplant, kann sich die Mutter oder der Vater in Ruhe verschiedene Einrichtungen ansehen, Vor- und Nachteile abwägen, eines auswählen. Nach der Entscheidung steht der Elternteil als Anwärter auf einen Heimplatz auf einer Warteliste und wird von Zeit zu Zeit gefragt, ob er einziehen möchte. Wenn nicht, wird abgelehnt, und man kann abwarten, bis der Zeitpunkt geeignet erscheint. So kann man sich auch langsam auf den Umzug einstellen. Dies ist wichtig, weil damit große und einschneidende Veränderungen verbunden sind. Die Mutter oder der Vater müssen sich von einem großen Teil ihrer Habe trennen, die für sie bedeutsam und identitätsstiftend ist. In ein Zwei-Bett-Zimmer können – außer Kleidung und persönlichen Gegenständen – in der Regel nur eine Kommode oder ein Lieblingssessel und einige Bilder mitgenommen werden. Ein Einzelzimmer kann meist – bis auf das Bett – mit eigenen Möbeln eingerichtet werden. Deshalb ist es wichtig, ausreichend Möbel aufzubewahren, falls ein Umzug von einem Zwei-Bett- in ein Einzelzimmer beabsichtigt ist. Vertraute Lebensweisen werden aufgegeben, man muss sich an neue Menschen und neue Lebensformen gewöhnen. Günstig ist, wenn das Heim in der Nähe der bisherigen Wohnung liegt, damit Freunde und Nachbarn zu Besuch kommen können. Vielen ist bewusst, dass der Umzug in ein Heim den endgültig letzten Lebensabschnitt einläutet. Manchen ist es auch peinlich, in ein Heim zu ziehen, weil sie befürchten, die Umwelt denke, das Verhältnis zwischen ihnen und ihren Angehörigen sei zerrüttet. Zudem – und das ist ja der Anlass – ist ihre Gesundheit so angegriffen, dass sie zu Hause nicht mehr gut versorgt werden können, sie sich also meist krank und schwach fühlen. Alte Menschen haben somit große Anforderungen zu bewältigen, wenn sie in ein Heim ziehen. Selbst wenn andere den Umzug organisieren, müssen sie sich psychisch mit der Veränderung auseinandersetzen, Trauerarbeit für den Verlust ihrer bisherigen Lebenssituation leisten, um sich dann auf die neue Situation einstellen zu können. Wichtig ist, dass der Elternteil aktiv an der Entscheidung beteiligt ist und für seine neue Lebensumwelt planen kann. Umso besser kann dieser Lebensabschnitt angegangen und verarbeitet werden und umso eher ist ein Einleben im Heim möglich (Feichtinger u.a, 2002).

Auch für die Angehörigen ist dieser Schritt nicht leicht. Zwar kann die Beziehung so belastet sein, dass sie die Pflege ablehnen, dies ist jedoch nur bei einer Minderheit der Fall (Spruytte u. a., 2001). Allerdings sollte man mit Blick auf die Bindungsstile und ihre Entwicklung bedenken, dass für einige erwachsene Kinder die Beziehung zu ihren Eltern so schwierig ist, dass man beiden Teilen eine häusliche Pflege nicht wünschen kann (s. Kap. 3 und 11). Viele Angehörige reagieren aber mit Gefühlen von Schuld, Hilflosigkeit, Trauer, Ärger, Depression auf den Heimeinzug. Sie glauben, versagt zu haben. Gleichzeitig kann sich jedoch Erleichterung einstellen und die Beziehung verbessern. Empfinden die Eltern Ärger nach dem Heimeintritt und leiden die Kinder längere Zeit unter Schuldgefühlen, war oft bereits zuvor die Beziehung distanziert oder ambivalent. Die erwachsenen Kinder fühlen sich dann für die schlechte Stimmung des Elternteils verantwortlich, obwohl sie vielleicht nichts daran ändern können. Zwischen der Mehrzahl der Pflegebedürftigen und ihren Angehören besteht jedoch eine enge Beziehung. Die meisten werden von ihren Angehörigen mindestens einmal in der Woche besucht, viele Söhne und Töchter finden das

Zusammensein mit dem Elternteil angenehm (Pruchno u.a. 1994). Für Eltern und Kinder kann der regelmäßige Besuch eine wichtige und beruhigende Erfahrung sein. Schwierig wird es, wenn Kinder so sehr von Schuldgefühlen geplagt werden, dass sie Besuche möglichst vermeiden oder von den Pflegekräften die perfekte Pflege verlangen, die sie selbst nicht leisten konnten.

Wird der Umzug in ein Pflegeheim erwogen, sollten Eltern und erwachsene Kinder miteinander darüber reden – je früher, desto besser, weil dann der Entscheidungsdruck nicht so hoch ist. Man kann gemeinsam Pflegeheime besichtigen und sich mit verschiedenen Broschüren kundig machen (s. Anhang). Zunehmend mehr ältere Menschen entscheiden sich in dieser Weise selbstbestimmt für einen Heimeinzug (Kruse u.a., 1992). Der Platz dort kann dann zur besten Lösung in der gegebenen Situation werden.

Manchmal müssen allerdings Entscheidungen kurzfristig getroffen werden, eine vorausschauende Planung ist in diesen Fällen nicht machbar.

War allerdings die Beziehung zwischen Eltern und erwachsenen Kindern nie so, dass man über heikle Themen offen und vertrauensvoll miteinander reden konnte, wird das auch in dieser Situation kaum möglich sein.

Es gibt also sowohl für die häusliche Pflege als auch für ein Wohnen mit Versorgung und Pflege eine ganze Reihe von Angeboten. Sie ermöglichen es Eltern, lange in ihrem eigenen Haushalt und auch relativ unabhängig von der Hilfe durch ihre Kinder zu leben. Denn für zunehmend mehr ältere Menschen ist die Selbstständigkeit auch im Hinblick auf die eigenen Kinder wichtig (Blaumeiser und Klie, 2002). Sie gestatten es aber auch, pflegende Angehörige zu entlasten, was ebenfalls für alle Beteiligten eine gute Lösung sein kann. Oft wird diese Hilfe aber von pflegenden Kindern und/oder ihren Eltern nicht akzeptiert oder nur, weil sie nicht zu umgehen ist. Stimmen sie in ihrer Entscheidung überein, ist dies die beste Lösung, wenn niemand dadurch überfordert ist. Haben sie aber unterschiedliche Bedürfnisse, muss man abwägen, wie viel Belastung wem zugemutet werden kann und ggf. darüber «in Verhandlungen treten», d.h. vermutlich Konfliktgespräche führen (s. Kap. 5).

Auch beim Wohnen mit angegliederten Hilfeleistungen findet man immer differenziertere Möglichkeiten. Sie kommen unterschiedlichen Bedürfnissen der Pflegebedürftigen entgegen und erfordern mehr oder weniger Engagement von den Angehörigen.

Wenn man sich auf diese Angebote einlässt, kann man Versorgungsmöglichkeiten entwickeln, die relativ gut den individuellen Bedürfnissen der Beteiligten entsprechen. Dann gibt es zwischen der häuslichen Pflege durch die Tochter oder den Sohn und einem Platz in einer stationären Einrichtung verschiedene Unterstützungsformen, in die vielleicht auch private Helfer eingebunden und die dem sich im Laufe der Zeit verändernden Hilfe- und Pflegebedarf angepasst werden können. Beratung durch Fachkräfte kann dabei helfen, solche «maßgeschneiderten» Lösungen zu finden (s. Kap. 11). Allerdings muss man sich darüber im Klaren sein, dass – trotz aller Dienste und Maßnahmen – Hilfe und Pflegebedarf eine besondere Belastung für den betroffenen Vater oder die Mutter und für die sie unterstützenden Kinder darstellt. Ist die Beziehung zwischen den Beteiligten vertrauensvoll und sicher, so ist das eine gute Voraussetzung, um diese Herausforderung zu meistern.

14. Helfen und sich helfen lassen

Trotz getrennter Haushalte besuchen sich ältere Eltern und ihre Kinder häufig oder rufen sich an. Wenn eine Generation in der Familie Hilfe braucht, handeln sie solidarisch und helfen sich gegenseitig. Eltern schenken ihren Kindern Geld und engagieren sich bei der Betreuung der Enkel. Viele erleben die Beziehung als eng, haben eine sichere Bindung zueinander und empfinden Zuneigung füreinander. Allerdings ist dies nicht immer der Fall. Es gibt auch spannungsreiche und distanzierte Verhältnisse zwischen Eltern und erwachsenen Kindern. Häufig handeln die Beteiligten trotzdem solidarisch, Pflicht- und Schuldgefühle können dann starke Beweggründe sein. Oft erleben sie auch widersprüchliche Gefühle: Sie suchen Nähe, wollen aber auch ihre Unabhängigkeit und Selbstbestimmung wahren, wollen helfen, wollen aber auch nicht ihr eigenes Leben aufgeben, empfinden Zuneigung, aber nicht nur füreinander, sondern auch zu anderen in der Familie und im Freundeskreis.

Dies ist auch so, wenn Eltern mit zunehmendem Alter Beeinträchtigungen erleben oder erkranken. Dann werden sie von ihren Kindern häufig emotional und praktisch unterstützt, die Kontakte mehren sich, alte Eltern und ihre Kinder rücken wieder stärker zusammen. Dadurch werden auch frühere Beziehungsmuster aktiviert, nicht nur zwischen den Eltern und Kindern, sondern oft auch zwischen den Kindern, die sich in der Versorgung mehr engagieren, und ihren Geschwistern.

Hilfe und Pflege kann die Beteiligten sehr bereichern, kann aber auch belasten: sowohl körperlich als auch psychisch, vor allem, wenn mit den früheren Beziehungsmustern auch alte, unverarbeitete Konflikte aktiviert werden.

Mit dieser Situation lässt sich besser umgehen, wenn man die psychische und Beziehungsseite erkennen, verstehen und von der praktischen Seite der Hilfe und Pflege unterscheiden kann.

Wir haben gesehen, dass es eine ganze Reihe von Unterstützungsmöglichkeiten für Pflegebedürftige und Pflegende gibt. Zum einen sind oft andere Angehörige, Nachbarn, Freunde bereit, kleine Aufgaben zu übernehmen. Außerdem gibt es inzwischen vielfältige Möglichkeiten von Information, Beratung, Gruppenangeboten und finanzieller Unterstützung. Daneben tragen technische Hilfen und ambulante Dienste sowie Betreutes Wohnen, Wohn- und Hausgemeinschaften zum Erhalt der Selbstständigkeit und zur Entlastung von hilfe- und pflegebedürftigen Eltern und ihren helfenden Angehörigen bei.

Auch bei erheblicher Pflegebedürftigkeit lassen sich mit Kurzzeitpflege, Tagespflege, Wohngruppen oder Hausgemeinschaften – vor allem für demenzkranke Pflegebedürftige – und Pflegeheimen zunehmend differenziertere Angebote finden. Nähe und Zusammenhalt müssen nicht darunter leiden, wenn diese Angebote für die körperliche Versorgung in Anspruch genommen werden.

Sie helfen allerdings nur, wenn man sie annehmen kann. Nach wie vor spielt die Familie in Deutschland die zentrale Rolle bei der Versorgung pflegebedürftiger Angehöriger, die Bereitschaft nimmt jedoch zu, ambulante und stationäre Angebote zu akzeptieren (Daatland u.a., 2003; Schneekloth und Müller, 2000). Dies ermöglicht vielen Familien, ihrem Bedürfnis nach solidarischem Handeln nachzugeben und sich dennoch nicht völlig zu verausgaben.

Solche Themen sind für die meisten Beteiligten eher angstbesetzt. Deshalb sollten sich Eltern und erwachsene Kinder frühzeitig informieren und in entspannter Atmosphäre ohne unmittelbaren Handlungsdruck gemeinsame Überlegungen anstellen. Da beide

Seiten betroffen sind, wäre es gut, wenn auch beide ihre Sichtweisen einbringen könnten und Zeit haben, darüber nachzudenken. Dabei ist es besser, möglichst ehrlich auch die eigenen Grenzen zu benennen und nicht große Versprechungen abzugeben, die nicht eingehalten werden können. Dann kann man in Ruhe Vorsorge treffen. Sicher wird das nicht immer möglich sein, sei es aufgrund äußerer Umstände, sei es, weil die Beziehung dies nicht ermöglicht, sei es, dass man erst bei der Pflege die eigenen Grenzen erfährt. Aber auch dann kann man noch nach Entlastungen zu suchen. Sie sind wichtig, um die Pflege durchhalten zu können, und tragen zum Wohlbefinden von Pflegebedürftigen und Pflegenden bei.

Hilfe- und Pflegebedürftigkeit zu akzeptieren ist nicht einfach und durchkreuzt bei beiden Generationen oft Wünsche und Vorstellungen von Leistungsfähigkeit, Unabhängigkeit und gesellschaftlichem Status. Hilfe- und Pflegebedürftigkeit in der eigenen Familie wird dann womöglich wie eine mittlere Katastrophe empfunden. Können wir aber Krankheit, Alter, Behinderung und Tod als Teil des Lebens akzeptieren, dann können uns diese Erfahrungen bereichern. Auch sie gehören zur Normalität und es trägt zur Selbstbestätigung und Entlastung bei, wenn man andere trifft, die sich in einer ähnlichen Lage befinden.

In diesem Buch habe ich Vieles aus der Sicht der jüngeren Generation dargestellt. Ich möchte daher zum Schluss noch jemanden aus der älteren Generation zu Wort kommen lassen:

Anna Becker ist 86 Jahre alt. Sie lebt alleine in einer Drei-Zimmer-Wohnung. Ihr Mann ist vor elf Jahren gestorben. Er hatte die Alzheimer-Krankheit und wurde von ihr gepflegt. Früher hatte sie bereits ihre Mutter gepflegt, die bei ihnen wohnte und kurz vor ihrem hundertsten Geburtstag starb. Zwei ihrer Söhne wohnen am selben Ort, der jüngste wohnt in einem Dorf, etwa 60 km entfernt. Alle drei Söhne sind verheiratet und bereits im Ruhestand, sie hat fünf Enkel und fünf Urenkel. Zu ihrer Familie hat sie engen Kontakt. An vergangenen Wochenende traf sie sich mit einer ihrer Enkelinnen und deren Familie, in der kommenden Woche fährt sie für 14 Tage zu ihrem jüngsten Sohn und seiner Frau. Zu ihrer Nachbarin hat sie ein sehr gutes Verhältnis, mit ihr bespricht sie auch, wenn sie etwas bedrückt. Außerdem hat sie einen großen Bekanntenkreis, sonntags spielt sie mit einigen Freundinnen Karten, alle vier Wochen geht sie mit einer Gruppe ehemaliger Mitschülerinnen essen.

Frau Becker ist eigentlich körperlich und geistig fit, hat aber ein Problem: Bei einer Hüftoperation wurde ein Nerv durchtrennt, so dass ein Bein taub ist. Dadurch ist sie beim Gehen erheblich beeinträchtigt, Treppen steigen fällt ihr schwer, und draußen muss sie zwei Gehhilfen verwenden. Sie geht jeden Tag spazieren, macht manchmal auch Besorgungen oder besucht jemanden, aber das sind schon Herausforderungen für sie.

Zwar sagt sie, sie sei unabhängig und es sei für sie wichtig, in ihrer eigenen Wohnung zu leben, akzeptiert aber auch die Unterstützung von anderen: Der älteste Sohn hat eine Bankvollmacht und erledigt für sie Bankgeschäfte und Schriftverkehr. Ihr mittlerer Sohn besucht sie jeden Tag und kauft für sie ein. Ihre Nachbarin putzt die Wohnung, erledigt manchmal auch Besorgungen. Wenn sie einen längeren Weg hat, fährt sie ihr Nachbar mit dem Auto. Sie erhält Essen auf Rädern, täglich frisch, das ihr gut schmeckt.

Im Moment ist sie mit ihrer Situation ganz zufrieden. Sollte sie mehr Hilfe brauchen, würde sie auch einen ambulanten Dienst in Anspruch nehmen. Ihr jüngster Sohn und ihre Schwiegertochter haben ihr bereits angeboten, dass sie zu ihnen kommen könnte, wenn sie gepflegt werden müsste. Sie haben sie auch vier Wochen lang nach der Hüftoperation versorgt. Allerdings hat diese Schwiegertochter ziemliche Probleme mit den Bandscheiben. Sollte Frau Becker dann bettlägerig sein, möchte sie die beiden nicht so belasten. In diesem Fall würde sie in ein Heim ziehen, hier am Ort. Dann wäre sie in der Nähe ihrer beiden anderen Söhne und würde auch von ihren Freundinnen, Bekannten und Nachbarn besucht. Lieber würde sie allerdings schon zu ihrem Sohn ziehen. Anders als ihre Freundin hat sie sich im Pflegeheim noch nicht angemeldet, weil sie sich die Entscheidung offen halten möchte.

Ihrem Eindruck nach haben viele alte Eltern und ihre erwachsenen Kinder ein gutes Verhältnis miteinander. Allerdings sind ihr auch Fälle bekannt, bei denen die Eltern ihren Kindern alles überschrieben haben und sich dann keiner um sie kümmert.

Sie findet die Angebote, die es heute für ältere Menschen gibt, gut. Ihr Ratschlag für andere Ältere ist: Sich körperlich und geistig nicht hängen lassen und sich nicht nur auf die Kinder verlassen, sondern auch selbst etwas tun.

Anhang

Literatur

Antonucci, T. C., und Jackson, J. S. (1990). The role of reciprocity in social support. In: B. R. Sarason, I. G. Sarason und G. R. Pierce (Hrsg.): Social support: an interactional view. New York. S. 178–198.

Argyle, M. (1990). Soziale Beziehungen. In: W. Stroebe, M. Hewstone, J.-P. Codol und G. M. Stephenson (Hrsg.): Sozialpsychologie. Berlin. S. 232–257.

Auhagen, A. E., und Salisch, M. von (Hrsg.) (1993). Zwischenmenschliche Beziehungen. Göttingen.

Barker, J. C. (2002). Neighbours, friends, and other nonkin caregivers of community living dependent elders. Journal of Gerontology: Social Sciences, *57B*, 158–167.

Baltes, M. M., Maas, I., Wilms, H.-U., und Borchelt, M. (1996). Theoretische Überlegungen und empirische Befunde. In: K. U. Mayer und P. B. Baltes (Hrsg.): Die Berliner Altersstudie. Berlin. S. 525–542.

Bartholomew, K. (1990). Avoidance of intimacy: An attachment perspective. Journal of Social and Personal Relationships, *7*, 147–178.

Battegay, R., und Rauchfleisch, U. (Hrsg.) (1990). Menschliche Autonomie. Basel.

Baumeister, R. F., Stillwell, A. M., und Heatherton, T. F. (1994). Guilt: an interpersonal approach. Psychological Bulletin, *115*, 243–267.

Berkel, K. ([5]1997). Konflikttraining. Heidelberg.

Bertram, H. (1995). Das Individuum und seine Familie: Lebensformen, Familienbeziehungen und Lebensereignisse im Erwachsenenalter. Opladen.

Bertram, H. (2000). Die verborgenen familiären Beziehungen in Deutschland: Die multilokale Mehrgenerationenfamilie. In: M. Kohli und M. Szydlik (Hrsg.): Generationen in Familie und Gesellschaft. Opladen. S. 97–121.

Bickel, H. (2001). Demenzen im höheren Lebensalter: Schätzungen des Vorkommens und der Versorgungskosten. Zeitschrift für Gerontologie und Geriatrie, *34*, 108–115.

Bierhoff, H. W. (1995). Liebe. In: M. Amelang, H.-J. Ahrens und H. W. Bierhoff (Hrsg.): Attraktion und Liebe. Göttingen. S. 197–234.

Bierhoff, H. W., und Grau, I. (1999). Romantische Beziehungen. Bern.

Blaumeiser, H., und Klie, T. (2002). Zwischen Mythos und Modernisierung. Pflegekulturelle Orientierung im Wandel und die Zukunft der Pflege. In: A. Motel-Klingebiel, H.-J. v. Kondratowitz und C. Tesch-Römer (Hrsg.): Lebensqualität im Alter. Opladen. S. 159–173.

Blosser-Reisen, L. (1982). Handlungsspielräume und Grenzen der selbständigen Haushaltsführung im Alter – ein Beitrag zur Bestimmung des Hilfebedarfs. Zeitschrift für Gerontologie, *15*, 142–149.
Bowlby, J. (1979). Das Glück und die Trauer. Stuttgart.
Bracker, M., Dallinger, U., Karden, G., und Tegethoff, U. (1988). Die Pflegebereitschaft der Töchter. Wiesbaden.
Brücker, H. 1994. Sozialer Stress, Defensives Coping und Erosion der Kontrollüberzeugung. Münster.
Bundesministerium für Familie und Senioren (BMFuS). (Hrsg.) (1993). Erster Altenbericht. Die Lebenssituation älterer Menschen in Deutschland. Bonn.
Bundesministerium für Familie, Senioren, Frauen und Jugend (BMFSFJ) (Hrsg.) (1998). Zweiter Altenbericht. Wohnen im Alter. Bonn.
Bundesministerium für Familie, Senioren, Frauen und Jugend (BMFSFJ) (Hrsg.) (2001). Dritter Bericht zur Lage der älteren Generation. Berlin.
Bundesministerium für Familie, Senioren, Frauen und Jugend (BMFSFJ) (Hrsg.) (2002). Vierter Bericht zur Lage der älteren Generation. Berlin.
Carpenter, B. D. (2001). Attachment bonds between adult daughters and their mothers. Associations with contemporary caregiving. Journals of Gerontology: Psychological Sciences, *56B*, 257–266.
Carstensen, L. L. (1991). Socioemotional selectivity theory. Social activity in lifespan context. Annual Review of Gerontology and Geriatrics, *11*, 195–217.
Chappell, N. L., Reid, R. C., und Dow, E. (2001). Respite reconsidered. A typology of meanings based on the caregiver's point of view. Journal of Aging Studies, *15*, 201–216.
Cicirelli, U. G. (1991). Attachment theory in old age: protection of the attached figure. In: K. Pillemer und K. McCartney (Hrsg.): Parent-child relations throughout life. New Jersey. S. 25–42.
Cicirelli, V. G. (1993). Attachment and obligation as daughters' motives for caregiving behavior and subsequent effect on subjective burden. Psychology and Aging, *8*, 144–155.
Clarke, E. J., Preston, M., Raskin, J., und Bengtson, V. L. (1999). Types of conflicts and tensions between older parents and adult children. The Gerontologist, *39*, 261–270.
Crose, R. (1994). Family bonding and attachment patterns in late life. Family Therapy, *21*, 217–221.
Csikszentmihalyi, M. ([3]1993). Flow. Das Geheimnis des Glücks. Stuttgart.
Daatland, S. O., Herlofson, K., Motel-Klingenbiel, A., und Zeman, P. (2003). Wechselwirkungen von familiärer Hilfe und Unterstützung durch den Wohlfahrtsstaat. Ergebnisse aus dem Projekt OASIS. informationsdienst altersfragen, *30*, 2–5.

Davila, J., Burge, D., und Hammen, C. (1997). Why does attachment style change? Journal of Personal and Social Psychology, *73*, 826–838.
Delhees, K.H. (1979). Interpersonelle Konflikte und Konflikthandhabung in Organisationen. Bern.
Deutsches Institut für Medizinische Dokumentation und Information (Hrsg.) (1994). ICD–10 Internationale statistische Klassifikation der Krankheiten und verwandter Gesundheitsprobleme. Köln.
Diewald, M. (1991). Soziale Beziehungen: Verlust oder Liberalisierung? Berlin.
Domdey, C. (1996). Der dementiell erkrankte Mensch in der Familie. Anregungen zum verstehenden Umgang und Aspekte der Betreuung. Köln.
Dunkel-Schetter, C., und Bennett, T.L. (1990). Differentiating the cognitive and behavioral aspects of social support. In: B.R. Sarason, I.G. Sarason und G.R. Pierce (Hrsg.): Social support: An interactional view. New York. S. 267–296.
Ernst, C. (1997). Epidemiologie depressiver Störungen. In: H. Radebold, R.D. Hisch, J. Kipp, R. Kortus, G. Stoppe, B. Struwe und C. Wächtler (Hrsg.): Depressionen im Alter. Darmstadt. S. 2–11.
Feichtinger, L., Thiele, C., Baumann, U., Mitmannsgruber, H., und Somweber, M. (2002). Der Umzug ins Seniorenheim aus der Sicht von nicht institutionalisierten Senioren. Zeitschrift für Gerontopsychologie und -psychiatrie, *15*, 125–137.
Fingerman, K.L. (2001). A distant closeness. Intimacy between parents and their children in later life. Generations, *25*, 26–33.
Fuchs, J. (1999). Die Situation von Pflegenden. Nachrichtendienst des Deutschen Vereins für öffentliche und private Fürsorge, *79*, 337–341.
Gertz, H.-J. (1997). Morphologische Befunde bei dementiellen Erkrankungen. In: H. Förstl (Hrsg.): Lehrbuch der Gerontopsychiatrie. Stuttgart. S. 58–70.
Giarrusso, R., Stallings, M., und Bengtson, V.L. (1995). The «Intergenerational Stake» hypothesis revisited: Parent-child differences in perceptions of relationships 20 years later. In: V. L. Bengtson, K.W. Schaie und L.M. Burton (Hrsg.): Adult intergenerational relations: Effects of social change. New York. S. 227–296.
Gilberg, R. (2000). Hilfe- und Pflegebedürftigkeit im hohen Alter: eine Analyse des Bedarfs und der Inanspruchnahme von Hilfeleistungen. Berlin.
Görgen, T. (2002). Gewalt gegen Ältere im persönlichen Nahraum: Wissenschaftliche Begleitung und Evaluation eines Modellprojekts. Stuttgart.
Gomille, B. (2001). Unsicher-präokkupierte mentale Bindungsmodelle. In: M. Gloger-Tippelt (Hrsg.): Bindung im Erwachsenenalter. Bern. S. 201–225.

Gottlieb, B. H., und Wagner, F. (1991). Stress and support processes in close relationsships. In: J. Eckenrode (Hrsg.): The social context of coping. New York. S. 165–188.
Griffin, D., und Bartholomew, K. (1994). Models of self and other. Journal of Personality and Social Psychology, *67*, 430–445.
Gross, H. (1993). Rechtsfragen des alten Menschen. Frankfurt a. M.
Gräßel, E. (1998). Häusliche Pflege dementiell und nicht dementiell Erkrankter. Teil II: Gesundheit und Belastung der Pflegenden. Zeitschrift für Gerontologie und Geriatrie, *31*, 57–62.
Gräßel, E. (2000). Warum pflegen Angehörige. Ein Pflegemodell für die häusliche Pflege im höheren Lebensalter. Zeitschrift für Gerontopsychologie und -psychiatrie, *13*, 85–94.
Gunzelmann, T. (1991). Problemsituation und Beratung von Angehörigen dementiell erkrankter älterer Menschen: Stand der Forschung und Praxis. Zeitschrift für Gerontopsychologie und -psychiatrie, *4*, 41–56.
Härtl, M. (1996). Auszug aus dem Elternhaus – «Nesthocker» und «Nestflüchter». In: W. Bien (Hrsg.): Familie an der Schwelle zum neuen Jahrtausend. Wandel und Entwicklung familialer Lebensformen. Opladen. S. 82–88.
Hautzinger, M., und Hoffmann, N. (Hrsg.) (1979). Depression und Umwelt. Salzburg.
Hinde, R. (1993). Auf dem Weg zu einer Wissenschaft zwischenmenschlicher Beziehungen. In: A. E. Auhagen und M. v. Salisch (Hrsg.): Zwischenmenschliche Beziehungen. Göttingen. S. 7–36.
Heckhausen, J., und Krueger, J. (1993). Developmental expectations for the self and most other people: age grading in three functions of social comparison. Developmental Psychology, *29*, 539–548.
Hooker, K., Bowman, S. R., Coehlo, D. P., Lim, S. R., Kaye, J., Guariglia, R., und Li, F. (2002). Behavioral change in persons with dementia: Relationships with mental and physical health of caregivers. Journal of Gerontology: Psychological Sciences, *57B*, 453–460.
Ikkink, K. K., Tilburg, T. van, und Knipscheer, K. C. P. M. (1999). Perceived instrumental support exchanges in relationships between elderly parents and their adult children: normative and structural explanations. Journal of Marriage and the Family, *61*, 832–844.
Intrieri, R. C., und Rapp, S. R. (1994). Self-control skillfulness and caregiver burden among help-seeking elders. Journal of Gerontology: Psychological Sciences, *49*, 19–23.
Institut für Sozialforschung und Sozialwirtschaft e. V. (Hrsg.) (2002). Auslaufmodell Pflegeheim? Die Zukunft der stationären Pflege und innovative Ansätze im BMG-Modellprogramm. Saarbrücken.

Keefe, J. M., und Fancey, P. J. (2002). Work and eldercare. Reciprocity between older mothers and their employed daughters. Canadian Journal on Aging, *21*, 229–241.

Klie, T. (Hrsg.) (2002). Wohngruppen für Menschen mit Demenz. Hannover.

Kliegl, P. (1989). Kognitive Plastizität und altersbedingte Grenzen am Beispiel des Erwerbs einer Gedächtnistechnik. In: M. Baltes, M. Kohli und K. Sames (Hrsg.): Erfolgreiches Altern. Bern. S. 278–282.

Knieper, J., und Walther, G. (2001). Patiententestament, Patientenverfügung: «… damit mein Wille respektiert wird.» Frankfurt a. M.

Kohli, M., und Kühnemund, H. (Hrsg.) (2000). Die zweite Lebenshälfte. Opladen.

Krause, A. M., und Haferkamp, B. E. (1996). Attachment in adult child-older parent relationships. Journal of Counseling and Development, *75*, 83–92.

Kremer-Preis, U., und Stolarz, H. 2003. Wohngemeinschaften mit Betreuung. Pro Alter, *36*, 6–9.

Kruse, A., Kröhn, R., Langerhans, G., und Schneider, C. (1992). Konflikt- und Belastungssituationen in stationären Einrichtungen der Altenhilfe und Möglichkeiten ihrer Bewältigung. Stuttgart.

Kruse, A., und Schmitt, E. (1995). Die psychische Situation hilfs- und pflegebedürftiger älterer Menschen. Zeitschrift für Gerontopsychologie und -psychiatrie, *8*, 273–287.

Künzel-Schön, M. (2000). Bewältigungsstrategien älterer Menschen. Weinheim.

Laireiter, A., und Lettner, K. (1993). Belastende Aspekte sozialer Netzwerke und sozialer Unterstützung. In: A. Laireiter (Hrsg.): Soziales Netzwerk und soziale Unterstützung. Bern. S. 101–111.

Lazarus, R. S., und Folkman, S. (1984). Stress, appraisal, and coping. New York.

Lettke, F. (2002). Pflegen wollen, sollen, müssen oder dürfen? Zur Ambivalenz von Generationenbeziehungen im Alter. In: A. Motel-Klingenbiel, H.-J. von Kondratowitz und C. Tesch-Römer (Hrsg.): Lebensqualität im Alter. Opladen. S. 71–94.

Lüscher, K. (2000). Die Ambivalenz von Generationenbeziehungen – eine allgemeine heuristische Hypothese. In: M. Kohli und M. Szydlik (Hrsg.): Generationen in Familie und Gesellschaft. Opladen.

Lüscher, K., und Pillemer, K. (1998). Intergenerational ambivalence: a new approach to the study of parent-child relations in later life. Journal of Marriage and the Family, *60*, 413–425.

MacRae, H. (2002). The identity maintenance work of family members of persons with Alzheimer's disease. Canadian Journal on Aging, *21*, 405–415.

Magai, C., und Cohen, C.I. (1998). Attachment style and emotion regulation in dementia patients and their relation to caregiver burden. Journal of Gerontology: Psychological Sciences, *53B*, 147–154.
Main, M. (2001). Aktuelle Studien zur Bindung. In: G. Gloger-Tippelt (Hrsg.): Bindung im Erwachsenenalter. Bern. S. 1–51.
Marbach, J. H. (1997). Sozialer Tausch unter drei familiär gebundenen Generationen. In: J. Mansel, G. Rosenthal und A. Tölke (Hrsg.): Generationen-Beziehungen, Austausch und Tradierung. Opladen. S. 85–96.
May, A. T. (1998). Betreuungsrecht und die Selbstbestimmung am Lebensende. Bochum.
Meier, D., Ermini-Fünfschilling, D., Monsch, A. U., und Stähelin, H. B. (1999). Pflegende Familienangehörige von Demenzpatienten. Ihre Belastungen und ihre Bedürfnisse. Zeitschrift für Gerontopsychologie und psychiatrie, *12*, 85–96.
Meuser, T. M., und Marwit, S. J. (2001). A comprehensive, stage-sensitive model of grief in dementia caring. The Gerontologist, *41*, 658–670.
Miller, B., Townsend, A., Carpenter, E., Montgomery, R. V. J., Stull, D., und Young, R. F. (2001). Social support and caregiver distress: a replication analysis. Journal of Gerontology: Social Sciences, *56B*, 249–256.
Mitarbeiterinnen und Mitarbeiter der Betreuungsstelle Frankfurt am Main ([2]2001). Versorgungsvollmacht und Betreuungsverfügung. Frankfurt a. M.
Mummendey, A., und Simon, B. (1997). Identität und Verschiedenheit. Bern.
Neundorfer, M. M., McClendon, M. J., Smyth, K. A., Stuckey, J. C., Strauss, M. E., und Patterson, M. B. (2001). A longitudinal study of the relationship between levels of depression among persons with Alzheimer's disease and levels of depression among their family caregivers. Journal of Gerontology: Psychological Sciences, *56B*, 301–313.
Neyer, F. J., und Lang, F. R. (2003). Wie dick ist Blut? Psychologie heute, *30*, 34–38.
Osterland, A. (2000). Nicht allein und nicht ins Heim. Alternative: Alten-WG. Paderborn.
Oswald, W. D., Hagen, B., und Rupprecht, R. (1998). Bedingungen der Erhaltung und Förderung von Selbständigkeit im höheren Lebensalter (SIMA) – Teil X: Verlaufsanalyse des kognitiven Status. Zeitschrift für Gerontopsychologie und -psychiatrie, *11*, 202–221.
Pardey, K.-D. (2000). Betreuungs- und Unterbringungsrecht in der Praxis. Baden-Baden.
Piercy, K. W. (2001). ‹We couldn't do without them›: The value of close relationships between older adults and their nonfamily caregivers. Generations, *25*, 41–47.

Pillemer, K., und Suitor, J.J. (1991). Relationships with children and distress in the elderly. In: K. Pillemer und K. McCartney (Hrsg.): Parent-child relations throughout life. Hillsdale, New Jersey. S. 163–178.

Powers, D. V., Gallagher-Thompson, D., und Kraemer, H. C. (2002). Coping and depression in Alzheimer's caregivers: Longitudinal evidence of stability. Journal of Gerontology: Psychological Sciences, *57B*, 205–211.

Pruchno, R. A., Peters, N. D., Kleban, M. H., und Burant, C. J. (1994). Attachment among adult children and their institutionalized parents. Journal of Gerontology: Social Sciences, *49*, 209–218.

Reichert, M. (1993). Hilfeverhalten gegenüber alten Menschen. Essen.

Roberto, K. A. (1989). Exchange and equity in friendships. In: R. G. Adams und R. Blieszner (Hrsg.): Older adult friendship: structure and process. Newbury Park. S. 147–165.

Rook, K. S. (1989). Strains in older adult's friendship. In: R. G. Adams und R. Blieszner (Hrsg.): Older adult friendship: structure and process. Newbury Park. S. 166–194.

Rossi, A. S., und Rossi, P. H. (1990). Of human bonding. New York.

Sapolsky, R. M. (1994). Warum Zebras keine Migräne kriegen. Wie Stress den Menschen krank macht. München.

Saup, W. (2003). Betreutes Seniorenwohnen im Urteil der Bewohner. Augsburg.

Schaie, W. K. (1986). Intelligence. In: G. L. Maddox (Hrsg.): The encyclopedia of aging. New York. S. 357–358.

Schneekloth, U., und Müller, U. (2000). Wirkungen der Pflegeversicherung. Baden-Baden.

Schneekloth, U., und Potthoff, P. (1993). Hilfe- und Pflegebedürftige in privaten Haushalten. Stuttgart.

Smith, J., und Baltes, P. B. (1993). Differential psychological ageing: profiles of the old and very old. Ageing and Society, *13*, 551–587.

Spruytte, N., Van Audenhove, C., und Lammertyn, F. (2001). Predictors of institutionalization of cognitively-impaired elderly cared for by their relatives. International Journal of Geriatric Psychiatry, *16*, 1119–1128.

Statistisches Bundesamt Deutschland (2003). Soziale Pflegeversicherung. *www.destatis.de*. Stand vom 07.07.03.

Steinhagen-Thiessen, E., und Borchelt, M. (1996). Morbidität, Medikation und Funktionalität im Alter. In: K. U. Mayer und P. B. Baltes (Hrsg.): Die Berliner Altersstudie. Berlin. S. 151–183.

Stosberg, M. (1995). Alter und Familie. Frankfurt a. M.

Suitor, J. J., und Pillemer, K. (1991). Family conflict when adult children and elderly parents share a home. In: K. Pillemer und K. McCartney (Hrsg.): Parent-child relations through life. Hillsdale, New Jersey, S. 179–199.

Szydlik, M. (2000). Lebenslange Solidarität? Generationenbeziehungen zwischen erwachsenen Kindern und ihren Eltern. Opladen.

Trommsdorf, G., und Friedlmeyer, W. (1999). Emotionale Entwicklung im Kulturvergleich. In: W. Friedlmeyer und M. Holodynski (Hrsg.): Emotionale Entwicklung. Heidelberg. S. 275–293.

Wagner, M., Schütze, Y., und Lang, F. R. (1996). Soziale Beziehungen alter Menschen. In: K. U. Mayer und P. B. Baltes (Hrsg.): Die Berliner Altersstudie. Berlin. S. 301–319.

Wagner-Link, A. (³2001). Verhaltenstraining zur Stressbewältigung. Stuttgart.

Weber, H. (1994). Ärger. Psychologie einer alltäglichen Emotion. Weinheim.

Weinert, F. E. (1992). Altern in psychologischer Perspektive. In: P. B. Baltes und J. Mittelstraß (Hrsg.): Zukunft des Alterns und gesellschaftliche Entwicklung. Berlin. S. 180–203.

Wenger, G., Davies, R., Shahtahmasebi, S., und Scott, A. (1996). Social isolation and loneliness in old age – review and model refinement. Ageing and Society, *16*, 333–358.

Wensauer, M. (1999). Bindung, soziale Unterstützung und Zufriedenheit im höheren Erwachsenenalter. In: G. Spangler und P. Zimmermann (Hrsg.): Die Bindungstheorie. Stuttgart. S. 232–248.

Wentowski, G. J. (1981). Reciprocity and the coping strategies of older people: Cultural dimensions of network building. The Gerontologist, *21*, 600–609.

Werpers, K. (1999). Konflikte in Organisationen. Eine Feldstudie zur Analyse interpersonaler und intergruppaler Konfliktsituationen. Münster. S. 1–46.

Wethington, E., und Kessler, R. C. (1986). Perceived social support, received social support and adjustment to stressful life events. Journal of Health and Social Behavior, *27*, 78–89.

Wetterling, T. (2001). Gerontopsychiatrie. Berlin.

Wißmann, P. (1994). Erfolgreiche Rehabilitation älterer Menschen. Soziale Arbeit, *43*, 419–421.

Whitbeck, L. B., Simons, R. L., und Conger, R. D. (1991). The effects of early family relationships on contemporary relationships and assistance patterns between children and their parents. Journal of Gerontology: Social Sciences, *46*, 330–337.

Wilz, G. (2002). Belastungsverarbeitung bei pflegenden Angehörigen von Demenzkranken. Göttingen.

Zank, S., und Baltes, M. M. (1998). Förderung von Selbstständigkeit und Lebenszufriedenheit alter Menschen in stationären Einrichtungen. In: A. Kruse (Hrsg.): Psychosoziale Gerontologie. Göttingen. S. 62–72.

Zaudig, M., und Berberich, G. (2001). Demenzen im Alter. Bremen.

Adressen und weitere Informationsquellen in Deutschland, Österreich und der Schweiz

Deutschland

Literatur zu Vollmachten und Verfügungen

Knieper, J., und Walther, G. (2001). Patiententestament, Patientenverfügung: «... damit mein Wille respektiert wird». Frankfurt a. M.

Mitarbeiterinnen und Mitarbeiter der Betreuungsstelle Frankfurt am Main ([2]2001). Vorsorgevollmacht und Betreuungsverfügung. Frankfurt a. M.

Bundesministerium für Justiz (2001). Das Betreuungsrecht. Bonn.
Die Broschüre war im August 2003 vergriffen und kann nur im Internet eingesehen und heruntergeladen werden unter *www.bmj.bund.de*

Bundesministerium für Gesundheit und Soziale Sicherung. Bundesministerium für Justiz (2003). Patientenrecht in Deutschland. Leitfaden für Patienten und Ärzte. Bonn.
Die Broschüre ist zu beziehen über: GVP Gemeinnützige Werkstätten Bonn, BMJ-Broschürenversand, Maarstraße 98 a, 53227 Bonn, E-Mail: *bmj.@gvp-bonn.de*, Internet: *www.bmj.bund.de*

Information und Beratung bei Erkrankungen im Alter

Die folgenden Vereinigungen bieten Informationen und Beratung über die jeweilige Erkrankung, über rechtliche und finanzielle Fragen, ermöglichen Kontakte und Austausch für Betroffene und ihre Angehörigen. Ansprechpartner sind (außer bei der Stiftung Deutsche Schlaganfall-Hilfe) örtlich zuständige Gruppen, die über die angegebenen Adressen zu finden sind.

Deutsche Alzheimer-Gesellschaft e. V.
Friedrichstraße 236
10969 Berlin
Tel.: 030/2593795-0
Alzheimer-Telefon (Beratung): 0180/3171017
(Montag bis Donnerstag, 9.00–18.00 Uhr, Freitag 9.00–15.00 Uhr)
E-Mail-Beratung: *info@deutsche-alzheimer.de*
Internet: *www.deutsche-alzheimer.de*

Bundesverband der deutschen Parkinson-Vereinigung e. V.
Moselstraße 31
41464 Neuss
Tel.: 02131/41016 (Montag bis Donnerstag, 8.00–16.30 Uhr,
Freitag, 8.00–14.30 Uhr)
E-Mail: *info@parkinson-vereinigung.de*
Internet: *www.parkinson-vereinigung.de*

Deutsche Rheuma-Liga Bundesverband e. V.
Maximilianstraße 14
53111 Bonn
Tel.: 0228/76606-20
E-Mail: *drl.bv@t-online.de*
Internet: *www.rheuma-liga.de*

Stiftung Deutsche Schlaganfall-Hilfe
Carl-Bertelsmann-Straße 256
33311 Gütersloh
Service- und Beratungszentrum: Tel.: 01 80/5093093
(Montag bis Freitag, 9.00–17.00 Uhr)
Expertenrat: Tel.: 01 80/5093093 (jeden 2. und 4. Mittwoch im Monat,
15.00–17.00 Uhr)
E-Mail: *info@schlaganfall-hilfe.de*
(Bei E-Mail bitte immer Telefon-Nummer angeben)
Internet: *www.schlaganfall-hilfe.de*

Powell, J. (2002). Hilfen zur Kommunikation bei Demenz. Köln.
Zu beziehen über: Kuratorium Deutsche Altershilfe, An der Pauluskirche 3,
50677 Köln. Tel.: 0221/931847-0 oder über das Internet: *www.kda.de*

Beratung und Angehörigengruppen

AWO – Arbeiterwohlfahrt
Bundesgeschäftsstelle
Marie-Juchacz-Haus
Oppelner Straße 130
53119 Bonn
Tel.: 0228/6685-164
E-Mail: *info@awobu.awo.org*
Internet: *www.awo.org*

Deutscher Caritasverband e. V.
Karlstraße 40
79104 Freiburg im Breisgau
Tel.: 0761/200-418
E-Mail: *presse@caritas.de*
Internet: *www.caritas.de*

Deutsches Rotes Kreuz
Generalsekretariat
Carstennstraße 58
12205 Berlin
Tel.: 030/85404-0
E-Mail: *drk@drk.de*
Internet: *www.drk.de*

Der Paritätische Gesamtverband e. V.
Oranienburger Straße 13–14
10178 Berlin
Tel.: 030/24636-0
E-Mail: *info@paritaet.org*
Internet: *www.paritaet.org*

Diakonisches Werk der EKD. e. V.
Hauptgeschäftsstelle
Stefflenbergstraße 76
70010 Stuttgart
Tel.: 0711/2159-0
E-Mail: *diakonie@diakonie.de*
Internet: *www.diakonie.de*

Dies sind die Geschäftsstellen von Freien Trägern der Wohlfahrtspflege. Beratungsangebote und Angehörigengruppen werden von den regionalen Einrichtungen vorgehalten. Diese findet man entweder im Telefonbuch oder über die oben angegebenen Adressen.

Informationen zur Pflege

Besselmann, K., Fillibeck, H., und Sowinski, C. (2003). Qualitätshandbuch Häusliche Pflege in Balance – Wege zu einer familienorientierten Pflege. Ein Handbuch für beruflich Pflegende, pflegende Angehörige und Menschen mit Hilfe- und Pflegebedarf. Köln.
Zu beziehen über: Kuratorium Deutsche Altershilfe, An der Pauluskirche 3, 50677 Köln. Tel.: 0221/931847-0 oder über das Internet: *www.kda.de*

Bundesministerium für Gesundheit und Soziale Sicherung (Hrsg.) (2001). Pflegen zuhause. Ratgeber für die häusliche Pflege. Bonn.
Die Broschüre kann bestellt werden über die Deutsche Vertriebsgesellschaft, Postfach 11 42, 53333 Meckenheim, Tel.: 0 22 25/92 61 44, E-Mail: *dgv@dsb.net*

Verbraucher-Zentrale Nordrhein-Westfalen e. V. (Hrsg.) (2002). Pflegende Angehörige. Balance zwischen Fürsorge und Entlastung. Düsseldorf.
Die Broschüre kann bestellt werden bei der Verbraucher-Zentrale Nordrhein-Westfalen e. V., Mintropstraße 27, 40215 Düsseldorf, Tel.: 02 11/3809-0, E-Mail: *publikationen@vz-nrw.de*

Informationen zur Wohnraumanpassung

Bundesarbeitsgemeinschaft Wohnungsanpassung
c/o Sozialwissenschaftliches Forschungs- und Beratungsinstitut Bielefeld
33611 Bielefeld
Tel: 05 21/98 25 56 64
E-Mail: *info@wohnungsanpassung.de*
Internet: *www.wohnungsanpassung.de*

Stolarz, H. (1996). Wohnraumanpassung – Kleine Maßnahmen mit großer Wirkung. Reihe: vorgestellt 57. Köln.
Zu beziehen über: Kuratorium Deutsche Altershilfe, An der Pauluskirche 3, 50677 Köln. Tel.: 02 21/93 18 47-0 oder über das Internet: *www.kda.de*

Wohnraumberatung wird auch von der zuständigen Pflegekasse oder von regionalen Einrichtungen Freier Träger der Wohlfahrtspflege durchgeführt. Deren Anschriften findet man im Telefonbuch oder über die oben genannten Anschriften (unter «Beratung und Angehörigengruppen»).

Informationen, Einrichtungen und Initiativen zum Thema «Gewalt im Alter»

Diakonisches Werk Berlin-Brandenburg e. V. (2002). Gewalt in der Pflege alter Menschen. Berlin.
Die Broschüre ist zu beziehen über: Diakonisches Werk Berlin-Brandenburg e.V. – Die Direktorin – Sekretariat Frau Bachmann, Paulsenstraße 55–56, 12163 Berlin. Tel.: 030/82097-158.
E-Mail: *bachmann.r@diakoniebb.de*

Pflege in Not
Beratungs- und Beschwerdestelle bei Konflikt und Gewalt
in der Pflege alter Menschen
Zossener Straße 24
10961 Berlin
Tel.: 030/69598989

Pflege-Notruftelefon Niedersachsen
Sozialverband Deutschland e. V.
Landesverband Niedersachsen
Herschelstraße 31
30159 Hannover
Tel.: 0180/2000872

Initiative gegen Gewalt im Alter e. V. Siegen
Hauptstraße 56
57074 Siegen-Kaan
Tel.: 0271/6609787

Städtische Beschwerdestelle für Probleme in der Altenpflege
Direktorium Rathaus
Marienplatz 8
80331 München
Tel.: 089/23320660

Informationen zur Pflegeversicherung

Bundesministerium für Gesundheit und Soziale Sicherung (Hrsg.) (2003). Pflegeversicherung. Bonn.
Die Broschüre gibt Informationen über die Pflegeversicherung, wie sie funktioniert und was sie leistet.

Bundesministerium für Gesundheit und Soziale Sicherung (Hrsg.) (2003). Pflegeversicherung Textausgabe. Bonn.
Dies ist eine Zusammenstellung der wesentlichen Vorschriften des Pflegeversicherungsrechts.

Die beiden Broschüren können im Internet eingesehen und aus ihm heruntergeladen werden über das Bundesministerium für Gesundheit und Soziale Sicherung (*www.bmgesundheit.de*) unter den Stichwörtern «Gesundheit», «Publikationen», Broschüren», «Pflege». Bestellen lassen sie sich über die Deutsche Vertriebsgesellschaft, Postfach 1142, 53333 Meckenheim, Tel.: 02225/926144, E-Mail: *dgv@dsb.net*.

Außerdem gibt es beim Bundesministerium für Gesundheit und Soziale Sicherung ein Bürgertelefon für Fragen zur Pflegeversicherung:

Bundesministerium für Gesundheit und Soziale Sicherung
Postfach 500
53108 Bonn
E-Mail: *info@bmgs.bund.de*
Internet: *www.bmgesundheit.de*
Bürgertelefon: 0800/515 15-8

Informationen zum Schwerbehindertenausweis

Informationen gibt das zuständige Versorgungsamt oder der zuständige Ortsverband des Sozialverband VdK. Die örtlich zuständige Einrichtung findet man über das Telefonbuch oder über den Bundesverband:

Sozialverband VdK Deutschland e. V.
Wurzerstraße 49
53175 Bonn
Tel.: 0228/82093-0
E-Mail: *kontakt@vdk.de*
Internet: *www.vdk.de*

Informationen zum Grundsicherungsgesetz

Das Grundsicherungsgesetz kann im Internet eingesehen und aus ihm heruntergeladen werden über das Bundesministerium für Gesundheit und Soziale Sicherung unter den Stichworten «Soziale Sicherung», «Grundsicherung», «Grundsicherungsgesetz» (*www.bmgesundheit.de*)

Haus-Notruf-System

Arbeiter-Samariter-Bund Deutschland e. V.
Bundesgeschäftsstelle
50937 Köln
Tel.: 0221/47605-0
E-Mail: *asb-bv@asb-online.de*
Internet: *www.asb.de*

Johanniter-Unfall-Hilfe e. V.
Bundesgeschäftsstelle
Lützowstraße 94
10785 Berlin

Servicetelefon: 01 80/5 10 11 99
E-Mail: *info@johanniter.de*
Internet: *www.johanniter.de*

Malteser Hilfsdienst gGmbH
Bundesgeschäftsstelle
Kalker Hauptstr. 22–24
51103 Köln
Tel.: 02 21/98 22-01
E-Mail: *malteser@maltanet.de*
Internet: *www.malteser.de*

Sozialverband VdK Deutschland e. V.
Wurzerstraße 49
53175 Bonn
Tel.: 02 28/8 2093-0
E-Mail: *kontakt@vdk.de*
Internet: *www.vdk.de*

Haus-Notruf-Systeme werden z. T. auch von den Freien Wohlfahrtsverbänden angeboten.
In der Regel findet man die örtlich zuständige Einrichtung über das Telefonbuch oder über die Internet-Adresse. Die oben genannten Geschäftsstellen geben auch Auskunft, die Anschrift der Geschäftsstelle des Sozialverbands VdK ist unter dem Stichwort «Schwerbehindertenausweis», die Anschriften der freien Wohlfahrtsverbände sind unter dem Stichwort «Beratung und Angehörigengruppen» zu finden.

Hausnotrufsysteme verschiedener Anbieter werden bewertet in der Zeitschrift:
Test (herausgegeben von der Stiftung Warentest), Nr. 7, 2003, S. 88–92.

Essen auf Rädern und Haushaltshilfen

Essen auf Rädern und Haushaltshilfen werden von verschiedenen Vereinen und Verbänden angeboten. In der Regel findet man die örtlich zuständige Einrichtung über das Telefonbuch oder über die Internet-Adresse. Die o. a. Bundesgeschäftsstellen der Wohlfahrtsverbände geben auch Auskunft, sie sind unter dem Stichwort «Beratung und Angehörigengruppen» zu finden, der ASB (Arbeiter-Samariter-Bund), die Johanniter-Unfall-Hilfe und der Malteser Hilfsdienst unter dem Stichwort «Haus-Notruf-System».

Informationen zum Betreuten Wohnen, zu Wohngruppen und Hausgemeinschaften

KDA und Deutscher Mieterbund (DMB) (Hrsg.) (2000). Anforderungen an das Betreute Wohnen – Qualitative Mindeststandards und Musterverträge. Köln.
Die Schrift ist zu beziehen über: Kuratorium Deutsche Altershilfe, An der Pauluskirche 3, 50677 Köln, Tel.: 02 21/93 18 47-0 oder über das Internet: *www.kda.de*
Kontakt: KDA, Grundlagenreferat «Wohnen im Alter», Ursula Kremer-Preiß, Tel.: 02 21/93 18 47-38

Bundesarbeitsgemeinschaft der Senioren-Organisationen. Broschüre: Betreutes Wohnen und Seniorenheime. Mit Checkliste.
Man kann die Broschüre im Internet einsehen und herunterladen oder beziehen über:
Bundesarbeitsgemeinschaft der Senioren-Organisationen (BAGSO) e. V., Eifelstraße 9, 53119 Bonn, Tel: 02 28/249993-c, E-Mail: *kontakt@bagso.de*, Internet: *www.bagso.de*

Bundesministerium für Gesundheit und Soziale Sicherung (Hrsg.) (2001/2002). KDA Hausgemeinschaften – eine architektonische Dokumentation von 34 Projekten. Köln.
Die Schrift ist zu beziehen über: Kuratorium Deutsche Altershilfe, An der Pauluskirche 3, 50677 Köln, Tel.: 02 21/93 18 47-0 oder über das Internet: *www.kda.de*
Kontakt und Information: KDA, Abteilung Architektur, Tel.: 02 21/93 18 47-24, E-Mail: *architecture@kda.de*

Institut für Sozialforschung und Sozialwirtschaft e. V. (Hrsg.) (2002). Auslaufmodell Pflegeheim? Die Zukunft der stationären Pflege und innovative Ansätze im BMG-Modellprogramm. Saarbrücken.
Das Buch enthält viele Beispiele und Kontaktadressen.

Klie, T. (Hrsg.) (2002). Wohngruppen für Menschen mit Demenz. Hannover.
Es werden eine Reihe von Projekten vorgestellt. Darüber hinaus enthält das Buch Informationen über Rechtsgrundlagen und Finanzierungsmöglichkeiten.

Der «Verein für selbstbestimmtes Wohnen im Alter e. V.» entwickelt Qualitätskriterien für ambulant betreute Wohngemeinschaften; er unterstützt und informiert über Projekte, Wohn- und Betreuungsformen.

Kontaktadresse: Selbstbestimmtes Wohnen im Alter SWA e. V., c/o Annette Schwarzenau, Grunewaldstraße 56, 10825 Berlin, Tel.: 0 30/8 53 32 23, E-Mail: *swa.e. V.@gmx.de*

Informationen zu Pflegeheimen

Bundesministerium für Familie, Senioren, Frauen und Jugend (BMFSFJ) in Zusammenarbeit mit dem Sozialministerium Baden-Württemberg (Hrsg.) (2000). Auf der Suche nach einem Heim. Leitfaden zur Wahl eines Pflegeplatzes. Berlin.
An der Erstellung der Broschüre haben auch der Landesseniorenrat Baden-Württemberg und das Institut für Gerontologische Forschung Berlin mitgearbeitet. Sie ist zu beziehen über:
Broschürenstelle, Postfach 20 15 51, 53145 Bonn, Tel.: 01 80/5 32 93 29, E-Mail: *broschuerenstelle@bmfsfj.bund.de*, Internet: *www.bmfsfj.de*

Bundesarbeitsgemeinschaft der Senioren-Organisationen. Broschüre: Das richtige Heim. Mit Checkliste.
Man kann die Broschüre im Internet einsehen und herunterladen oder beziehen über:
Bundesarbeitsgemeinschaft der Senioren-Organisationen (BAGSO) e.V. Eifelstraße 9, 53119 Bonn, Tel: 0228/249993-0, E-Mail: *kontakt@bagso.de*, Internet: *www.bagso.de*

Bundesministerium für Familie, Senioren, Frauen und Jugend (Hrsg.) (2003). Ihre Rechte als Heimbewohnerinnen und Heimbewohner. Bonn.
Die Broschüre kann über die Internetadresse eingesehen und heruntergeladen oder bestellt werden über: Broschürenstelle, Postfach 20 15 51, 53145 Bonn, Tel.: 01 80/5 32 93 29, E-Mail: *broschuerenstelle@bmfsfj.bund.de*, Internet: *www.bmfsfj.de*

Österreich

In Österreich erteilen die zuständige Bezirkshauptmannschaft, der Magistrat oder das Gemeindeamt sowie die Einrichtungen von Vereinen und Verbänden vor Ort Auskunft über Angebote der Altenhilfe. Die regional zuständige Einrichtung von Wohlfahrtsverbänden kann über die Geschäftsstellen erfragt werden:

Diakonie Österreich
Trautsongasse 8
1080 Wien
Tel.: 01/409 8001

E-Mail: *diakonie@diakonie.at*
Internet: *www.diakonie.at*

Caritas Österreich
Albrechtskreithgasse 19–21
1160 Wien
Tel.: 01/4 88 31-0
E-Mail: *office@caritas-austria.at*
Internet: *www.caritas.at*

Hilfswerk
Bundesgeschäftsstelle
Apollogasse 4/5
1070 Wien
Tel.: 01/4 04 42-0
E-Mail: *office@hilfswerk.at*
Internet: *www.hilfswerk.at*

Österreichisches Rotes Kreuz
Wiedner Hauptstraße 32
1040 Wien
Tel.: 01/5 89 00-152
E-Mail: *service@redcross.or.at*
Internet: *www.roteskreuz.at*

Volkshilfe Österreich
Auerspergstraße 4
1010 Wien
Tel.: 01/4 02 62 09-15
E-Mail: *office@volkshilfe.at*
Internet: *www.volkshilfe.at*
Österreichische Alzheimer Gesellschaft
Universitäts-Klinik für Neurologie
Währinger Gürtel 18–20
1090 Wien
Tel.: 01/4 04 00-31 48
Fax: 01/4 04 00-31 41
Internet: *www.alzheimerforum.de/2/9/1austria.html*

Österreichische Rheumaliga
Postfach 1
1023 Wien
Tel.: 01/2 03 62 02

E-Mail: *info@rheumaliga.at*
Internet: *www.rheumaliga.at*

Schweiz

In der Schweiz erhält man Auskünfte über die Ämter des zuständigen Kantons oder der Gemeinde. Darüber hinaus beraten die regionalen Einrichtungen von Pro Senectute und Spitex (spitalexterne Krankenpflegedienste) in Fragen der Altenhilfe und bieten Unterstützung in der ambulanten Versorgung an:

Pro Senectute Schweiz
Geschäfts- und Fachstelle
Lavaterstraße 60
Postfach
8027 Zürich
Tel.: 01/2 83 89 89
E-Mail: *geschaeftsstelle@pro-senectute.ch*
Internet: *www.pro-senectute.ch*

Spitex Verband Schweiz
Belpstraße 24
Postfach 329
3000 Bern 14
Tel.: 0 31/3 81 22 81
E-Mail: *admin@spitexch.ch*
Internet: *www.spitex.ch*

Die Schweizerische Alzheimervereinigung
Rue des Pêcheurs, 8
1400 Yverdon-les-Bain
Tel.: 0 24/4 26 20 00
Internet: *www.alzheimerforum.ch*

Schweizerische Rheumaliga
Renggerstraße 71
8038 Zürich
Tel.: 01/4 87 40 00
E-Mail: *srl@srl.ch*
Internet: *www.rheumaliga.ch*